全国中医药行业中等职业教育"十三五"规划教材

方剂学

（供中医、中药、针灸推拿、中医康复保健专业用）

主　编◎李晶尧

中国中医药出版社
·北京·

图书在版编目（CIP）数据

方剂学 / 李晶尧主编 . —北京：中国中医药出版社，2018. 9（2021.12重印）

全国中医药行业中等职业教育"十三五"规划教材

ISBN 978 - 7 - 5132 - 4927 - 0

Ⅰ . ①方…　Ⅱ . ①李…　Ⅲ . ①方剂学—中等专业学校—教材　Ⅳ . ① R289

中国版本图书馆 CIP 数据核字（2018）第 083048 号

中国中医药出版社出版

北京经济技术开发区科创十三街 31 号院二区 8 号楼

邮政编码　100176

传真　010-64405721

河北新华第二印刷有限责任公司印刷

各地新华书店经销

开本 787×1092　1/16　印张 15.75　字数 323 千字

2018 年 9 月第 1 版　2021 年12月第 4 次印刷

书号　ISBN 978 - 7 - 5132 - 4927 - 0

定价　55.00 元

网址　www.cptcm.com

服 务 热 线　010-64405510

购 书 热 线　010-89535836

维 权 打 假　010-64405753

微信服务号　zgzyycbs

微商城网址　https://kdt.im/LIdUGr

官 方 微 博　http://e.weibo.com/cptcm

天猫旗舰店网址　https://zgzyycbs.tmall.com

如有印装质量问题请与本社出版部联系（010-64405510）

中医药职业教育是我国现代职业教育体系的重要组成部分，肩负着培养新时代中医药行业多样化人才、传承中医药技术技能、促进中医药服务健康中国建设的重要职责。为贯彻落实《国务院关于加快发展现代职业教育的决定》（国发〔2014〕19号）、《中医药健康服务发展规划（2015—2020年）》（国办发〔2015〕32号）和《中医药发展战略规划纲要（2016—2030年）》（国发〔2016〕15号）（以下简称《纲要》）等文件精神，尤其是实现《纲要》中"到2030年，基本形成一支由百名国医大师、万名中医名师、百万中医师、千万职业技能人员组成的中医药人才队伍"的发展目标，提升中医药职业教育对全民健康和地方经济的贡献度，提高职业技术院校学生的实际操作能力，实现职业教育与产业需求、岗位胜任能力严密对接，突出新时代中医药职业教育的特色，国家中医药管理局教材建设工作委员会办公室（以下简称教材办）、中国中医药出版社在国家中医药管理局领导下，在全国中医药职业教育教学指导委员会指导下，总结"全国中医药行业中等职业教育'十二五'规划教材"建设的经验，组织完成了"全国中医药行业中等职业教育'十三五'规划教材"建设工作。

中国中医药出版社是全国中医药行业规划教材唯一出版基地，为国家中医中西医结合执业（助理）医师资格考试大纲和细则、实践技能指导用书、全国中医药专业技术资格考试大纲和细则唯一授权出版单位，与国家中医药管理局中医师资格认证中心建立了良好的战略伙伴关系。

本套教材规划过程中，教材办认真听取了全国中医药职业教育教学指导委员会相关专家的意见，结合职业教育教学一线教师的反馈意见，加强顶层设计和组织管理，是全国唯一的中医药行业中等职业教育规划教材，于2016年启动了教材建设工作。通过广泛调研、全国范围遴选主编，又先后经过主编会议、编写会议、定稿会议等环节的质量管理和控制，在千余位编者的共同努力下，历时1年多时间，完成了50种规划教材的编写工作。

本套教材由50余所开展中医药中等职业教育院校的专家及相关医院、医药企业等单位联合编写，中国中医药出版社出版，供中等职业教育院校中医（针灸推拿）、中药、护理、农村医学、康复技术、中医康复保健6个专业使用。

本套教材具有以下特点：

1. 以教学指导意见为纲领，贴近新时代实际

注重体现新时代中医药中等职业教育的特点，以教育部新的教学指导意

见为纲领，注重针对性、适用性以及实用性，贴近学生、贴近岗位、贴近社会，符合中医药中等职业教育教学实际。

2. 突出质量意识、精品意识，满足中医药人才培养的需求

注重强化质量意识、精品意识，从教材内容结构设计、知识点、规范化、标准化、编写技巧、语言文字等方面加以改革，具备"精品教材"特质，满足中医药事业发展对于技术技能型、应用型中医药人才的需求。

3. 以学生为中心，以促进就业为导向

坚持以学生为中心，强调以就业为导向、以能力为本位、以岗位需求为标准的原则，按照技术技能型、应用型中医药人才的培养目标进行编写，教材内容涵盖资格考试全部内容及所有考试要求的知识点，满足学生获得"双证书"及相关工作岗位需求，有利于促进学生就业。

4. 注重数字化融合创新，力求呈现形式多样化

努力按照融合教材编写的思路和要求，创新教材呈现形式，版式设计突出结构模块化，新颖、活泼、图文并茂，并注重配套多种数字化素材，以期在全国中医药行业院校教育平台"医开讲－医教在线"数字化平台上获取多种数字化教学资源，符合职业院校学生认知规律及特点，以利于增强学生的学习兴趣。

本套教材的建设，得到国家中医药管理局领导的指导与大力支持，凝聚了全国中医药行业职业教育工作者的集体智慧，体现了全国中医药行业齐心协力、求真务实的工作作风，代表了全国中医药行业为"十三五"期间中医药事业发展和人才培养所做的共同努力，谨此向有关单位和个人致以衷心的感谢！希望本套教材的出版，能够对全国中医药行业职业教育教学的发展和中医药人才的培养产生积极的推动作用。需要说明的是，尽管所有组织者与编写者竭尽心智，精益求精，本套教材仍有一定的提升空间，敬请各教学单位、教学人员及广大学生多提宝贵意见和建议，以便今后修订和提高。

国家中医药管理局教材建设工作委员会办公室

全国中医药职业教育教学指导委员会

2018 年 1 月

方剂学是一门以中医基础理论为基础，研究治法与方剂配伍规律及临床运用的一门学科。该课程是中医学、中药学各类专业必修的课程。

本次教材编写依托《中医药健康服务业发展规划》和《中医药发展战略规划纲要》，落实教育部中医药职业教育行业指导委员会《关于加快发展中医药现代职业教育的意见》和《中医药现代职业教育体系建设规划（2015—2020年）》精神，提升中医药职业教育对全民健康和地方经济的贡献度，提高中高等职业技术院校学生的实际操作能力，实现中高等职业教育与产业需求、岗位胜任能力严密对接。教材编写以中国中医药出版社出版的"全国中医药行业中等职业教育'十二五'规划教材"《方剂学》为蓝本，以学生为中心，以巩固专业思想为导向，突出职业技术教育技能培养目标，注重实用，力求与医师、药师等执业资格考试大纲一致，以培养高素质服务型和技能型人才为目标，突出了科学性、实用性、启发性、教学适用性，以满足中医药教育事业发展和人才培养的需要。本教材可供中医、中药、针灸推拿、中医康复保健等专业使用。在编写思路上，本教材保持了本学科知识的系统性与完整性，体现了基础教材的科学性和先进性。在编写过程中，注意体现祖国传统医学的特色，为学生知识、能力、素质协调发展创造条件，更好地为中医药教育事业发展服务。

本教材分上篇总论和下篇各论两大部分上篇总论包括方剂的起源与发展方剂与治法、方剂的分类、方剂的剂型、方剂的煎服法及方剂的组成原理与变化等内容下篇各论共有十八章，每张方剂编写结构可分为学习目标、教学内容、同步训练三部分。在正文穿插图表、知识链接、知识拓展、课堂互动、案例分析、方剂歌诀等内容。

本教材总论、温里剂由李凡编写，和解剂、表里双解剂由李晶尧编写，消食剂由李季委编写，理气剂、理血剂由周恒台编写，祛湿剂、祛痰剂由曲瑾编写，固涩剂、安神剂、开窍剂由张新渐编写，清热剂、祛暑剂由王丽岩编写，补益剂由朱志芳编写，治风剂、治燥剂由吴少珍编写，解表剂由夏秋成编写，泻下剂由陆振华编写，驱虫剂由姬水英编写。全书由李委老师统稿校对。

在编写过程中，得到了中国中医药出版社领导和编辑的大力支持，得到了黑龙江省中医药学校、辽宁中医药学院、黑龙江中医药大学佳木斯学校、山西职工医学院、保山中医药高等专科学校、渭南职业技术学院、大庆医学高等专科学校、南阳医学高等专科学校、海口市中医药学校、成都中医药大学附属医院针灸学校等院校的大力支持，在此表示诚挚的谢意！教材中若有疏漏，希望广大师生在使用过程中提出宝贵意见，以便及时修订提高，使本教材更臻完善。

《方剂学》编委会
2018 年 1 月

▌下篇　各论▐

上篇 总论

第一章

方剂的起源与发展

【学习目标】

历代医家在方剂学方面的代表著作和主要成就。

请思考：

从方剂学的发展简史中归纳出对方剂学有贡献的主要医家和主要著作。

了解方剂学发展的简要过程，熟悉历史上具有代表性的重要方书的特点及其价值，对于学好方剂学这门主干课程是十分重要的。以下按历史发展的顺序，略述方剂学发展的简史。

一、秦汉时期

我国现存最早的方书是《五十二病方》。据考证，该书为殷商至春秋战国期间的作品，全书共有医方 283 个，涉及临床各科病证 100 余种，诸方用药 242 种，同时还记载了药方的用法及丸、汤、饮、散等剂型。

春秋战国时期的《黄帝内经》，是中医理论的经典著作。书中记载了生铁落饮等 13 首方剂，数目虽少，但剂型并不单一，给药途径也有特色，所用药物对炮制、组方、用法和要求都十分讲究。该书总结了有关辨证、治法、组方原则等方剂学的基础理论，对方剂学理论的发展具有重要的指导作用。

1

东汉时期，医圣张仲景著成临床巨著《伤寒杂病论》。其中《伤寒论》载方 113 首，《金匮要略》载方 262 首，除去两书并见的重复方，共计有 314 个主方。张仲景的方剂，理法并见，组方严谨，选药精当，每张方子虽药味不多，但主次分明、变化巧妙，至今深为医家推崇。《伤寒杂病论》创造性地融理、法、方、药于一体，开中医辨证论治及临床治疗学之先河。故其书被誉为"方书之祖"，其方被称作"经方"。至此，方剂学的体系已初步形成。

二、魏晋南北朝时期

东晋医家葛洪著有《肘后备急方》，该书共收单方 510 首，复方 494 首，文字简要，并载录药方用法。所收之方，体现了简、便、廉、效的特点。《刘涓子鬼遗方》收录和论述了金疮、痈疽、疥癣、汤火伤等外科方剂，反映了魏晋南北朝时期外科用药成就，为现存最早的外科方书。

三、隋唐时期

隋唐时期，医药大家孙思邈著有《备急千金要方》和《千金翼方》，其中《备急千金要方》共 30 卷，232 门，载方 5300 余首；《千金翼方》亦为 30 卷，载方 2200 余首。王焘的《外台秘要》共 40 卷，1104 门，收方 6800 余首。其特点是整理并保存了一大批唐代及唐以前的医方，如《小品方》《刘涓子鬼遗方》等，使之成为研究唐以前方剂资料的重要文献。

四、宋金元时期

宋代先后有政府刊行方书，使宋代成为本草和方书校刊汇纂的重要时期。这一时期官修的方书，影响较大的有《太平惠民和剂局方》《太平圣惠方》《圣济总录》三部集大成式巨著。《太平圣惠方》共 100 卷，载方 16834 首，是一部切合临床实用的方书。《圣济总录》共有 200 卷，载方约 20000 首。《太平惠民和剂局方》共载方 788 首，所收方剂均为"天下高手医"进献的有效秘方，成为我国历史上第一部由政府编制的成药药典。在此期间，民间刊行的方书也层出不穷，如钱乙的《小儿药证直诀》、陈言的《三因极一病证方论》、陈自明的《妇人大全良方》、严用和的《济生方》等。这些来自临床实践的方书，从各个方面反映了宋朝时期医学的成就，对后世方剂学的发展起到了极大的推动作用。

金元时期主要是以刘、张、李、朱四大医家的出现，产生了不同流派的学术争鸣。其中，刘完素善用寒凉，著《宣明论方》；张从正主张攻下，著《儒门事亲》；李东垣专补脾胃，著《脾胃论》；朱震亨力倡滋阴，著《丹溪心法》。这些著作均述理甚辨，制方都有各自的特点和创新。在宋儒理学"格物致知"的理论影响下，金人成无己著的《伤寒明理论》，系统阐述了张仲景《伤寒论》中常用方的配伍关系，首开了方剂学中方论研究之先河。

五、明清时期

这一时期出现了我国有史以来规模最大的方书《普济方》，该书共 426 卷，载方 61739 首，成为 15 世纪前收方最多的方书。吴崑的《医方考》成为第一部方论专著。此外，施沛的《祖剂》、王肯堂的《证治准绳》、张介宾的《景岳全书》、吴又可的《温疫论》等，均对方剂学的发展有很大的贡献，留下了许多传世方。这一时期的本草书中也载有很多附方，如《本草纲目》一书，就有简、便、验的单方 11096 首，丰富了方剂学的内容，加强了方和药的有机结合。明代方剂学已成为一门具有较完整理论体系的学科。

清代的方书虽没有鸿篇巨制，但如陈修园的《时方歌括》、张秉成的《成方便读》、汪昂的《医方集解》等也都各具特色，丰富了方剂学的内容。

六、近现代时期

近代以来，众多医家又研制出许多新的行之有效的方剂，同时对一大批古代的重要方书，如《肘后备急方》《小品方》《备急千金要方》《外台秘要》《太平惠民和剂局方》等，进行了整理出版，重新编辑的古今医方、验方、方书辞典及其他方剂工具书亦大量涌现，其中尤以南京中医药大学主编的《中医方剂大辞典》最具代表性。此书分 11 个分册，收录历代方剂 96592 首，汇集了古今方剂学研究的成果，内容浩瀚，考订严谨，填补了自明初《普济方》问世以来缺少大型方书的空白。此外，在方剂学教学、理论及方剂应用等方面的研究也更加深入。

第二章
方剂与治法

【学习目标】

常用治法（八法）的基本内容。

📖 案例导入

患者年老，昨日因家中摆喜宴而贪吃多饮，今日腹胀纳呆，恶心呕吐，吐馊酸腐物，吐后反快，舌苔垢腻，脉滑。医生给予保和丸煎汤治疗而愈。

思考与分析：医生是否依法组方？用了何法？

请思考：

常用治法（八法）的基本内容有哪些？下法和消法在适应证方面有何异同？

第一节 方剂与治法的关系

方剂是在理、法的指导下，有目的、有法度地运用药物以防治疾病的工具。理解方剂和治法的关系，才能准确而全面地组方遣药。

治法是在积累了大量医疗经验基础上总结出来的，是后于方药的一种理论。但治法一旦由经验总结上升为理论之后，就成为指导组方遣药和运用成方的指导原则。例如，一个感冒病人，经过四诊合参，审证求因，确定为外感风寒表实证时，根据表证当用汗法；又根据寒者热之的原则，当用辛温解表法治疗，并且依法选用相应的有效方剂，如法煎服，便能汗出表解，邪去人安。否则，治法与辨证不符，组方与治法脱节，必然治疗无效，甚至反使病情恶化。由此可见，治法是指导组方遣药的原则，方剂是体现和完成治法的主要手段。

第二节 常用治法

治法是根据临床证候，在辨证审因、辨明病机的基础上，有针对性地采取的基本治疗方法。临床常用的治法有汗、吐、下、和、温、清、消、补八法。八法以八纲辨证为依据。

1. 汗法

汗法是通过宣发肺气，调畅营卫，开泄腠理，使在肌表的外感六淫之邪随汗而解的一种治法。《内经》云"其在皮者，汗而发之"。适用于外感表证、疹出不透、疮疡初起以及水肿、泄泻等，见有恶寒发热、头身疼痛等症。汗法可分为发散风寒和发散风热两种。

汗法以汗出邪去为度，不可发汗太过，以防伤津耗气。

2. 吐法

吐法是通过涌吐，使停留在咽喉、胸膈、胃脘等部位的痰涎、宿食或毒物从口中吐出的一种治法。《内经》云"其在高者，引而越之"。适用于痰涎壅塞在咽喉或顽痰蓄积在胸膈，或宿食停滞在胃脘，或误食毒物尚停留在胃中未下者。

催吐药易损伤正气，用之不当会产生不良后果，需谨慎使用并多加观察。

3. 下法

下法是通过荡涤肠胃，泻出肠中积滞或积水、瘀血，使停留于肠胃的宿食、燥屎、冷积、瘀血、结痰、停水等从下窍而出，以祛邪除病的一种治疗方法。《内经》云"其下者，引而竭之""中满者，泻之于内"。适用于大便秘结、食积、虫积、湿热积滞、水饮内停以及瘀血内阻等积滞证，临床应用较广。

下法易伤正气，应以邪去为度，不可过量。对于年老体虚、产后血亏、月经期、妊娠期及脾胃虚弱者应慎用或禁用。

4. 和法

和法是通过和解或调和的作用，以祛除病邪的一种治法。和解专治病邪在半表半里，故又称和解少阳法；调和是指调和脏腑功能，以纠正寒热不调、脏腑功能偏盛偏衰，使之归于平复，适用于寒热往来，脏腑气血不和，虚实互见等证。

邪在肌表而未入少阳，或邪已入里而阳明热盛者，均不宜使用和法。

5. 温法

温法是通过温中、祛寒、回阳、通络的作用，使寒邪去，阳气复，经络通，血脉和，适用于脏腑经络因寒邪为病的一种治法。"寒者热之""治寒以热"，即是此意。适用于里寒证，如各脏腑有寒或阳虚，甚至阳气衰微，即亡阳证。

热伏于里，热深厥深，形成真寒假热者；内热炽盛，见吐血、尿血、便血者；素体阴

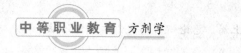

虚，阴液虚脱者，均不可用温法。

6. 清法

清法是通过清热泻火，以清除火热之邪，适用于里热证的一种治法。"热者寒之""温者清之""治热以寒"，就是这个立法。适用于里热证。

7. 消法

消法是通过消食导滞和消痞散结，使气、血、痰、食、水、虫等积聚而成的有形之邪渐消缓散的一种治法。"坚者削之""结者散之"等就是消法。适用于饮食停滞、气滞血瘀、癥瘕积聚、水湿内停、痰饮不化、疳积虫积等。

消法属于攻法的范畴，主要治疗实证。体质较虚而使用消法时，应兼用补虚药，以防损伤正气。

8. 补法

补法是通过补益人体气血阴阳的不足，增强机体抗病能力的一种治疗方法。即《内经》所谓的"虚则补之""损者益之""形不足者，温之以气，精不足者，补之以味"。适用于各种虚证。补法是通过药物的补益作用，使人体脏腑或气血阴阳之间的失调重归于平衡；同时，在正气虚弱不能祛邪时，也可用补法扶助正气，或配合其他治法，达到扶正祛邪的目的。

实证表现虚证假象者，禁用补法。

上述八种治法，除吐法外，都是临床常用的方法。由于临床病情复杂，单一治法不能全面兼顾，故要灵活配伍以适应病情。

第 三 章
方剂的分类

【学习目标】

方剂的分类方法及其主要代表著作。

请思考：

方剂的分类主要有哪些？当前用于教材的分类是哪一种？

在方剂的分类方法上，历代医家见仁见智，从不同的角度对众多的方剂进行归类，由此形成了不同的方剂分类法。其中主要有按病证（脏腑、病因）分类、按组成分类、按治法分类、按笔画分类等。

一、按病证分类

以病证分类方剂，首推《五十二病方》。该书记载了 52 类疾病，医方 283 首，可辨认的由药物组成的医方 197 首，涉及内、外、妇、儿、五官等科。但组成简单，用量粗略，部分病名、药名已无从查考，现已不具有临床指导意义。汉代的《伤寒杂病论》、唐代的《外台秘要》、宋代的《太平圣惠方》、明代的《普济方》、清代的《张氏医通》《兰台轨范》等，都是按病证分类方剂的代表著作。以病证分类方剂，便于临床以病索方。

二、按组成分类

按组成分类，首推明·施沛的《祖剂》。《祖剂》中首冠内经方，次载伊尹汤液方、仲景方、局方等，共载方 768 首，主方 75 首，附方 700 余首。现代《方剂类方辞典》《中医十大类方》等亦属之。

三、按治法分类

方剂的功效与其所体现的治法是一致的，故以治法分类方剂的方法是在早期功效分类的基础上逐渐发展成熟的。以治法（功效）分类，始于唐代陈藏器的"十种"，原是按功用归纳药物的一种方法。唐慎微提出"诸药有宣、通、补、泄、轻、重、涩、滑、燥、湿，此十种者是药之大体"（《重修政和经义证类本草》）。并于"宣可去壅""通可去滞""补可去弱""泄可去闭""轻可去实""重可去怯""滑可去著""涩可去脱""燥可去湿""湿可去枯"之下，各举数药为例。宋·赵佶《圣济经》于每种之后增一"剂"字，如"郁而不散为壅，以宣剂以散之"（《圣济经·审剂篇》）。其后金·成无己进一步阐明"制方之体，宣、通、补、泄、轻、重、涩、滑、燥、湿十剂也"（《伤寒明理药方论·序》）。至此，"十剂"之说才正式确立。但运用"十剂"分类，尚不足以全面概括临床常用方剂，所以后世医家又有增益。如《本草衍义》在"十剂"外，又增寒、热二剂；《神农本草经疏》又增加升、降二剂；《医学全书》则补充了调、和、解、利、寒、温、暑、火、平、夺、安、缓、淡、清而成为"二十四剂"。方书中除清·陈修园《时方歌括》将所选108首方剂按上述十二剂分类外，其余尚不多见。但"十剂"所体现出的按治法（功效）分类方剂的思想，对于后世方剂分类法影响较大。

四、按笔画分类

笔画分类即按照方剂首字的笔画数进行分类，如一画的方剂有一贯煎，二画的方剂有二陈汤、十全大补汤、八正散、九味羌活汤等。

第 四 章

方剂的剂型

【学习目标】

　　常用剂型的种类、制备方法和主要特点。

　　请思考：

　　1.试比较汤剂、丸剂的特点。

　　2.剂型的变化会影响方剂的治疗效果吗？请举例说明。

　　剂型是在方剂组成后，根据病情的需要、药物的性能，以及给药的途径，将原料药加工制成适宜的形态，称为剂型。合适的剂型能发挥药物的最佳疗效，减少毒副作用，便于使用、贮存和运输。

　　中药剂型种类较多。其中汤剂、丸剂、散剂、膏剂、丹剂、酒剂、片剂、冲剂、口服液剂、胶囊剂、注射剂等最为常用。

　　方剂的剂型，从给药途径来分，包括外用剂型与内服剂型；从剂型形态来分，包括液体剂型、固体剂型与半固体剂型等。

一、液体剂型

（一）汤剂

汤剂又称汤液，是组方后的药物饮片，用水或黄酒，或水酒各半浸泡后，再煎煮一定时间，然后去渣取汁而成。一般作内服用，如四君子汤、归脾汤。

　　优点：吸收快、疗效速、可加减，能较全面照顾病人或病证的特殊性。

　　缺点：煎煮、携带不方便，且服用量大，不利于危重病人的抢救，口感较苦而小儿难以服用，某些药物的有效成分不易煎出或易挥发散失，不适用于规模生产。

（二）酒剂

酒剂又称药酒，古称酒醴。将药物用白酒或黄酒浸泡，或加温水炖煮，去渣取液供内服或外用。酒有活血通络、易于发散和助长药效的特性，故常在祛风通络和补益剂中使用，如风湿药酒、参茸药酒等，不宜用于阴虚火旺之证。外用酒剂尚可祛风活血、止痛消肿。

二、固体剂型

（一）散剂

散剂是将药物粉碎，成为均匀混合的干燥粉末，有内服与外用两种。内服散剂末细量少者，可直接冲服，如七厘散；亦有粗末，临用时加水煮沸取汁服，如香苏散。外用散剂一般作外敷、掺撒疮面或患病部位，如生肌散、金黄散；亦有作点眼、吹喉外用者，如冰硼散等。

特点：制作简便，便于服用携带，吸收较快，节省药材，不易变质。

（二）丸剂

丸剂是将药物研成细末，以蜜、水、米糊、面糊、酒、醋、药汁等作为黏合剂制成的圆形固体剂型。一般适用慢性、虚弱性疾病，如归脾丸、人参养荣丸等；还有因方剂中含较多芳香走窜药物，不宜入汤剂煎煮而制成丸剂的，如用于急症的安宫牛黄丸、苏合香丸等。此外，一些贵重或难以入煎的药物，或经高温煎煮易破坏药效的药物，都可制成丸剂。临床常用的丸剂有蜜丸、水丸、滴丸、浓缩丸等。

特点：吸收缓慢，药力持久，体积小，服用、携带、贮存都方便，是常用的剂型。

缺点：生产流程长，污染机会多，操作不当时影响崩解和疗效，有效成分标准较难掌握，有的服用剂量较大，小儿服用困难等。

1.蜜丸 用蜂蜜作黏合剂制成的丸剂，分为大蜜丸、小蜜丸和水蜜丸三种。蜜丸性质柔润，作用缓和持久，并有补益和矫味的作用，适用于慢性、虚弱性疾病，如理中丸、六味地黄丸等。

2.水丸 用水、药汁或处方规定的酒、醋等为黏合剂泛制而成的丸剂，又称泛丸。水丸较蜜丸、糊丸易于崩解溶散，故吸收奏效快，如防风通圣丸等。

3.浓缩丸 将部分或全部药物提取液经浓缩制成清膏或浸膏，再同其余药物的细粉或敷料混合，干燥、粉碎，以水、酒或部分药液作黏合剂制成的丸剂，又称药膏丸、浸膏丸。因其体积小，有效成分含量高，服用剂量小，用于治疗多种疾病。

4.滴丸 滴丸是固体分散技术滴制而成的一种新型丸剂。滴丸制作方便，服用量少，特别适用于含液体药物或刺激性的药物制丸，以增加药物的稳定性，减少刺激性，掩盖不良气味等。常用品种如速效救心丸、复方丹参滴丸等。

其他尚有糊丸、蜡丸等。

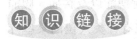

中成药常见的变质情况

1. **霉变**　中成药在温湿度影响下发生霉变。蜜丸发霉带灰绿或灰白色斑点。糖浆发霉见白色絮状物。

2. **皱皮、干裂和硬结**　大蜜丸包装不严，时间太久，温度过高，水分散失。

3. **融化**　阿胶等胶剂或膏药，因温度过高，融化变软变形。

4. **反砂**　含糖中药有糖质结晶析出。水蜜丸会析出点状结晶。

5. **发酵**　糖浆可因温度高，水分蒸发，使糖浆表面稀释；酵母菌在表层大量繁殖，甚至产生大量气体而引起爆炸。局部发酵而出现酸败味。

6. **气味改变**　局部发酵酸味；含挥发油的中成药，因包装不严，挥发油散失出现异常气味。

7. **虫蛀**　水蜜丸、大蜜丸、水丸等均可发生虫蛀，因储存受潮，可有蛀洞、虫及虫的排泄物。

三、半固体剂型

膏剂，用水或植物油将药物煎熬浓缩而成的膏状剂型，又称膏方。膏剂分内服和外用两类：内服膏剂又有流浸膏、浸膏、煎膏 3 种；外用膏剂有硬膏、软膏 2 种。其中流浸膏与浸膏多数用于调配其他制剂使用，如合剂、糖浆剂、冲剂等。现将煎膏与外用膏分述如下。

1. **煎膏**　煎膏是药物加水反复煎煮，去渣浓缩后，加糖或炼蜜制成稠厚的半流体制剂，又称膏滋。其特点是体积小，含量高，便于服用，口味甜美，有滋润补益作用，一般用于慢性虚弱性患者，如十全大补膏、八珍益母膏等。

2. **软膏**　软膏是由药物细粉和适宜的基质混合制成，涂在皮肤、黏膜或创面的外用半固体制剂，又称药膏。软膏可使药物在局部被缓慢吸收而持久发挥疗效，或起保护、滑润皮肤的作用，适用于外科疮疡疖肿、烧烫伤等。常用软膏如金黄膏、生肌玉红膏等。软膏应贮存在锡管内，或棕色广口瓶、磁罐等密封容器中，放在阴凉干燥处。

3. **硬膏**　硬膏是将药物溶解或混合于黏性基质中，预先涂在裱褙材料上，供贴敷于皮肤使用的外用制剂。又称"膏药"，古称"薄贴"。在常温时为坚韧固体，用前预热软化，再粘贴在皮肤上。硬膏外用具有消肿止痛、祛腐生肌、祛风散寒、舒筋活络、通络止痛等作用，可用于治疗局部或全身性疾病，如疮疡肿毒、跌打损伤、风湿痹症以及腰痛、腹痛等，如狗皮膏、万应膏、止痛膏等。有些硬膏贴敷在穴位上，则兼有针灸穴位的某些疗效，如咳喘膏、复方百部膏。硬膏的优点是药效持久、用法简单、携带和贮存方便，但疗效缓慢，黏度失宜时易污染衣物。

以上诸种剂型各有特点，临证应根据病情与方剂特点酌情选用。此外，尚有胶囊剂、条剂、线剂、气雾剂、滴丸、软胶囊等。随着中医药学的发展，将会研究出更多的新剂型，以满足临床的需要。

第五章

方剂的煎服法

【学习目标】

1. 汤剂的煎法。

2. 中药方剂的服药时间与服药方法。

请思考：

1. 试述汤剂制备的方法。

2. 简述中药方剂的服药时间。

汤剂的用法包括煎法和服法，用之不当直接影响疗效。徐灵胎指出"煎药之法，最宜深讲，药之效不效，全在乎此"。

一、煎药法

（一）煎药用具

以有盖的瓦器、砂锅为好，搪瓷器具亦可。忌用铜、铁等器皿，因为铜、铁等金属与某些药物一起加热之后，会产生沉淀，降低药物的溶解度，甚至引起化学变化，产生副作用。

（二）煎药用水

煎药用水必须洁净澄清，符合饮用标准。煎药用水量，一般以水浸过药面 2 cm 为度。

（三）煎药火候

火候有武火、文火之分，一般先用武火，沸腾后改用文火。临证应根据药物的性味、质地及所需时间的要求，酌定火候。如煎煮解表剂、泻下剂，水量宜少，煎煮时间宜短；若补益剂与质地坚实的药物，水量可略多，煎煮时间宜长。

（四）煎药方法

先将药物放入煎药用具内，加冷水浸泡 20 ~ 30 分钟后再煎煮。煎药时不可频频打开锅盖，以减少挥发成分损失。某些药物还有入煎次序和特殊处理的要求，如先煎、久煎、后下、包煎、烊化冲入、另煎兑入、生汁兑入、冲服等，应在处方中加以注明。

1. 先煎　介壳与矿物类药物，如龟板、鳖甲、石决明、生牡蛎、生石膏、磁石等，应打碎先煎，煮沸后 20 分钟左右再下其他药；有的药物亦可先煎取汁，以其代水煎药，如灶心土、糯稻根等。其他尚有麻黄应先煎去上沫，以防令人心烦；乌头、附子先煎以降低毒性。

2. 后下　气味芳香的药物，如薄荷、白豆蔻等，用其挥发油取效的，煎 5～10 分钟即可，以免气味走散。若用大黄取其攻下时，一般煎 10～15 分钟即可，若煎煮时间超过30 分钟，则不起泻下作用。

3. 包煎　某些药物煎煮后可致药液混浊，或对咽喉有刺激作用，或易于粘锅，如赤石脂、旋覆花、车前子、蒲黄等，应用纱布包好，放入锅内与其他药同煎。

4. 另煎　某些贵重药物，如人参、西洋参、羚羊角等作汤剂时，为了避免其有效成分被其他药物吸收，可切片另煎取汁，再与其他药液合服，亦可单独服用。

5. 烊化（加热溶化）　某些易于溶解的胶质药物，如朴硝、饴糖、阿胶等，应单独烊化，趁热与其他药液混匀后服，以免药液含量不匀或因与其他药物同煎时粘锅、熬焦甚至粘附他药而浪费药材、影响疗效。

6. 冲服　某些芳香或贵重药物如牛黄、麝香等应研为细末，用药汁或温水冲服。入水即化的药如芒硝，不宜见火的药如朱砂，汁液类药如竹沥、蜂蜜，散剂如紫雪，以及沉香等加水磨取的药汁无须入煎，宜直接用开水或药汁冲服。

二、服药法

（一）服药时间

根据病位上下、病情轻重、药物剂型，以及病证特点来决定药物服用时间。一般来说，宜在饭前 1 小时服药，以利于药物尽快吸收。但对胃肠道有刺激的方药宜饭后服用，以减轻药物对胃肠道的刺激；急病、重病不拘时服用；慢性病应定时服用。补益剂与泻下剂宜空腹服用；安神剂宜临睡前 1 小时服用；治疟剂宜在发作前 2 小时服。此外，为使药物充分发挥作用，有的药物还应在特定的时间服用，如十枣汤应平旦服、鸡鸣散应五更时服等。

（二）服药方法

服用汤剂一般一日 1 剂，将两次或三次煎煮之药液合并，分 2～3 次温服。对病情急重者，可顿服或一日数服或煎汤代茶频服，必要时一日连服 2 剂，以保证药力的集中、持续、有效。慢性病多用丸、散、膏、酒等剂型，一般一日服 2～3 次；若用汤剂时，可少量服用，一日 1～2 次。呕吐病人宜小量频服。服用发汗剂、泻下剂时，应中病即止，一般以得汗、得下为度，不必尽剂，以免汗、下太过而损伤正气。对于峻烈或毒性药品，宜先少量进服，而后逐渐增加，有效即止，慎勿过量，以免中毒。对于服用汤药后有恶心呕吐者，可在药液中加入少量姜汁，或用鲜生姜擦舌，或嚼少许陈皮，然后再服汤药，或小量频频冷服。对昏迷或吞咽困难的病人，可用鼻饲法给药。

　　汤药一般多温服，特殊情况下也可以冷服、热服。通常是治疗热证可寒药冷服，治疗寒证可热药热服，以辅助药力。但当病重邪深时，还应寒药热服、热药冷服，以防药病格拒。

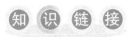

服药忌食的现代研究

　　1. 服中药时不要喝浓茶，因茶叶含糅酸，浓茶含鞣酸更多，与药物同服影响人体对药物有效成分的吸收，减低疗效。

　　2. 服人参时不要吃萝卜，萝卜消食、破气，使人参失去补益作用。

　　3. 服中药时忌生、冷、油腻、辛辣食物，因为这类食物不易消化吸收，使胃肠蠕动减慢，影响胃肠对药物的消化吸收，降低疗效。

第 六 章
方剂的组方原则与变化

【学习目标】

1. 方剂的基本结构及君、臣、佐、使的含义。

2. 方剂变化的几种形式。

请思考：

1. 方剂的基本结构是什么？

2. 试述方剂变化的主要形式。

一、组成原则

方剂是从使用单味药物治病，进而多味药治疗的基础上逐渐形成。药物的功用各有所长，也各有所短。只有通过合理配伍，调其偏性，制其毒性，增强或改变原来药物功用，消除或缓解药物对人体的不利因素，发挥其相辅相成或相反相成的综合作用，才能符合辨证论治的要求，治疗复杂病证。

方剂结构一般由君药、臣药、佐药、使药四部分组成。关于方剂"君臣佐使"的含义最早见于《素问·至真要大论》中，有"主病之谓君，佐君之谓臣，应臣之谓使"的记载。经过前人不断总结，现概括为"君""臣""佐""使"，以此说明方剂中药物配伍的主从关系，即反映药物在方中的不同地位和作用（图1）。

为了进一步说明君、臣、佐、使理论的具体运用，以麻黄汤为例分析如下（图2）：

麻黄汤主治外感风寒表实证：恶寒发热，头身疼痛，无汗而喘，舌苔薄白，脉浮紧。病机为风寒袭表，肺卫不宣。治当辛温发汗解表。

综上所述，除君药外，臣、佐、使药都具有两种以上意义。在组方遣药时没有固定模式，不是每方臣、佐、使药都具备，也不是每药只任一职。如病情单纯，可仿"君一臣二"。如方中君、臣药无毒或作用并不峻烈时，便无须用消除、减弱毒性或制其峻烈之性的佐制药，或君药兼有引药至病所的作用，便无须用引经使药。所以，每一方剂具体药味的多少，以及君、臣、佐、使是否齐备，全视病证情况与治疗要求，以及所选药物的功用来决定。一般组方原则是每一方必有君药，君药药味较少，其用量比臣、佐、使药要大。至于药味繁多的"复（重）方"，按其方药归类，分清主次。

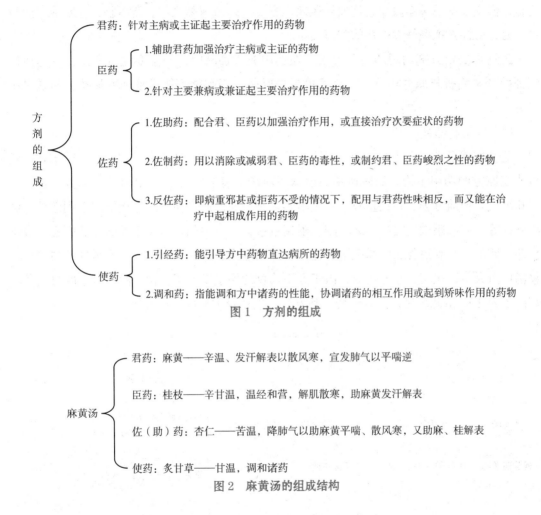

图 1　方剂的组成

图 2　麻黄汤的组成结构

二、方剂的变化

方剂按照一定结构组成后，在临床运用过程中还必须根据病证的不同阶段，病情的轻重缓急，患者的不同年龄、性别、职业，以及气候和地理环境作相应的加减变化，这样才能切合病情，提高疗效。成方的变化运用，归纳起来主要有以下三种形式。

（一）药味加减变化

药味增减有两种情况：一是主证未变，随兼证加减药物，使之符合治疗的需要，也叫随证加减。例如，麻黄汤主治风寒表实证，如外感风寒伤肺，见鼻塞声重、咳嗽痰多、胸闷气短、苔白脉浮者，当宣肺散寒，去麻黄汤中桂枝组成三拗汤，使肺气宣畅，诸症皆除。二是臣药的改变，可改变方剂的配伍关系，进而改变方剂的主要功效。例如，麻黄汤主治风寒表实证，主要功效在发汗解表，由麻黄、桂枝、杏仁、甘草组成。若将桂枝换成石膏，就成了麻杏石甘汤，其功效为发散风邪，清肺平喘，主治肺热咳喘证。两方仅一药之差，但主要配伍关系改变，使发散风寒之方变为疏风清肺之剂。所以临床在对成方进行加减时，应注意把握好方中药的配伍关系。

药物是决定方剂功用的主要因素。在选用成方加减时，一定要注意两点：一是所治病证的基本病机与原方相符；二是不可减去君药，否则就不能说是某方加减，而是另组新方。

（二）药量加减

药量加减是指组方药物不变，但因药量改变而改变该方功用和主治证。有时增减药量可改变原方的功用主治。如四逆汤和通脉四逆汤（表1），二方都由附子、干姜、炙甘草三味组成。但前方姜、附用量较小，主治阴盛阳衰而四肢厥逆、恶寒蜷卧、下利清谷、脉沉微细等，有回阳救逆之功。后方姜、附用量较大，主治阴盛格阳于外而四肢厥逆、身不恶寒、面赤、下利清谷、脉微欲绝之证，有回阳逐阴、通脉救逆之功。小承气汤与厚朴三物汤均由大黄、枳实、厚朴组成，由于方中药物的用量发生了变化，使两方中的君药各不相同（表2）。由此可见，药量改变，其方名、主药及主治病证也改变了。

表1 四逆汤和通脉四逆汤比较

方名	药物组成				主治证候	功效
	君	臣	佐	使		
四逆汤	生附子一枚	干姜一两五钱		炙甘草二两	阴盛阳微所致四肢厥逆，恶寒蜷卧，下利清谷，脉沉微细	回阳救逆
通脉四逆汤	生附子一枚（大者）	干姜三两		炙甘草二两	阴盛格阳所致四肢逆厥，身反不恶寒，下利清谷，脉微欲绝	回阳通脉

表2 小承气汤和厚朴三物汤比较

方名	药物组成				主治证候	功效
	君	臣	佐	使		
小承气汤	大黄四两	枳实三枚	厚朴二两		阳明腑实证（热结）。潮热谵语，大便秘结，腹痛拒按	泻热通便
厚朴三物汤	厚朴八两	枳实五枚	大黄四两		气滞便秘（气滞）证。脘腹满痛不减，大便秘结	行气通便

（三）剂型变化

中药制剂种类较多，各有特点。前人有"汤荡而丸缓"之说。同一方剂，由于剂型不同，其治疗作用也不相同。例如，理中丸由干姜、白术、人参、甘草等量组成丸剂，治中焦虚寒、自利不渴、呕吐腹痛、舌淡苔白，脉沉迟之证。若治上焦阳虚而致胸痹，症见痞闷胸满、胁下有气上逆、四肢不温、脉沉细，即用上四味药煎成汤剂分三次服（人参汤）。这是根据病位有中上之别，病势有轻重之异，取丸剂缓治，取汤剂急治。临床上经常将汤剂改成丸、散、膏剂，或将丸、散方药改为汤剂，主要是缓急不同。

附：古今用药度量衡简释

由于历代度量衡制度的改变和地区的不同，所以古今用量差别很大，计量单位的名称亦不一致。

古秤以黍、铢、两、斤计算，而无分名。到了晋代，则以十黍为一铢，六铢为一分，四分为一两，十六两为一斤。及至宋代，遂立两、钱、分、厘、毫之目，即十毫为一厘，十厘为一分，十分为一钱，十钱为一两，以十累计，积十六两为一斤。元、明以及清代，沿用宋制，很少变易。故宋、元、明、清之方，凡言分者，均是分厘之分，不同于晋代二钱半为一分之分。清代之称量，称为"库平"，后来通用市称。

古方容量，有斛、斗、升、合、勺之名，均以十进制。即十勺为一合，十合为一升，十升为一斗，十斗为一斛。但其大小，历代亦多变易，考证亦有差异，如李时珍在《本草纲目》中说："古今异制，古之一两，今用一钱可也。"再如张景岳认为："古之一两为今之六钱，古之一升为今之三合三勺。"宋《重修政和经史证类备用本草》记载："凡方云半夏一升者，洗毕秤五两为正；蜀椒一升者，三两为正；吴茱萸一升者，五两为正。"依据药物质地的轻重，一升约三至九两左右。现多从李、张之说，汉之一两可用 3g。至于古方云其"等分"者，非重量之分，是指各药斤两多少皆相等，多用于丸、散剂，在汤、酒剂中较少应用。古代尚有刀圭、方寸匕、钱匕、一字等名称，大多用于散药。所谓方寸匕者，即作匕正方一寸，抄散取不落为度；刀圭，即方寸匕的十分之一；钱匕者，即以汉五铢钱抄取药末，亦以不落为度；半钱匕者，则为抄取一半；一字者，即以开元通宝钱币（币上有开元通宝四字）抄取药末，填去一字之量。其中一方寸匕药散约合五至八分（今用 2～3g）；一钱匕药散合三分至五分（今用 1～2g）。此外，丸剂的大小、数量，有弹丸大、梧桐子大，以至麻子大等，如一鸡子黄 = 一弹丸 =40 粒梧桐子 =80 粒大豆 =160 粒小豆 =480 粒大麻子 =1440 粒小麻子（古称细麻，即胡麻）。

古今医家对古代方剂用量，虽然做了很多考证，但至今仍未有结论。但汉、晋时期的衡量肯定比现在为小，且用法亦不相同。仲景之方每剂只作一煎，多数分 3 次服用；今则每剂一煎，多数分 3 次服用；今则每剂作两煎，分 2～3 次服。所以其用量差别较大。本教材对古方仍录其原来的用量，主要是作为理解古方的配伍意义、组方特点，以及临证用药配伍比例的参考。在临床应用时，须参考《中药学》和近代各家医案所用剂量，并随地区、气候、年龄、体质及病情需要来决定。

根据国务院的指示，从 1979 年 1 月 1 日起，全国中医处方用药计量单位一律采用以"g"为单位的公制。兹附十六进制与公制计量单位换算率如下：

一斤（16 两）=0.5kg=500g

一市两 =31.25g

一市钱 =3.125g

一市分 =0.3125g

一市厘 =0.03125g

（注：换算时尾数可以舍去）

同步训练

1. 煎药用具以什么为最佳（　　　）

  A. 铝制器具　　　B. 铁制器具　　　C. 砂锅、瓦罐

  D. 铜制器具　　　E. 不锈钢锅

2. 解表药、清热药、泻下药，在煎药时宜（　　　）

  A. 武火急煎　　　B. 文火久煎　　　C. 先文后武

  D. 武火久煎　　　E. 先武后文

3. 在一个方剂中不可缺少的药物是（　　　）

  A. 君药　　　　　B. 臣药　　　　　C. 佐药

  D. 调和药　　　　E. 引经药

4. 泻下剂、驱虫剂、补益剂、治疗胃肠道疾病的方剂，宜在（　　　）

  A. 饭前服　　　　B. 饭时服　　　　C. 饭后服

  D. 睡前服　　　　E. 以上均可

5. 我国历史上第一部由政府颁布的成药药典是（　　　）

  A.《伤寒杂病论》　　　　　　　B.《医方集解》

  C.《太平圣惠方》　　　　　　　D.《太平惠民和剂局方》

  E.《肘后备急方》

6. 下列不属于"八法"的内容（　　　）

  A. 汗法　　　　　B. 和法　　　　　C. 下法

  D. 固法　　　　　E. 吐法

7. 下列哪项不属于佐药（　　　）

　　A. 直接治疗次要兼证

　　B. 引方中诸药以达病所

　　C. 用以消除或减缓君、臣药的毒性和烈性

　　D. 根据病情需要用与君药药性相反而又能在治疗中起相成作用的药物

8. 汤剂的特点（　　　）

　　A. 制作简便，吸收较快，节省药材

　　B. 体积小，含量高，便于服用

　　C. 易于发散，助长药效

　　D. 吸收快，能迅速发挥药效，能根据病情的变化而随证加减

下篇　各论

第一章

解表剂

【学习目标】

1. 解表剂的适用范围及应用注意事项。

2. 麻黄汤、桂枝汤、小青龙汤、银翘散的组成、功用、主治、配伍意义、配伍特点。

3. 九味羌活汤、麻黄杏仁甘草石膏汤、桑菊饮、败毒散的组成、功用、主治、配伍意义。

4. 麻黄细辛附子汤的组成、功用、主治。

案例导入

刘某，男，50岁。隆冬季节，因工作需要出差外行，途中不慎感受风寒邪气，当晚即发高热，体温39.8℃，恶寒甚重，虽盖两床棉被仍觉恶寒、发抖，周身关节疼痛，无汗，皮肤滚烫，咳嗽不止。舌苔薄白，脉象浮紧有力。请分析以上病例：①辨证属于什么证型？②治法如何？③应选用什么方剂为主方？

请思考：

1.解表剂的适用范围是什么？怎样正确使用？

2. 试分析桂枝汤、小青龙汤、银翘散三方的配伍特点是什么？

3. 试比较银翘散与桑菊饮在配伍和主治上的异同？

凡是以解表药为主组成，具有发汗、解肌、透疹，祛除在表之邪的作用，用以解除表证的方剂，称为解表剂，属八法中的"汗法"。《素问·阴阳应象大论》所述"其在皮者，汗而发之""因其轻而扬之"，即是本类方剂的立法依据。

解表剂主要用于治疗表证。肌表为人身之藩篱，外感六淫，一般都是先出现表证。症见恶寒发热，头身疼痛，苔薄，脉浮等。此时邪气尚浅，可以借助解表剂的轻扬宣散，使在表之邪仍从肌表而出。若失治或者误治，必将引邪深入，变生他证。故《素问·阴阳应象大论》又说："善治者，治皮毛，其次治肌肤，其次治筋脉，其次治六腑，其次治五脏，治五脏者，半死半生也。"可见正确使用解表剂，对控制疾病的发展具有相当重要的意义。

解表剂除了主治外感六淫所致的表证外，配伍得当还可用于一切邪气在表的病证，如麻疹、疮疡、水肿、痢疾、疟疾、痹症等病初起而兼有表证者。由于表邪性质有寒热之别，患者体质又有虚实之异，故解表剂可分为以下三类：辛温解表剂、辛凉解表剂、扶正解表剂。

【应用注意事项】

1. 解表剂适用于表证，临证应辨清表邪的性质和兼证。若表邪未尽又见里证，则宜先解表后治里，或表里双解；若表邪已解，病邪入里，则不宜再用。

2. 解表药性多辛散轻扬，不宜久煎。

3. 解表剂宜温服，服药后可饮适量温开水或喝少量热稀粥，以助药力。

4. 解表剂药后取汗，以遍身微汗为度。若汗出过多易耗气伤津，汗出不透则病邪不解。

5. 服药后应避风保暖，以免复感；药后禁食生冷、油腻之品，以免影响药物吸收和疗效的发挥。

第一节 辛温解表剂

辛温解表剂适用于风寒表证，以恶寒发热、头身疼痛、口不渴、舌苔薄白、脉浮为辨证要点。常用辛温解表药如麻黄、桂枝、羌活、防风、苏叶等为主，配伍宣肃肺气、止咳化痰药如苦杏仁、桔梗、紫菀、前胡、半夏等，或配伍敛阴和营药如白芍，温肺化饮药如干姜、细辛等组方。代表方如麻黄汤、桂枝汤、小青龙汤等。

麻黄汤

《伤寒论》

【方歌】麻黄汤中臣桂枝，杏仁甘草四般施，

发汗解表宣肺气，风寒无汗宜服之。

【组成】麻黄去节，三两（9g）　桂枝去皮，二两（6g）　杏仁去皮尖，七十个（6g）　甘草炙，一两（3g）

【用法】上四味，以水九升，先煮麻黄，减二升，去上沫，纳诸药，煮取二升半，去渣温服八合。覆取微似汗，不需啜粥。余如桂枝法将息（现代服法：水煎服，温服取微汗）。

【功效】发汗解表，宣肺平喘。

【主治】外感风寒表实证。症见恶寒发热，头痛身疼，无汗而喘，舌苔薄白，脉浮紧。

【方解】本方证为外感风寒表实证。风寒之邪外袭肌表，因寒性收引凝滞，使腠理闭塞，卫阳被遏，营阴郁滞，经脉不通，故见恶寒发热、无汗、头身痛；肺主气属卫，司皮毛开合，寒邪束表，致使肺气宣发肃降功能失常，肺气上逆而喘；舌苔薄白，脉浮紧亦是风寒束表之征象。治当辛温发汗以解表，疏风散寒，宣肺平喘。

方中重用麻黄为君，取其辛温之性，归肺与膀胱经，善宣肺开毛窍，既能祛在表之风寒，又能宣肺平喘，开肺气之闭郁。桂枝为臣药，解肌发表，温通经脉，既助麻黄解表，使发汗之力倍增，又畅行营阴，使疼痛之症得解。二药相须为用，是辛温发汗的最佳组合。杏仁为佐，降肺气，止咳平喘，与麻黄配伍，宣降相因，以恢复肺气之宣降，加强止咳平喘之功，是为宣降肺气的常用组合。炙甘草既能缓和麻、桂相合之峻烈，使汗出不致过猛而耗伤正气，又调和诸药，还能协助杏仁止咳，是佐药而兼使药之用。四药配伍，外散风寒，内通营阴，恢复肺气宣发肃降之常，则诸症可愈。

本方有两个经典的配伍：一是麻、桂相须配伍，为辛温发汗之峻剂，辛温散寒以开卫气之郁闭，温通血脉以畅营阴，则发汗解表之功益彰；二是麻、杏相使，一宣一降，则宣肺平喘力强。

【运用】

1.辨证要点　本方是治疗外感风寒表实证的基础方。临床应用以恶寒发热，无汗而喘，脉浮紧为辨证要点。

2.加减变化　若喘急胸闷、咳嗽痰多、表证不甚者，去桂枝，加苏子、半夏以化痰止咳平喘；若鼻塞流涕重者，加苍耳子、辛夷以宣通鼻窍；若夹湿邪而兼见骨节酸痛，加苍术、薏苡仁以祛风除湿；兼里热之烦躁、口干，酌加石膏、黄芩以清泻郁热。

3.使用注意　因本方为辛温发汗之峻剂，故《伤寒论》对"疮家""淋家""衄家""亡血家"，以及外感表虚自汗、血虚而脉兼"尺中迟"、误下而见"身重心悸"等，

25

虽有表寒证，亦皆禁用。麻黄汤药味虽少，但发汗力强，不可过服。

桂枝汤

《伤寒论》

【方歌】桂枝芍药等量伍，姜枣甘草微火煮，

解肌发表调营卫，中风表虚自汗出。

【组成】桂枝去皮，三两（9g）　芍药三两（9g）　甘草炙，二两（9g）　生姜切，三两（9g）　大枣擘，十二枚（3枚）

【用法】上五味，㕮咀，以水七升，微火煮取三升，适寒温，服一升。服已须臾，啜热稀粥一升余，以助药力。温覆令汗一时许，遍身微似有汗者益佳，不可令如水流漓，病必不除。若一服汗出病瘥，停后服，不必尽剂；若不汗，更服，依前法；又不汗，后服小促其间，半日许令三服尽。若病重者，一日一夜服，周时观之，服一剂尽，病证犹在者，更作服；若汗不出，乃服至二三剂。禁生冷、黏滑、肉、面、五辛、酒酪、臭恶等物（现代用法：水煎服，温覆取微汗）。

【功效】解肌发表，调和营卫。

【主治】外感风寒表虚证。恶风发热，汗出头痛，鼻鸣干呕，苔白不渴，脉浮缓或浮弱。

【方解】本方证为外感风寒导致营卫不和而成。风为阳邪，其性开泄，卫气因之失其固护之性，腠理大开，不能固护营阴，而使营阴外泄，故见汗出恶风、发热、头痛、脉浮缓等；肺合皮毛，风邪犯肺，肺胃失和，则鼻鸣干呕。风寒在表，应辛温发散以解表，但本方证属表虚，腠理不固，故当祛邪调正兼顾，治以解肌发表，调和营卫。

方中桂枝辛温走窜，温通经络，解肌发表而祛在表之风邪；芍药益阴敛营，既敛固外泄之营阴，又能制约桂枝辛温发表，二者共为君药。桂芍等量合用，一散一收，一阴一阳，相辅相成，桂枝得芍药则祛邪而不伤正，芍药得桂枝则敛阴而不留邪。桂枝配伍白芍为外调营卫、内和阴阳的基本结构。生姜辛温，既助桂枝发散表邪，又兼和胃止呕；大枣甘平，既能健脾补中，又可养血生津，以滋汗源。炙甘草益气补中、调和药性，合桂枝则辛甘化阳以实卫，合芍药酸则甘化阴以和营。姜、草、枣为仲景温中补虚、扶正解表的常用组合。诸药合用，邪正兼顾，阴阳并调。

【运用】

1. 辨证要点　本方为治疗外感风寒表虚证的基础方，又是调和营卫、调和阴阳治法的代表方。临床应用以恶风，发热，汗出，脉浮缓为辨证要点。

2. 加减变化　若恶风寒较甚者，宜加防风、荆芥疏散风寒；体质素虚者，可加黄芪益气，以扶正祛邪；兼见咳喘者，宜加杏仁、厚朴、桔梗宣肺止咳平喘。

3.使用注意 凡外感风寒表实无汗者禁用。服药期间禁食生冷、黏腻、酒肉、臭恶等物。

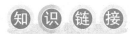 知 识 链 接

本方证中已有汗出，何以又用桂枝汤发汗？盖本方证之自汗，是由风寒外袭，卫阳不固，营阴失守，津液外泄所致。故外邪不去，营卫不和，则汗不能止。桂枝汤虽曰"发汗"，实寓解肌发表与调和营卫双重用意，外邪去而肌表固密，营卫和则津不外泄。故如法服用本方，于遍身微汗之后，则原证之汗出自止。为了区别两种汗出的不同性质，近贤曹颖甫称外感风寒表虚证之汗出为"病汗"，谓服桂枝汤后之汗出为"药汗"，并鉴别指出："病汗常带凉意，药汗则带热意。病汗虽久，不足以去病；药汗瞬时，而功乃大著，此其分也。"（录自《经方实验录》卷上）此属临证有得之谈。

本方的治疗范围，从《伤寒论》与《金匮要略》以及后世医家的运用情况来看，不仅用于外感风寒表虚证，而且还运用于病后、产后、体弱等因营卫不和所致的病证。这是因为桂枝汤本身具有调和营卫、阴阳的作用，而许多疾病在其病变过程中，多可出现营卫、阴阳失调的病理状态。正如徐彬所说："桂枝汤，外证得之，解肌和营卫；内证得之，化气调阴阳。"（《金匮要略论注》卷上）这是对本方治病机理的高度概括。

九味羌活汤
《此事难知》

【方歌】九味羌活防风苍，辛芷芎草芩地黄，
　　　　发汗祛湿兼清热，分经论治变通良。

【组成】羌活—两半（9g）　防风—两半（9g）　苍术—两半（9g）　细辛五分（3g）　川芎—两（6g）　香白芷—两（6g）　生地黄—两（6g）　黄芩—两（6g）　甘草—两（6g）

【用法】上九味㕮咀，水煎服。若急汗，热服，以羹粥投之；若缓汗，温服，而不用汤投之（现代用法：水煎温服）。

【功效】发汗祛湿，兼清里热。

【主治】外感风寒湿邪，内有蕴热证。恶寒发热，无汗，头痛项强，肢体酸楚疼痛，口苦微渴，舌苔白或微黄，脉浮或浮紧。

【方解】本方主治外感风寒湿邪，兼里有蕴热之证。风寒湿邪侵犯肌表，卫阳郁遏，

27

腠理闭塞，经络阻滞，气血运行不畅，故见恶寒发热、无汗、头痛项强、肢体酸楚疼痛；口苦微渴、舌苔微黄是里有蕴热之征；脉浮紧是风寒束表的常见脉象。治当发散风寒湿邪为主，兼清里热为辅。

方中羌活辛苦性温，祛风散寒，胜湿止痛，通利关节，为治太阳风寒湿邪在表之要药，故为君药。防风辛甘性温，为风药中之润剂，祛风胜湿，散寒止痛；苍术苦辛温燥，燥湿健脾，兼能发汗，为祛太阴寒湿之要药。两药相合，协助羌活祛风散寒，除湿止痛，是为臣药。白芷、川芎、细辛辛温散寒，通窍止痛，其中白芷擅解阳明头痛，川芎长于止少阳厥阴头痛，细辛善止少阴头痛。另外此三味与擅治太阳头痛的羌活、除太阴寒湿的苍术合用，体现了本方"分经论治"的思想。生地、黄芩针对里有蕴热而设，并防诸药辛温燥烈之性伤津，以上五药俱为佐药。甘草调和诸药为使。九味配伍，既能通治风寒湿邪，又能兼顾表里，共成发汗祛湿，兼清里热之剂。

本方配伍特点体现在以下两个方面：一是升散药和清热药的结合运用，使升散不助热，清热不凝滞。二是药备六经通治四时，充分体现了"分经论治"的思想。另外应用本方时应根据风、寒、湿、热等邪气的轻重，灵活加减变化。

【运用】

1. 辨证要点　本方是主治外感风寒湿邪而兼有里热证的常用方，亦是体现"分经论治"思想的代表方。临床应用以恶寒发热，头痛无汗，肢体酸楚疼痛，口苦微渴为辨证要点。

2. 加减变化　若湿邪较轻，肢体酸楚不甚者，可去苍术、细辛以减温燥之性；如肢体关节痛剧者，加独活、威灵仙、鸡血藤等以加强宣痹止痛之力；湿重胸满者，可去滋腻之生地黄，加枳壳、厚朴行气化湿宽胸；无口苦微渴者，生地黄、黄芩又当酌情裁减；里热甚而烦渴者，可配加石膏、知母清热除烦止渴。

3. 使用注意　本方为辛温燥烈之剂，故风热表证及阴虚内热者不宜使用。

小青龙汤
《伤寒论》

【方歌】解表蠲饮小青龙，麻桂姜辛夏草从，
　　　　芍药五味敛气阴，表寒里饮最有功。

【组成】麻黄去节，三两（9g）　芍药三两（9g）　细辛三两（6g）　干姜三两（6g）　甘草炙，三两（6g）　桂枝去皮，三两（9g）　五味子半升（6g）　半夏洗，半升（9g）

【用法】上八味，以水一斗，先煮麻黄，减二升，去上沫，内诸药，煮取三升，去滓，温服一升（现代用法：水煎温服）。

【功效】解表散寒，温肺化饮。

【主治】表寒里饮证。恶寒发热，头身疼痛，无汗，喘咳，痰涎清稀而量多，胸痞，或干呕，或痰饮喘咳，不得平卧，或身体疼重，或头面四肢浮肿，舌苔白滑，脉浮。

【方解】本方主治外感风寒，寒饮内停之证。恶寒发热、无汗、身体疼痛咳喘，与麻黄汤证相同，为风寒束表，皮毛闭塞，卫阳被遏，营阴郁滞的表现。肺主通调水道，为水之上源，外寒束肺，水道不通，亦可致水停为饮。水寒相搏，内外相引，饮动不居，水寒射肺，肺失宣降，故咳喘痰多而稀；水停心下，阻滞气机，故胸闷；饮动则胃气上逆，故干呕；水饮溢于肌肤，故浮肿身重；舌苔白滑，脉浮为外寒里饮之佐证。对此外寒里饮之证，若不疏表而徒治其饮，则表邪难解；不化饮而专散表邪，则水饮不除。故治宜解表散寒，温肺化饮，表里同治。

本方麻黄宣肺平喘，利水消肿，用以治疗水饮所致的咳喘，配伍桂枝发汗散寒解表，以治疗风寒束表，两药相须为用，共为君药。干姜、细辛为臣，温肺化饮。然而痰饮为人体水液运行失常的产物，与肺脾相关，久病痰饮易致脾肺两虚，剧烈咳喘也会耗损肺气，此时若纯用辛温发散，更易耗伤肺气，故佐以五味子、芍药敛肺止咳，和营养血，二药与辛散之品相配，散收结合，既可增强止咳平喘之功，又可制约诸药辛散温燥太过之弊；半夏降逆和胃止呕，亦为佐药。炙甘草益气和中，调和诸药，又能止咳，兼为佐使。本方结构严谨，散收结合，宣降相因，故疗效显著。

【运用】

1. 辨证要点　本方是治疗外感风寒，寒饮内停而致咳喘的常用方。临床应用以恶寒发热，无汗，喘咳，痰多而稀，舌苔白滑，脉浮为辨证要点。因本方辛散温化之力较强，应以确属水寒相搏于肺者方宜使用，且视病人体质强弱而酌定剂量。

2. 加减变化　若外寒证轻者，可去桂枝，麻黄改用炙麻黄；兼有热象而出现烦躁者，加生石膏、苇茎以解郁热；兼喉中痰鸣，加射干、苏子、款冬花以化痰降气平喘；若鼻塞，清涕多者，加辛夷、苍耳子以宣通鼻窍；兼水肿者，加茯苓、猪苓以利水消肿。

3. 使用注意　因本方多温燥之品，故阴虚干咳无痰或痰热证者，不宜使用。

知 识 链 接

《伤寒论》在本方主治后附有几个加减法"若渴者，去半夏，加栝楼根三两；若微利者，去麻黄，加荛花如一鸡子，熬令色赤；若噎者，去麻黄，加附子一枚（炮）；若小便不利、少腹满，去麻黄加茯苓四两；若喘者，去麻黄，加杏仁半升（去皮尖）"可供临床参考。

第二节　辛凉解表剂

辛凉解表剂又名发散风热剂，具有疏散风热的作用。适用于温病初起或者外感风热所致的风热表证。以发热，微恶风寒，头痛，口渴，咽痛或咳嗽，舌苔薄黄，脉浮数为辨证要点。常用发散风热药如银花、桑叶、菊花、葛根、薄荷、牛蒡子等为主，配伍清热解毒、生津止渴、化痰止咳药如连翘、大青叶、黄芩、芦根、天花粉、杏仁、桔梗、枇杷叶等组方。代表方有银翘散、桑菊饮等。

银翘散
《伤寒论》

【方歌】银翘散主上焦疴，竹叶荆蒡豉薄荷，

甘桔芦根凉解法，风温初起煮勿过。

【组成】连翘一两（30g）　银花一两（30g）　苦桔梗六钱（18g）　薄荷六钱（18g）　竹叶四钱（12g）　生甘草五钱（15g）　芥穗四钱（12g）　淡豆豉五钱（15g）　牛蒡子六钱（18g）

【用法】上杵为散。每服六钱（18g），鲜苇根汤煎，香气大出，即取服，勿过煎。肺药取轻清，过煎则味厚入中焦矣。病重者，约二时一服，日三服，夜一服；轻者，三时一服，日二服，夜一服；病不解者，作再服（现代用法：作汤剂，水煎服，用量按原方比例酌减）。

【功效】辛凉透表，清热解毒。

【主治】温病初起。发热，微恶风寒，无汗或有汗不畅，头痛口渴，咽痛咳嗽，舌尖红，苔薄白或薄黄，脉浮数。

【方解】温病初起，邪郁卫分，正邪交争于表，故发热、微恶风寒、无汗或有汗不畅；"温邪上受、首先犯肺"，邪从口鼻而入，上犯于肺，肺气失宣，则见咳嗽；风热蕴结成毒，侵袭肺胃门户，故见咽喉红肿疼痛；热伤津液，故口渴；舌尖红，苔薄白或微黄，脉浮数均为温病初起之佐证。治宜辛凉透表，清热解毒。

本方选用性质轻清，气味芳香的银花、连翘为君，既能疏散风热，清热解毒，又可辟秽化浊。薄荷、牛蒡子辛凉，清利头目，疏散风热，利咽解毒；荆芥穗、淡豆豉辛而微温，但辛而不烈，温而不燥，增强君药辛散透表之力，以上俱为臣药。芦根、竹叶清热生津，桔梗开宣肺气，止咳利咽，同为佐药。甘草益气和中，调和诸药，合桔梗利咽止咳，为佐使之用。诸药合用，共奏疏风透表，清热解毒之功。

【运用】

1. 辨证要点 《温病条辨》称本方为"辛凉平剂"，是治疗外感风热表证的常用方。临床应用以发热，微恶寒，咽痛，口渴，脉浮数为辨证要点。

2. 加减变化 渴甚者，为伤津较甚，加天花粉生津止渴；项肿咽痛者，系热毒较甚，加马勃、射干清热解毒，利咽消肿；衄者，由热伤血络，去荆芥穗、淡豆豉之辛温，加白茅根、侧柏炭、栀子炭凉血止血；咳者，是肺气不利，加桑叶、杏仁苦降肃肺以加强止咳之功；胸膈闷者，乃夹湿邪秽浊之气，加藿香、郁金芳香化湿，辟秽祛浊。

3. 现代运用 本方广泛用于急性发热性疾病的初起阶段，如感冒、急性扁桃体炎、上呼吸道感染、肺炎、麻疹、流行性脑膜炎、腮腺炎等辨证属温病初起，邪郁肺卫者。皮肤病如风疹、荨麻疹、疮痈疖肿，亦多用之。

4. 使用注意 凡外感风寒及湿热病初起者禁用。因方中药物多为芳香轻宣之品，不宜久煎。

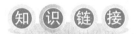

吴瑭《温病条辨》卷1："本方谨遵《内经》'风淫于内，治以辛凉，佐以苦甘；热淫于内，治以咸寒，佐以甘苦'之训；又宗喻嘉言芳香逐秽之说，用东垣清心凉膈散，辛凉苦甘。病初起，且去入里之黄芩，勿犯中焦；加银花辛凉，芥穗芳香，散热解毒；牛蒡子辛平润肺，解热散结，除风利咽；皆手太阴药也……此方之妙，预护其虚，纯然清肃上焦，不犯中下，无开门揖盗之弊，有轻以去实之能，用之得法，自然奏效。"

桑菊饮
《温病条辨》

【方歌】桑菊饮中桔杏翘，芦根甘草薄荷饶，

　　　　清疏肺卫轻宣剂，风温咳嗽服之消。

【组成】桑叶二钱五分（7.5g） 菊花一钱（3g） 杏仁二钱（6g） 连翘一钱五分（5g） 薄荷八分（2.5g） 苦桔梗二钱（6g） 生甘草八分（2.5g） 苇根二钱（6g）

【用法】水二杯，煮取一杯，日二服（现代用法：水煎温服）。

【功效】疏风清热，宣肺止咳。

【主治】风温咳嗽，表热轻证。咳嗽，身热不甚，口微渴，脉浮数。

【方解】本方证为风温初起，邪犯肺络，肺气上逆，以咳嗽为主的风温轻证；因受邪

轻浅，故身不甚热，口渴亦微。治当疏风清热，宣肺止咳。

方中桑叶善走肺络，清宣润肺；菊花辛甘性寒，善于疏散风热、清利头目。二药轻清宣透，直走上焦，疏散风热，清热解毒，共为君药。薄荷辛凉透表，疏散风热，加强解表之力，兼能利咽；杏仁苦降，肃降肺气；桔梗辛平，开宣肺气，与杏仁合用，一宣一降，共奏化痰止咳之效，以上三者共为臣药。连翘辛寒而质清，解毒透邪，芦根甘寒，清热生津，为佐药。甘草调和诸药，兼具佐使之用。诸药合用，共奏疏风散热，宣肺止咳之功。

【鉴别】银翘散与桑菊饮都是治疗温病初起的辛凉解表方剂，组成中都有连翘、桔梗、甘草、薄荷、芦根五药。但银翘散用银花配伍荆芥、豆豉、牛蒡子、竹叶，解表清热之力强，为"辛凉平剂"；桑菊饮用桑叶、菊花配伍杏仁，肃肺止咳之力大，而解表清热作用较银翘散为弱，故为"辛凉轻剂"。

【运用】

1. 辨证要点　本方是主治风热犯肺之咳嗽证的常用方剂。临床应用以咳嗽，发热不甚，微渴，脉浮数为辨证要点。

2. 加减变化　若二三日后，气粗似喘，是气分热势渐盛，加石膏、知母以清解气分之热；若咳嗽较频，是肺热甚，可加黄芩、桑白皮清肺热；若咳痰黄稠，咯吐不爽，加瓜蒌、贝母、天花粉以清热化痰；咳嗽咯血者，可加白茅根、茜草根、丹皮凉血止血；若口渴甚者，加天花粉生津止渴；兼咽喉红肿疼痛，加玄参、板蓝根清热利咽。

3. 现代运用　本方常用于感冒、急性支气管炎、肺炎、急性结膜炎、角膜炎等属风热犯肺或肝经风热者。

4. 使用注意　本方为"辛凉轻剂"，故肺热甚者，当予加味后运用，否则病重药轻，药不胜病；若系风寒咳嗽，不宜使用。由于方中药物均系轻清之品，故不宜久煎。

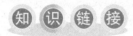

余氏用本方加减组成的止嗽桑菊方治疗54例咽喉源性咳嗽，疗效满意。其基本方是：桑叶、菊花、蝉衣、杏仁各10g，百部、金沸草、牛蒡子、芦根、连翘各9g，桔梗、甘草各6g。水煎服，每日1剂。服药期间忌食肥甘厚腻、温燥炙煿之品，并用淡盐水频漱咽口部。结果：痊愈48例，好转4例，无效2例。

[余传星，严桂珍，黄河清，等．止嗽桑菊方化裁治疗咽喉源性咳嗽．中西医结合心脑血管病杂志，1998，14（5）：19]

麻黄杏仁甘草石膏汤

《伤寒论》

【方歌】伤寒麻杏甘石汤，热邪壅肺是妙方，

辛凉宣泄能清肺，有汗无汗皆可尝。

【组成】麻黄去节，四两（9g） 杏仁去皮尖，五十个（9g） 甘草炙，二两（6g） 石膏碎，绵裹，半斤（18g）

【用法】上四味，以水七升，煮麻黄，减二升，去上沫，内诸药，煮取二升，去滓。温服一升（现代用法：水煎温服）。

【功效】辛凉宣肺，清热平喘。

【主治】表邪未解，邪热壅肺证。身热不解，咳逆气急，甚则鼻煽，口渴，有汗或无汗，舌苔薄白或黄，脉浮而数。

【方解】本方证是表邪入里化热，热邪壅肺，肺失宣降所致。风热袭表，表邪不解而入里，或风寒之邪郁而化热，邪热入里，充斥内外，故身热不解、汗出、口渴、苔黄、脉数；热壅于肺，肺失宣降，故咳逆气急，甚则鼻煽。若表邪未尽，可因卫气被郁，毛窍闭塞而无汗；若表邪已解，里热蒸腾，则汗出口渴。苔薄白，脉浮乃是表证未尽之征。治当辛凉宣泄，清肺平喘。

方中麻黄辛温，主归肺经，若表邪未尽则可解表散邪，若表邪已尽则可宣肺平喘；石膏辛甘大寒，归肺胃二经，清热生津，解肌透热。二药相伍，解表清里，宣肺平喘共为君药。麻黄得石膏，宣肺平喘而不助热；石膏得麻黄，清解肺热而不凉遏，两者相制为用，且石膏二倍于麻黄，使本方不失为辛凉之剂。杏仁味苦，肃降肺气而平喘咳，与麻黄相配则宣降相因，与石膏相伍则清肃协同，是为臣药。炙甘草益气护胃，防石膏清凉太过，又与杏仁相合而止咳，更能调和于寒温宣降之间，为佐使药。四药合用，解表与清肺并用，以清为主；宣肺与降气结合，以宣为主。共成辛凉疏表，清肺平喘之功。应用本方时应根据表邪的性质和里热的轻重，灵活调整麻黄和石膏的比例。

【鉴别】麻杏甘石汤与麻黄汤俱用麻黄、杏仁、甘草而治喘咳。但前方主治之喘咳，证属表邪入里化热，壅遏于肺，故以麻黄配石膏清热宣肺为主，兼以解表祛邪；后方主治之喘咳系风寒束表，肺气失宣所致，故以麻黄配桂枝相须为用，发汗解表为主，兼以宣肺平喘。二方仅一药之差，功用及主治证病机却大相径庭，仲景精于遣药配伍，于此可窥其一斑。

【运用】

1.辨证要点 本方为治疗表邪未解，邪热壅肺之喘咳的基础方。因石膏倍麻黄，其功用重在清宣肺热，不在发汗，所以临床应用以发热、喘咳、苔薄黄、脉数为辨证要点。

《伤寒论》原用本方治疗太阳病，发汗未愈，风寒入里化热，"汗出而喘"者。后世用于风寒化热，或风热犯肺，以及内热外寒，但见邪热壅肺之身热喘咳、口渴、脉数，无论有汗、无汗，皆可以本方加减而获效。对于麻疹已透或未透而出现身热烦躁、咳嗽气粗而喘属疹毒内陷，肺热炽甚者，亦可以本方加味。

2. 加减变化　如肺热甚，壮热汗出者，宜加重石膏用量，并酌加桑白皮、黄芩、知母以清泄肺热；表邪偏重，无汗而恶寒，石膏用量宜减轻，酌加薄荷、苏叶等以助解表宣肺之力；痰多气急，可加葶苈子、枇杷叶以降气化痰；痰黄稠而胸闷者，宜加瓜蒌、贝母、黄芩、桑白皮以清热化痰，宽胸利膈。

3. 现代运用　本方常用于感冒、上呼吸道感染、急性支气管炎、支气管肺炎、大叶性肺炎、支气管哮喘、麻疹合并肺炎等属表证未尽，热邪壅肺之证。

第三节　扶正解表剂

扶正解表剂，具有扶助正气，发散表邪的作用。适用于体质虚弱又感外邪所致的表证。因患者正气不足复感外邪，此时若单纯解表则抗邪无力，往往不能鼓邪外出，还容易使正气更虚；如单纯扶正，则易闭门留寇。故宜解表、扶正兼顾，常用解表药配伍益气助阳或滋阴养血药组成方剂。代表方如败毒散、加减葳蕤汤。

败毒散
《太平惠民和剂局方》

【方歌】人参败毒草苓芎，羌独柴前枳桔共，

薄荷少许姜三片，气虚外感有奇功。

【组成】柴胡去苗　前胡去苗, 洗　川芎　枳壳去瓤, 麸炒　羌活去苗　独活去苗　茯苓去皮　桔梗　人参去芦　甘草三十两（各900g）

【用法】上为粗末。每服二钱（6g），水一盏，加生姜、薄荷各少许，同煎七分，去滓，不拘时服，寒多则热服，热多则温服（现代用法：作汤剂煎服，用量按原方比例酌减）。

【功效】散寒祛湿，益气解表。

【主治】气虚外感风寒湿邪表证。憎寒壮热，头项强痛，肢体酸痛，无汗，鼻塞声重，咳嗽有痰，胸膈痞满，舌淡苔白，脉浮而重按无力。

【方解】本方证系正气素虚，外感风寒挟湿。风寒湿邪侵袭肌表，卫阳被遏，正邪交争，故见憎寒壮热、无汗；寒湿阻滞经络，气血运行不畅，故见头项强痛、肢体酸痛；风

寒犯肺，肺气失宣，通调水道功能失常，则见咳嗽有痰、鼻塞声重、胸膈痞闷；舌苔白腻，脉浮按之无力，乃虚人外感风寒湿邪之征。治当辛温散寒、疏风化湿，益气解表。

方中选用长于祛上部之风寒湿邪的羌活，与长于祛下部之风寒湿邪的独活，共同为君，两药相合祛风散寒，胜湿止痛，通治一身之风寒湿邪，通络止痛。川芎辛温行散，善于活血祛风，行气止痛；柴胡升散，善于解表退热，且能理气，二药既可助君药解表散邪，又可行气活血加强宣痹止痛之力，俱为臣药。枳壳苦降，善于理气通滞，与柴胡配伍，一升一降，调理胸腹气机之升降；桔梗辛散，宣肺祛痰，前胡苦辛微寒，降气化痰，两者配合宣降肺气，化痰止咳，茯苓健脾利湿，消痰利水，皆为佐药。生姜、薄荷为引，以助解表之力；甘草调和药性，兼以益气和中，共为佐使之品。方中人参益气扶其正，助正气以鼓邪外出，并防邪复入；又可令全方散中有补，不致耗伤真元，亦为佐药。本方含有四君子汤，因畏白术固表敛邪，故去之，有健脾祛湿，培土生金之意。诸药合用，扶正解表，胜湿止痛，化痰止咳，擅治正气素虚，外感风寒挟湿邪所致的感冒。

喻嘉言用本方治疗外邪陷里之痢疾，称为"逆流挽舟"法。意为疏散表邪，表气疏通，里滞亦除，其痢自止。

【运用】

1. 辨证要点　本方是一首益气解表的常用方。临床应用以恶寒发热，肢体酸痛，无汗，脉浮按之无力为辨证要点。

2. 加减变化　若正气未虚，而表寒较甚者，去人参，加荆芥、防风以祛风散寒；气虚明显者，可重用人参，或加黄芪、淫羊藿以益气补虚；湿滞肌表经络，肢体酸楚疼痛甚者，可酌加威灵仙、桑枝、秦艽、防己等祛风除湿，通络止痛；咳嗽重者，加杏仁、白前止咳化痰；痢疾之腹痛、便脓血、里急后重甚者，可加白芍、木香以行气和血止痛。

3. 现代运用　本方常用于感冒、流行性感冒、支气管炎、风湿性关节炎、痢疾，过敏性皮炎、湿疹等属外感风寒湿邪兼气虚者。

同步练习

一、选择题

1. 银翘散的组成药物除银花、连翘、荆芥穗、淡豆豉、牛蒡子外，其余的是（　　　）

　　A. 竹叶　杏仁　桔梗　干草

　　B. 苏叶　桔梗　芦根　甘草

　　C. 薄荷　杏仁　桔梗　甘草

　　D. 薄荷　杏仁　竹叶　甘草

2. 下列各项中，除哪项外都是桂枝汤的组成药物（　　　）

　　A. 麻黄　　　　B. 芍药　　　　C. 生姜　　　　D. 大枣　　　　E. 炙甘草

3. 主治外感风寒表实证的代表方是（　　　　）

  A. 麻黄汤   B. 桂枝汤   C. 小青龙汤 D. 九味羌活汤 E. 败毒散

4. 具有益气解表功效的方剂是（　　　　）

  A. 败毒散   B. 银翘散   C. 桑菊饮

  D. 小青龙汤   E. 九味羌活汤

5. 败毒散中配伍少量人参的主要用意是（　　　　）

  A. 益气生津，以资汗源   B. 补脾益肺，培土生金

  C. 大补脾肺，以复正气   D. 扶助正气，鼓邪外出

  E. 使祛邪不伤正气

6. 桂枝汤中具有调和营卫作用的配伍是（　　　　）

  A. 生姜与甘草 B. 桂枝与芍药 C. 桂枝与甘草

  D. 桂枝与生姜 E. 芍药与大枣

7. 银翘散的配伍特点是（　　　　）

  A. 扶正祛邪 B. 辛凉之中配少量辛温之品 C. 表里同治

  D. 散中有收 E. 分经论治

8. 患者李某，头痛发热，微恶风寒，口渴，咳嗽，咽痛，舌尖红，苔薄黄，脉浮数。治宜选用（　　　　）

  A. 麻黄杏仁甘草石膏汤   B. 银翘散   C. 桑菊饮

  D. 九味羌活汤   E. 败毒散

二、简答题

1. 叙述解表剂的适用范围及应用注意事项。

2. 桂枝汤中，桂枝与芍药为什么要等量？其配伍意义是什么？

3. 说出以下方剂的名称及其功用、主治。

（1）桂枝　白芍　甘草　生姜　大枣

（2）麻黄　芍药　细辛　干姜　炙甘草　桂枝　半夏　五味子

（3）连翘　银花　桔梗　薄荷　竹叶　甘草　荆芥穗　淡豆豉　牛蒡子

第二章

泻下剂

【学习目标】

1. 泻下剂的适用范围及应用注意事项。
2. 大承气汤、大黄牡丹汤、温脾汤的组成、功用、主治、配伍意义、配伍特点。
3. 麻子仁丸、济川煎、十枣汤的组成、功用、主治、配伍意义。
4. 黄龙汤的组成、功用、主治。

案例导入

吴某，女，50岁。起病六七日，壮热，头汗出，脉大，便闭，七日未行，满头剧痛，不言语，眼睛胀，瞳仁转动不灵，人过其前已不能辨，病情危重，舌红苔黄燥。请分析以上病例：

（1）辨证属于什么证型？

（2）治法如何？应选用什么方剂为主方？

请思考：

1. 泻下剂的适用范围是什么？怎样正确使用？

2. 试分析大承气汤、温脾汤、麻仁丸三方的配伍特点是什么？

3. 试比较黄龙汤与温脾汤在配伍和主治上的异同？

凡是以泻下药物为主组成，具有通导大便，排除胃肠积滞，荡涤实热，或攻逐水饮等作用，治疗里实证为主的方剂，统称泻下剂，属"八法"中的"下法"。

泻下剂适用于病在肠胃，或饮停胸胁，病因为实热、燥屎、冷积、宿食、停痰、积饮、瘀血、虫积等有形实邪，结聚胃肠，气机不通的里实证。根据作用不同，分为寒下剂、温下剂、润下剂、逐水剂、攻补兼施剂五类。

泻下剂一般以泻下药为主，常配伍行气或降气之药，然后根据邪气的不同而配合清热、软坚、润燥、温阳、化痰逐饮、活血化瘀、消积导滞、杀虫驱虫等。正气不足者，可以配合扶正。

泻下剂一般在表邪已解、里实已成的情况下使用。若表证未解，里实已成，则应根据具体情况或先表后里，或表里双解。服药期间应注意调理饮食，清淡养胃，忌油腻或难以消化的食物，以免重伤胃气。

第一节　寒下剂

寒下剂适用于胃肠燥热证，以苦寒泻下药为主，常配伍咸寒软坚药和行气降气药，有时也配伍凉血化瘀药，具有攻下胃肠燥结等有形邪气的功效。常用药如大黄、芒硝、枳实、厚朴、桃仁、赤芍等。

大承气汤
《伤寒论》

【方歌】大承气汤大黄硝，枳实厚朴先煮好，

　　　　峻下热结急存阴，阳明腑实重症疗。

　　　　去硝名为小承气，轻下热结用之效。

　　　　调胃承气硝黄草，缓下热结此方妙。

【组成】大黄酒洗，四两（12g）　厚朴去皮，炙，半斤（24g）　枳实炙，五枚（12g）　芒硝三合（9g）

【用法】上四味，以水一斗，先煮二物，取五升，去滓，内大黄，更煮取二升，去滓，内芒硝，更上微火一二沸，分温再服。得下，余勿服（现代用法：水煎，先煎厚朴、枳实，后下大黄，芒硝溶服）。

【功效】峻下热结。

【主治】

1.阳明腑实证。大便不通，频转矢气，脘腹痞满，腹痛拒按，按之则硬，甚或潮热谵语，手足濈然汗出，舌苔黄燥起刺，或焦黑燥裂，脉沉实。

2.热结旁流证。下利清水，色纯青，其气臭秽，脐腹疼痛，按之坚硬有块，口舌干燥，脉滑实。

3.里热实证之热厥、痉病或发狂等。

【方解】本方原为阳明腑实证而设。阳明腑实证，是由实热与积滞互结于肠胃，腑气不通所致。实热内结，燥屎结聚于肠中，则气机阻滞，腑气不通，故见大便秘结，频转矢气，脘腹痞满；前人将阳明腑实证的表现归纳为"痞、满、燥、实"。"痞"为胸脘闷塞；"满"指脘腹胀满；"燥"为胃肠津伤燥结，燥屎不下；"实"指正邪俱实。肠中燥屎内结，

燥热煎迫津液从旁而下之象，称"热结旁流"；热盛伤津，筋脉失养，故见抽搐；热扰神明，甚则神昏发狂。上述诸证皆为里热闭阻，实热积滞，内结肠胃，腑气不通，热盛伤津。治当峻下热结，即"釜底抽薪，急下存阴"之法。

方中大黄为君药，取其苦寒通将之性，泻热通便，荡涤肠胃。臣以芒硝，其性咸寒润降，既能泻热通便，又能软坚润燥，助君药泻下之力。枳实理气消痞，厚朴行气除满，二者共用，畅通气机，助大黄、芒硝推动积滞下行，为佐使之药。诸药合用，奏急下存阴之功，腑气得通，承顺胃气下行，诸症自愈。

【运用】

1.辨证要点　本方为治疗阳明腑实证的基础方，又是寒下法的代表方。临床应用以痞、满、燥、实四症，以及舌红苔黄、脉沉实为辨证要点。

2.加减变化　若兼气虚者，宜加人参以补气，以防泻下气脱；兼阴津不足者，宜加玄参、生地等以滋阴润燥。

3.现代运用　本方常用于急性单纯性肠梗阻、粘连性肠梗阻、蛔虫性肠梗阻、急性胆囊炎、急性胰腺炎、幽门梗阻，以及某些热性病过程中出现高热、神昏谵语、惊厥、发狂而见大便不通、苔黄脉实者。

【附方】

1.小承气汤（《伤寒论》）　大黄四两（酒洗），厚朴二两（炙，去皮），枳实三枚（大者，炙）。上三味，以水四升，煮取一升二合，去渣，分温二服。初服当更衣，不尔者尽饮之；若更衣者，勿服之。功用：①轻下热结；②缓下湿热。主治：①阳明腑实轻证。症见大便不通，谵语潮热，脘腹痞满，舌红苔黄脉滑而疾。②痢疾初起。症见下利腹中痛，里急后重，大便黏滞不爽，舌红苔黄腻。

2.调胃承气汤（《伤寒论》）　大黄四两（去皮，清酒洗），芒硝半升，甘草二两（炙）。上三味，以水三升，煮取一升，去渣，内芒硝，更上火微煮令沸，少少温服之。功用：缓下燥结。主治胃肠燥热证。症见大便燥结不通，发热口渴，舌红苔黄燥，脉滑数。

大黄牡丹汤

《伤寒论》

【方歌】金匮大黄牡丹汤，桃仁芒硝瓜子镶，
　　　　湿热瘀滞肠痈起，泻热破瘀消肿良。

【组成】大黄四两（12g）　牡丹一两（3g）　桃仁五十个（9g）　冬瓜仁半升（30g）　芒硝三合（9g）

【用法】以水六升，煮取一升，去滓，内芒硝，再煎沸，顿服之（现代用法：水煎服）。

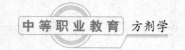

【功效】泻热破瘀，散结消肿。

【主治】肠痈初起，湿热瘀滞证。右少腹疼痛拒按，按之其痛如淋，甚则局部肿痞，或右足屈而不伸，伸则痛剧，小便自调，或时时发热，自汗恶寒，舌苔薄腻而黄，脉滑数。

【方解】本方证为肠中湿热郁蒸，气血凝聚所致。湿热郁蒸，气血凝聚，结于肠中，不通则痛，故右少腹疼痛拒按，甚则局部肿痞，右侧腿足喜屈而不伸，伸则痛甚。肠痈初成，营卫失和，则有发热、自汗、恶寒。舌苔黄腻，脉滑数，均为湿热之象。治宜泻热破瘀，消肿散结。

方中大黄、丹皮共为君药，取大黄苦寒攻下之性，荡涤肠中郁结湿热；取丹皮辛苦微凉之性，清热凉血，活血化瘀，二者相配，泻热破瘀。取芒硝咸寒之性泻下，软坚散结，增强大黄泻下之功；取桃仁苦平之性，破血散瘀，共为臣药。冬瓜子甘寒滑利，清肠利湿，排脓消痈，为佐药。诸药合用，共奏泻热破瘀，散结消肿之功，湿热瘀血得以祛除，则肠痈自愈。

【运用】

1.辨证要点 本方为治疗湿热血瘀肠痈的常用方。临床应用以右下腹疼痛拒按，舌苔黄腻，脉滑数为辨证要点。

2.加减变化 若热毒较重者，加蒲公英、金银花、紫花地丁、红藤、败酱草以加强清热解毒之力；血瘀较重者，加赤芍、乳香、没药以活血祛瘀。

3.现代运用 本方常用于急性单纯性阑尾炎、肠梗阻、急性胆道感染、胆道蛔虫症、胰腺炎、输卵管结扎后感染等属湿热瘀滞者。

知识链接

张某，男，21岁。患者凌晨4时出现右下腹疼痛，于北京民航医院查体：发热不明显，二便调。腹部平软，麦氏点压痛（＋）。辅助检查：血常规示白细胞总数$17.9×10^9$/L。尿常规镜下可见白细胞2个。腹部B超提示：右下腹阑尾可见一2.5cm×1.8cm欠均匀偏低回声，外形欠规则，边界欠清，可见点状血流信号，阑尾炎可能性大。民航医院建议住院手术治疗。刻下右下腹持续疼痛，阵发性加剧，腹部平软。口干，汗多，纳可。脉细，舌淡红，苔根薄黄腻。证属瘀热阻滞，张广中治以大黄牡丹汤原方：大黄9g，丹皮9g，桃仁12g，冬瓜子30g，芒硝9g。3剂，水煎服。复诊：患者诉服药1煎后即疼痛减轻，1剂药物服完已基本无疼痛，服药2剂后疼痛完全消失。

第二节　温下剂

温下剂适用于寒积里实证，常以温里散寒药与泻下通便药同用，具有温里散寒、攻下寒积的作用。常用附子、干姜与大黄、巴豆等配伍。

温脾汤
《备急千金要方》

【方歌】温脾附子与硝黄，人参当归草干姜，

　　　　寒热并进兼补泻，温通寒积振脾阳。

【组成】大黄五两（15g）　当归　干姜各三两（各9g）　附子　人参　芒硝　甘草各二两（各6g）

【用法】上七味，㕮咀，以水七升，煮取三升，分服，一日三次（现代用法：水煎服）。

【功效】攻下冷积，温补脾阳。

【主治】阳虚寒积证。腹痛便秘，脐下绞结，绕脐不止，手足不温，苔白不渴，脉沉弦而迟。

【方解】本方证因脾阳不足，寒积内结，温化无力，正虚邪实。脾虚中寒，故见腹痛便秘；寒湿久留，损伤肠络，故下利赤白；脾阳不振，无力布散于四肢，故四肢不温；脉弦沉为冷积之象。

方中附子、大黄共为君药，取附子辛热之性，温脾阳以散寒凝；大黄泻下，虽性苦寒，但与附子相配，共奏温下之效。芒硝软坚润燥，助大黄以泻下；干姜温中散寒，二者均为臣药。佐以人参、当归补益脾胃之气血，防止过泻伤正。使以甘草调和诸药。诸药合用，使寒邪去，积滞行，脾阳复，诸症自愈。

【鉴别】本方与大黄附子汤同属温下剂，都能主治寒积便秘。本方是由脾阳不足，中气虚寒，而致冷积内停，证属虚中夹实，故方中配以干姜、人参、甘草以顾护中阳；大黄附子汤为寒积里实证，证实无虚，故配细辛辛温宣通，助附子散寒止痛。

【运用】

1. 辨证要点　本方为治疗脾阳不足，寒积中阻的常用方。临床应用以腹痛，便秘，手足不温，苔白，脉沉弦为辨证要点。

2. 加减变化　若腹中胀痛者，加厚朴、木香以行气止痛；腹中冷痛，加肉桂、吴茱萸以增强温中祛寒之力。

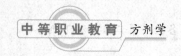

【附方】

大黄附子汤（《金匮要略》） 大黄三两，附子三枚（炮），细辛二两。上三味，以水五升，煮取二升，分温三服。功用：温阳通便，散寒止痛。主治：寒积里实证。症见便秘腹痛，或胁下偏痛、发热，手足不温，舌苔白腻脉沉紧或弦紧。

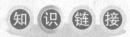

方论选录：朱良春《汤头歌诀详解》："温脾汤是四逆汤（姜、附、草）加人参、当归、大黄、芒硝四药所组成。四逆汤功能温脾祛寒，加大黄、芒硝是取其泻下除积，加人参、当归是取其益气养血。由于四逆性属温热，可以改变硝、黄苦寒之性，所以本方功专驱逐寒积，属于温下的范畴。假使热实里结，津伤便秘，当用寒下剂，决非此方所宜。"

第三节　润下剂

润下剂适用于肠燥便秘证。患者常因热病后期阴津亏耗或产后血虚、老年精亏肠道失于滋润，而致大便干结难解。常以润下药物为主，配伍滋阴养血、补肾填精、行气通便药，具有增水行舟、润肠通便之功。

麻子仁丸
《伤寒论》

【方歌】麻子仁丸治脾约，枳朴大黄麻杏芍，
　　　　胃燥津枯蜜为丸，大便干结小便数。

【组成】麻子仁二升（500g）　芍药半斤（250g）　枳实炙，半斤（250g）　大黄去皮，一斤（500g）　厚朴炙，去皮一尺（250g）　杏仁去皮尖，熬，别作脂一升（250g）

【用法】上六味，蜜和丸如梧桐子大，饮服十丸，日三服，渐加，以知为度（现代用法：上药为末，炼蜜为丸，每次9g，每日1～2次，温开水送服。亦可按原方用量比例酌减，改汤剂煎服）。

【功效】润肠泄热，行气通便。

【主治】胃肠燥热，脾约便秘证。大便干结，小便频数。

【方解】本方在《伤寒论》中主治脾约证。是由于胃有燥热，脾受约束，脾阴不足，不能为胃行其津液，津液不能四布，偏渗于膀胱而不能濡润大肠，故见小便频，大便硬。治当以润肠通便为主，兼以泻热导滞。

方中麻子仁质润多脂，入脾胃大肠，益脾胃之阴，尤能润肠通便，为君药。杏仁肃肺气，润大肠；芍药养血敛阴，缓急止痛，二者共为臣药。大黄泻下通便，枳实理气散结，厚朴行气除满，此三味合用为小承气汤，轻下热结，除肠胃燥热，共为佐药。蜂蜜为佐使，助君药润肠，缓小承气攻下之力，使泻下不伤正。诸药合用，热去，阴复，燥除，诸症自愈。

【运用】

1.辨证要点　本方为治疗胃肠燥热，脾津不足之"脾约"证的常用方，又是润下法的代表方。临床应用以大便秘结，小便频数，舌苔微黄少津为辨证要点。

2.加减变化　痔疮便秘者，可加桃仁、当归以养血和血，润肠通便；痔疮出血属胃肠燥热者，可酌加槐角、地榆以凉血止血；燥热伤津较甚者，可加生地、玄参、石斛以增液通便。

3.现代运用　本方常用于虚人及老人肠燥便秘、习惯性便秘、产后便秘、痔疮术后便秘等属胃肠燥热者。

第四节　逐水剂

逐水剂适用于水饮壅盛于里的实证，以峻下逐水药为主，如甘遂、大戟、芫花、商陆、千金子、商陆等，具有攻逐水饮的功效。因其药力峻猛，且有一定的毒性，故常配伍养胃扶正之品，如大枣。

十枣汤
《伤寒论》

【方歌】十枣逐水效堪夸，甘遂大戟与芫花，
　　　　悬饮内停胸胁痛，水肿腹胀用无差。

【组成】芫花熬　甘遂　大戟各等分

【用法】上三味等分，各别捣为散。以水一升半，先煮大枣肥者十枚，取八合去滓，内药末。强人服一钱匕，羸人服半钱，温服之，平旦服。若下后病不除者，明日更服，加半钱，得快下利后，糜粥自养（现代用法：上3味等分为末，或装入胶囊，每服0.5～1g，每日1次，以大枣10枚煎汤送服，清晨空腹服。得快下利后，糜粥自养。）

【功效】攻逐水饮。

【主治】

1.悬饮　咳唾胸胁引痛，心下痞硬胀满，干呕短气，头痛目眩，或胸背掣痛不得息，舌苔滑，脉沉弦。

2. 水肿 一身悉肿，尤以身半以下为重，腹胀喘满，二便不利。

【方解】本方证因水饮壅盛，停于胸胁或泛溢肢体所致。水饮停于胸胁，则见咳唾引痛胸胁或胸背部，甚则不能平卧；水饮停于心下，则见心下痞满；水饮泛溢肢体，则见全身浮肿。此时虽水饮壅盛，但正气未虚，故治当使用逐水峻剂，尽快祛除水饮。

方中甘遂、大戟、芫花均为泻水逐饮之品，泻水之力甚强，服后可使潴留之水饮从二便而出。三药之中，甘遂则走全身，泻全身之水饮，为君药。芫花较轻而走上焦，善泻胸胁之水饮；大戟走中焦、下焦，善泻肝肾之水饮，俱为臣药。三药合用，逐水之力显著。但此三味药为峻猛有毒之品，易伤正气，故配伍大枣十枚，缓其药性峻烈，下不伤正，减少药后反应。

【运用】

1. 辨证要点 本方为泻下逐水的代表方，又是治疗悬饮及阳水实证的常用方。临床应用以咳唾胸胁引痛，或水肿腹胀，二便不利，脉沉弦为辨证要点。

2. 使用注意 本方作用峻猛，只可暂用，不宜久服。若精神胃纳俱好，而水饮未尽去者，可再投本方；若泻后精神疲乏，食欲减退，则宜暂停攻逐；若患者体虚邪实，又非攻不可者，可用本方与健脾补益剂交替使用，或先攻后补，或先补后攻。使用本方还应注意以下四点：一是三药为散，大枣煎汤送服；二是于清晨空腹服用，从小量开始，以免量大下多伤正，若服后下少，次日加量；三是服药得快利后，宜食糜粥以保养脾胃；四是年老体弱者慎用，孕妇忌服。

第五节　攻补兼施剂

攻补兼施剂适用于里实正虚，胃肠积滞证。常用攻下药如大黄、芒硝等，配伍补益气血药如人参、当归、生地等。具有攻下里实、扶正补虚之功，泻下而不伤正，扶正而不留邪。

黄龙汤
《伤寒六书》

【方歌】黄龙汤用大承气，参归姜枣与甘桔，

　　　　攻下热结补气血，阳明腑实气血虚。

【组成】大黄（9g）　芒硝（12g）　枳实（6g）　厚朴（3g）　当归（9g）　人参（6g）　甘草（3g）（原书未著用量）

【用法】水二盅，姜三片，枣二枚，煎之后，再入桔梗煎一沸，热沸为度（现代用法：上药加桔梗3g，生姜3片，大枣2枚水煎，芒硝溶服）。

【功效】攻下通便，补益气血。

【主治】阳明腑实，气血不足证。自利清水，色纯青，或大便秘结，脘腹胀满，腹痛拒按，身热口渴，神疲少气，谵语，甚则循衣摸床，撮空理线，神昏肢厥，舌苔焦黄或焦黑，脉虚。

【方解】本方为素体气血不足，热邪入里而成阳明热结证而设。热结于里，腑气不通，故大便秘结，腹痛拒按；热结旁流，则自利清水；邪热炽盛，热扰心神，则神昏谵语；素体气血不足，故见神倦少气，脉虚等。本证病机为胃肠燥热结实，腑气不通，气血不足，正虚邪实，治宜泻热通腑，补气养血。

方中大黄、芒硝、枳实、厚朴泻热通便，涤荡胃肠实热积滞；人参益气，当归补血，扶正祛邪，攻下而不伤正。桔梗开宣肺气，助通肠腑，有开上通下之妙；生姜温中和胃，大枣、甘草补益脾胃以扶正，甘草调和诸药。诸药合用，既能攻下热结以祛邪，又能补益气血以扶正。

【运用】

1. 辨证要点　本方为攻补兼施的代表方，又是治疗阳明腑实兼气血不足证的常用方。临床应用以大便秘结，或自利清水，脘腹胀满，身热口渴，神倦少气，舌苔焦黄或黑，脉虚为辨证要点。

2. 加减变化　原注云："老年气血虚者，去芒硝"，以减缓泻下之力，示人以保护正气之意。或适当增加参、归用量以加强补虚扶正之力。

济川煎
《景岳全书》

【方歌】济川苁蓉归牛膝，升麻枳壳泽泻宜，
　　　　肾虚精亏肠中燥，温润通便法可依。

【组成】当归三钱至五钱（9～15g）　牛膝二钱（6g）　肉苁蓉酒洗去咸，二钱至三钱（6～9g）　泽泻一钱半（4.5g）　升麻五分至七分或一钱（1.5～3g）　枳壳一钱（3g）

【用法】上四味，水一盅半，煎七分，食前服（现代用法：作汤剂，水煎服）。

【功效】温肾益精，润肠通便。

【主治】肾阳虚弱，精津不足证。大便秘结，小便清长，腰膝酸软，头目眩晕，舌淡苔白，脉沉迟。

【方解】肾开窍于二阴，司理二便。若肾阳虚衰，气化无力，则小便清长；小便量过多，水液偏渗于膀胱，大肠失于水液濡养，故大便秘结。肾阳虚衰，故舌淡苔白，脉沉迟。治当温肾益精，润肠通便。

方中肉苁蓉为君药，取其咸温质润之性，既能温肾益精，又能润肠通便。当归养血润

肠，助君药之功；牛膝引药下行，补肝肾，强腰膝，助肉苁蓉、当归滋补之力，二者共为臣药。枳壳苦降，下气宽肠；泽泻甘淡，利水渗湿，使补而不滞；少量升麻可轻宣升阳，和牛膝、泽泻可欲降先升，有升清降浊之妙，共为佐使。诸药合用，共奏温润通便之功。

【运用】

1. 辨证要点　本方为温润通便，治疗肾虚便秘的常用方。临床应用以大便秘结，小便清长，腰膝酸软，舌淡苔白，脉沉迟为辨证要点。

2. 加减变化　《景岳全书》方后加减法提出："如气虚者，但加人参无碍；如有火加黄芩；若肾虚加熟地"；"虚甚者，枳壳不必用"，皆可供临床参考。

3. 原书主治　《景岳全书》卷51："便秘有不得不通者，凡伤寒杂证等病，但属阳明实热可攻之类，皆宜以热结治法通而去之。若察其元气已虚，既不可泻而下焦胀闭，又通不宜缓者，但用济川煎主之，则无有不达。"

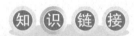

知 识 链 接

　　方论选录：何秀山《重订通俗伤寒论》："夫济川煎，注重肝肾，以肾主二便，故君以苁蓉、牛膝滋肾阴以通便也。肝主疏泄，故臣以当归、枳壳，一则辛润肝阴，一则苦泄肝气。妙在升麻升清气以输脾，泽泻降浊气以输膀胱，佐蓉、膝以成润利之功。"

第 三 章

和解剂

【学习目标】

1. 和解剂的适用范围及应用注意事项。

2. 小柴胡汤的组成药物、功用、主治证候、配伍意义、全方配伍特点及运用。

3. 逍遥散的组成药物、功用、主治证候、配伍意义、全方配伍特点及运用。

4. 半夏泻心汤的组成药物、功用、主治证候、配伍意义、全方配伍特点及运用。

5. 大柴胡汤和葛根芩连汤的组成和功效。

📖 案例导入

某女，36 岁。初诊：1979 年 10 月 13 日。面部颜色发黑而干燥，耳郭、口唇、齿龈均为黑色，尤以额部及眼周围为甚，形体消瘦，神情疲惫，气息不足，月经先后不定期。腹部柔软，无压痛，肝脾未扪及。舌淡兼有瘀斑，苔薄白，脉沉缓无力。(《中国现代名中医医案精华》)

请思考：

1. 根据症状、舌脉判断该患者属于何证？

2. 分析其病机与治法要点。

3. 治疗可选用什么方剂？为什么？

4. 对选方可做哪些方面的变化，为什么？

请写出你对该患者的辨证立法、选方用药及制服方面的考虑。

凡具有和解少阳、调和肝脾、调和肠胃等作用，治疗伤寒邪在少阳、肝脾不和、肠胃不和等证的方剂，统称和解剂，属于"八法"中的"和法"法。

和解剂原为治疗伤寒邪入少阳而设，少阳属胆，位于表里之间，汗下不宜，唯有和

47

解。正如《伤寒明理论》中所说："伤寒邪在表者，必渍形以为汗；邪气在里者，必荡涤以为利；其于不内不外，半表半里，既非发汗之所宜，又非吐下之所对，是当和解可矣。"由于胆附于肝，二者互为表里，故病则常互相影响。肝胆疾病又常累及脾胃，导致肝脾不和。若中气虚弱，寒热互结，又可导致肠胃不和。因此，凡邪在少阳，往来寒热；或肝气郁结，横犯脾土；或寒热互结，肠胃不和等均可用和解剂治疗。伤寒邪在少阳者，宜和解少阳；肝脾不调者，宜调和肝脾；肠胃寒热不调者，宜调和肠胃。因此，本章方剂分为和解少阳剂、调和肝脾剂、调和肠胃剂、表里双解剂四类。

和解剂组方配伍较为独特，往往既祛邪又扶正，既透表又清里，既疏肝又治脾，无明显寒热补泻之偏，性质平和，作用和缓，照顾全面。此为本类方剂的优势所在，也是其应用范围较广，主治病证较为复杂的原因。

然而，和解剂毕竟以祛邪为主，纯虚不宜用，以防其伤正，且因兼顾正气，故纯实者亦不可选，以免贻误病情。

第一节　和解少阳剂

和解少阳剂，适用于伤寒邪在少阳的病证。症见往来寒热，胸胁苦满，默默不欲饮食，心烦喜呕，口苦，咽干，目眩，脉弦等。常用柴胡或青蒿与黄芩相配为主组方，兼有气虚者，佐以益气扶正之品，并防邪陷入里；兼有湿邪者，佐以通利湿浊之品，导邪下泄。代表方如小柴胡汤、大柴胡汤、蒿芩清胆汤等。

小柴胡汤
《伤寒论》

【方歌】小柴胡汤和解供，半夏人参甘草从，
　　　　更用黄芩加姜枣，少阳百病此为宗。

【组成】柴胡半斤（24g）　黄芩三两（9g）　人参三两（9g）　甘草三两，炙（9g）　半夏半升，洗（9g）　生姜三两，切（9g）　大枣十二枚，擘（4枚）

【用法】上七味，以水一斗二升，煮取六升，去滓，再煎，取三升，温服一升，日三服（现代用法：水煎服）。

【用法】和解少阳。

【主治】

1. 伤寒少阳证。往来寒热，胸胁苦满，默默不欲饮食，心烦喜呕，口苦，咽干，目眩，舌苔薄白，脉弦者。

2.热入血室证。妇人伤寒，经水适断，寒热发作有时。

3.黄疸、疟疾以及内伤杂病而见少阳证者。

【方解】本方证因邪犯少阳，胆火犯胃所致。邪犯少阳，经气不舒，则见胸胁苦满；邪气郁而化热，胆火上炎，则见心烦口苦；胆热犯胃，则默默不欲饮食。此时邪不全在表，不宜使用汗法；邪不全在里，不宜使用下法。邪在表里之间，所以治宜和解少阳。

方中重用柴胡为君药，入肝胆经，疏泄肝胆，散邪透表。臣以黄芩，取其苦寒之性，泻少阳半里之热。二者配伍，一升一降，是和解少阳的基础。半夏、生姜能和胃降逆止呕；人参、大枣益气健脾，扶正祛邪，以上共为佐药。甘草调和诸药为使。诸药合用，共奏和解少阳之功。

【运用】

1.辨证要点 本方为治疗伤寒少阳证的基础方，又是和解少阳法的代表方。临床应用以往来寒热，胸胁苦满，默默不欲饮食，心烦喜呕，口苦，咽干，苔白，脉弦为辨证要点。临床上只要抓住前四者中的一二主证，便可用本方治疗，不必待其证候悉具。

2.加减变化 若胸中烦而不呕，为热聚于胸，去半夏、人参，加瓜蒌清热理气宽胸；渴者，是热伤津液，去半夏，加天花粉止渴生津；腹中痛，是肝气乘脾，宜去黄芩，加芍药柔肝缓急止痛；胁下痞硬，是气滞痰郁，去大枣，加牡蛎软坚散结；心下悸，小便不利，是水气凌心，宜去黄芩，加茯苓利水宁心；不渴，外有微热，是表邪仍在，宜去人参，加桂枝解表；咳者，是素有肺寒留饮，宜去人参、大枣、生姜，加五味子、干姜温肺止咳。

3.现代运用 本方常用于感冒、流行性感冒、疟疾、慢性肝炎、肝硬化、急慢性胆囊炎、胆结石、急性胰腺炎、胸膜炎、中耳炎、产褥热、急性乳腺炎、睾丸炎、胆汁反流性胃炎、胃溃疡等属邪踞少阳，胆胃不和者。

4.使用注意 因方中柴胡升散，芩、夏性燥，故对阴虚血少者禁用。

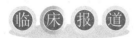

小柴胡汤对胆汁反流性胃炎有较好的疗效。胆汁反流性胃炎属中医的"胃脘痛""呕吐"等范畴，其主要病机为肝失疏泄，胆逆犯胃。孙氏以小柴胡汤为基本方治疗胆汁反流性胃炎72例，30剂为1疗程。结果：痊愈62例，显效10例。其中痊愈病例中，有40例进行了跟踪随访或信访，时间为2～3年。复发者6例，占15%，未复发者34例，占85%。可见远期疗效较好。[孙书义.小柴胡汤加减治疗胆汁反流性胃炎72例.河北中医，1994，16（4）：30]

蒿芩清胆汤
《重订通俗伤寒论》

【方歌】蒿芩清胆碧玉需，陈夏茯苓枳竹茹，

热重寒轻痰夹湿，胸痞呕恶总能除。

【组成】青蒿脑钱半至二钱（4.5～6g）　淡竹茹三钱（9g）　仙半夏钱半（4.5g）　赤茯苓三钱（9g）青子芩钱半至三钱（4.5～9g）　生枳壳钱半（4.5g）　陈广皮钱半（4.5g）　碧玉散（滑石、甘草、青黛）包，三钱（9g）

【用法】原方未著用法（现代用法：水煎服）。

【功效】清胆利湿，和胃化痰。

【主治】少阳湿热证。寒热如疟，寒轻热重，口苦膈闷，吐酸苦水，或呕黄涎而黏，甚则干呕呃逆，胸胁胀疼，小便黄少，舌红苔白腻，间现杂色，脉数而右滑左弦者。

【方解】本方证因少阳胆热，兼痰湿中阻所致。治疗应以清胆热，化痰浊为主。

方中青蒿、黄芩为君，取青蒿苦寒芳香之性，清透少阳，化湿辟浊；黄芩苦寒，清胆燥湿，二者合用，既可透邪外出，又可内清湿热。竹茹化痰止呕，清胆胃之热；枳壳除痰消痞，下气宽中；半夏燥湿化痰，和胃降逆；陈皮理气化痰，以上共为臣药。赤茯苓、碧玉散为佐药，清热利湿，使热邪自小便而去。甘草为使，调和诸药。综合全方，清胆和胃，使湿去而热消。

【运用】

1.辨证要点　本方为治疗少阳湿热证的代表方。临床应用以寒热如疟，寒轻热重，胸胁胀疼，吐酸苦水，舌红苔腻，脉弦滑数为辨证要点。

2.加减变化　若呕多，加黄连、苏叶清热止呕；湿重，加藿香、薏苡仁、白蔻仁以化湿浊；小便不利，加车前子、泽泻、通草以利小便。

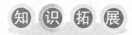

蒿芩清胆汤与小柴胡汤比较

蒿芩清胆汤与小柴胡汤均能和解少阳，用于邪在少阳，往来寒热，胸胁不适者。但小柴胡汤以柴、黄芩配人参、大枣、炙甘草，重在和解在表之邪，兼具益气扶正之功，宜于胆胃不和，胃虚气逆者；蒿芩清胆汤以青蒿、黄芩配赤茯苓、碧玉散，重在和解偏里之邪，兼较强的清热利湿、理气化痰之效，宜于少阳胆热偏重，兼有湿热痰浊者。

第二节　调和肝脾剂

调和肝脾剂，适用于肝脾不和证。其证多由肝气郁结，横逆犯脾；或因脾虚，营血不足，肝失疏泄而致脘腹胸胁胀痛、神疲食少、月经不调、腹痛泄泻、手足不温。常用疏肝理气药如柴胡、枳壳、陈皮等与健脾药如白术、茯苓等配伍组方。代表方为四逆散、逍遥散、痛泻要方。

四逆散
《伤寒论》

【方歌】四逆散里用柴胡，芍药枳实甘草须，

此是阳郁成厥逆，疏肝理脾奏效奇。

【组成】甘草炙　枳实破，水渍，炙干　柴胡　芍药各十分（各6g）

【用法】上四味，捣筛，白饮和服方寸匕，日三服（现代用法：水煎服）。

【功效】透邪解郁，疏肝理脾。

【主治】

1.阳郁厥逆证　手足不温，或腹痛，或泄利下重，脉弦。

2.肝脾气郁证　胁肋胀闷，脘腹疼痛，脉弦。

【方解】本方证因阳气内郁所致。人体感受外邪，外邪入里，气机郁遏，阳气内郁，不能达于四肢末端，故有四肢逆冷。邪实正未虚，故脉弦而不弱。此证与阳气衰微之四肢逆冷，脉沉细弱，甚则脉微欲绝有本质区别，治当透邪解郁。

方中柴胡为君药，入肝胆经，疏肝解郁，调畅气机。臣以白芍，柔肝养血敛阴，与柴胡相配，补养肝血，条达肝气。枳实理气解郁，泻热散结，为佐药。甘草调和诸药为使。诸药合用，邪去郁解，诸症自消。

【鉴别】本方与小柴胡汤同为和解剂，同用柴胡、甘草。但小柴胡汤用柴胡配黄芩，解表清热作用较强；四逆散则柴胡配枳实，升清降浊，疏肝理脾作用较著。故小柴胡汤为和解少阳的代表方，四逆散则为调和肝脾的基础方。

【运用】

1.辨证要点　本方原治阳郁厥逆证，后世多用作疏肝理脾的基础方。临床应用以手足不温，或胁肋、脘腹疼痛，脉弦为辨证要点。

2.加减变化　若咳者，加五味子、干姜以温肺散寒止咳；悸者，加桂枝以温心阳；小便不利者，加茯苓以利小便；腹中痛者，加炮附子以散里寒；泄利下重者，加薤白以通阳

散结；气郁甚者，加香附、郁金以理气解郁；有热者，加栀子以清内热。

3. 现代运用　本方常用于慢性肝炎、胆囊炎、胆石症、胆道蛔虫症、肋间神经痛、胃溃疡、胃炎、胃肠神经官能症、附件炎、输卵管阻塞、急性乳腺炎等属肝胆气郁，肝脾（或胆胃）不和者。

逍遥散
《太平惠民和剂局方》

【方歌】逍遥散用归芍柴，苓术甘草姜薄偕，
　　　　疏肝养血兼理脾，丹栀加入热能排。

【组成】甘草微炙赤，半两（15g）　当归去苗，锉，微炒　茯苓去皮，白者　白芍药　白术　柴胡去苗，各一两（各30g）

【用法】上为粗末，每服二钱（6g），水一大盏，烧生姜一块切破，薄荷少许，同煎至七分，去滓热服，不拘时候（现代用法：共为散，每服 6～9g，煨姜、薄荷少许，共煎汤温服，日 3 次。亦可作汤剂，水煎服，用量按原方比例酌减。亦有丸剂，每服 6～9g，日服 2 次）。

【功效】疏肝解郁，养血健脾。

【主治】肝郁血虚脾弱证。两胁作痛，头痛目眩，口燥咽干，神疲食少，或月经不调，乳房胀痛，脉弦而虚者。

【方解】本方证因肝郁血虚，脾失健运所致。肝喜条达，若情志不畅，肝失条达，则有胸胁隐痛，郁郁寡欢。肝木为病，易传于脾，以致脾胃虚弱，故见食欲不振。脾为气血生化之源，脾虚则致肝血不足，故见眩晕，舌淡脉虚。综上可知，肝郁与脾弱血虚是因果关系，因此治宜疏肝，养血，健脾。

　　方中柴胡为君，疏肝解郁，条达肝气。臣以白芍、当归，取白芍酸苦微寒之性，柔肝养血敛阴；取当归甘辛苦温之性，养血和血。白术、茯苓健脾益气；薄荷清透疏散，助柴胡疏肝解郁；加以煨生姜和中，共为佐药。甘草调和诸药，为使药。诸药合用，使肝郁得以疏解，血虚得养，脾弱得复，是调肝养血之名方。

【运用】

1. 辨证要点　本方为疏肝健脾的代表方，又是妇科调经的常用方。临床应用以两胁作痛，神疲食少，月经不调，脉弦而虚为辨证要点。

2. 加减变化　肝郁气滞较甚，加香附、郁金、陈皮以疏肝解郁；血虚甚者，加熟地以养血；肝郁化火者，加丹皮、栀子以清热凉血。

3. 现代运用　本方常用于慢性肝炎、肝硬化、胆石症、胃及十二指肠溃疡、慢性胃

炎、胃肠神经官能症、经前期紧张症、乳腺小叶增生、更年期综合征、盆腔炎、不孕症、子宫肌瘤等属肝郁血虚脾弱者。

知识拓展

　　逍遥散出自宋代，它脱胎于医圣张仲景的四逆散、当归芍药散。广泛地应用于内、外、妇、儿、五官等各科病症，尤其备受妇科、精神科医生所推崇。目前研究发现，逍遥散具有确切而广泛的临床治疗效果，尤其是治疗抑郁性神经症、神经官能症、疲劳综合征及心脑血管病、糖尿病、肿瘤等躯体疾病继发的抑郁状态，具有起效快、顺应性好、无明显不良反应等特点。因其疏肝解郁效果显著，服之使人气血调和，精神爽快，人无病痛之忧，故有"逍遥"之美称。

痛泻要方
《丹溪心法》

【方歌】痛泻要方用陈皮，术芍防风共成剂，

　　　　　肠鸣泄泻腹又痛，治在泻肝与实脾。

【组成】白术炒，三两（90g）　白芍药炒，二两（60g）　陈皮炒，一两五钱（45g）　防风一两（30g）

【用法】上细切，分作八服，水煎或丸服（现代用法：作汤剂，水煎服，用量按原方比例酌减）。

【功效】补脾柔肝，祛湿止泻。

【主治】脾虚肝旺之痛泻。肠鸣腹痛，大便泄泻，泻必腹痛，泻后痛缓，舌苔薄白，脉两关不调，左弦而右缓者。

【方解】本方证由肝木乘土，肝旺脾虚，脾失健运所致。具有"泻即腹痛"的特点。治应以补脾柔肝为主。

　　方中白术为君，取其苦甘温之性，健脾燥湿。臣以白芍，取其酸寒之性，柔肝缓急止痛。陈皮，理气和中健脾。佐以防风胜湿止泻。诸药合用，共奏补脾柔肝之功。

【运用】

1. 辨证要点　本方为治肝脾不和之痛泻的常用方。临床应用以肠鸣腹痛，大便泄泻，泻必腹痛，泻后痛缓，脉左弦而右缓为辨证要点。

2. 加减变化　久泻者，加炒升麻以升阳止泻；舌苔黄腻者，加黄连、煨木香以清热燥湿，理气止泻。

3. 现代运用　本方常用于急性肠炎、慢性结肠炎、肠道易激综合征等属肝旺脾虚者。

第三节 调和肠胃剂

调和肠胃剂，适用于肠胃不和之寒热错杂、虚实夹杂、升降失常证。症见心下痞满，恶心呕吐，肠鸣下利等。常用辛温药与苦寒药如干姜、生姜、半夏、黄连、黄芩等为主组成方剂。代表方如半夏泻心汤。

半夏泻心汤
《伤寒论》

【方歌】半夏泻心黄连芩，干姜甘草与人参，

大枣合之治虚痞，法在降阳而和阴。

【组成】半夏半升（12g），洗 黄芩 干姜 人参各三两（各9g） 黄连一两（3g） 大枣十二枚（4枚），擘 甘草三两（9g），炙

【用法】上七味，以水一斗，煮取六升，去滓，再煎，取三升，温服一升，日三服（现代用法：水煎服）。

【功效】寒热平调，消痞散结。

【主治】寒热错杂之痞证。心下痞，但满而不痛，或呕吐，肠鸣下利，舌苔腻而微黄。

【方解】本方证因寒热互结，虚实夹杂，胃气升降失和所致。中阳受损，寒从中生，外邪内陷，郁而化热，或其他原因使中焦胃肠功能失调，以致寒热互结，气机升降失常而致胃脘痞满。脾主升，胃主降，升降失常，上则呕吐，下则肠鸣下利。治当益气和胃，消痞散结。

方中用半夏为君，取其辛温之性，散结除痞，降逆止呕。臣以干姜、黄芩、黄连，取干姜辛热之性，既可温中散寒，又合半夏降逆止呕；芩、连苦寒，泻热散痞。佐以人参、大枣补脾益气。甘草和中，调和诸药，为使药。全方辛开苦降，寒热互用，补泻兼施，诸药合用，诸症自愈。

【运用】

1. 辨证要点 本方为治疗中气虚弱，寒热错杂，升降失常而致肠胃不和的常用方；又是体现调和寒热，辛开苦降治法的代表方。临床应用以心下痞满，呕吐泻利，苔腻微黄为辨证要点。

2. 加减变化 湿热蕴积中焦，呕甚而痞，中气不虚，或舌苔厚腻者，可去人参、甘草、大枣、干姜，加枳实、生姜以下气消痞止呕。

3. 现代运用 本方常用于急慢性胃肠炎、慢性结肠炎、慢性肝炎、早期肝硬化等属中气虚弱，寒热互结者。

4. 使用注意 本方主治虚实互见之证，若因气滞或食积所致的心下痞满不宜使用。

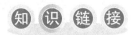

三泻心汤比较

半夏泻心汤、生姜泻心汤、甘草泻心汤均治痞证。半夏泻心汤治寒热互结之痞，故辛苦合用，辛开苦降用量相近；生姜泻心汤治水热互结之痞，故重用生姜以散水气；甘草泻心汤治胃虚结之痞，故加重甘草用量，以补气缓急，胃虚得复，邪气当去，逆气自平，痞满可除。

第四节　表里双解剂

表里双解剂适用于表证未解而邪热入里或邪留少阳未解而深入阳明化热，以解表药与清里药合用为主，具有解表邪，清里热的作用。代表方有葛根黄芩黄连汤、大柴胡汤。

葛根黄芩黄连汤
《伤寒论》

【方歌】葛根黄芩黄连汤，再加甘草共煎尝，

邪陷阳明成热痢，清里解表保安康。

【组成】葛根半斤（15g）　甘草二两（6g），炙　黄芩　黄连各三两（9g）

【用法】汤剂：水煎服一日 2 次。除汤剂外，还有片剂、胶囊剂、袋泡剂、合剂、口服液等制剂用于临床和研究。

【功效】解表清里。

【主治】表证未解，邪热入里证。症见身热，下利臭秽，肛门灼热，胸脘烦热，口干作渴，汗出气喘，舌红苔黄，脉数。

【方解】本方证为伤寒表证未解，误下而致邪陷阳明，邪热下利所致。由于表证未解，里热已炽，故有身热胸闷；热邪伤津，故有口渴；里热上蒸于肺，致肺气不利，则作喘；热邪内迫大肠，传导失司，故下利臭秽；舌红苔黄，脉数，为里热之象。治当解肌表之外邪，清胃肠之内热。

方中重用葛根辛凉解表退热，又能升发脾胃清阳而止泄。黄芩、黄连苦寒，清热燥湿，为臣药。佐使以甘草，甘缓和中，调和诸药。四药合用，共成解表清里之剂。

【运用】本方为治疗表证未解，邪热入里，协热下利证之基础方。以身热下利，苔黄，脉数为辨证要点。

大柴胡汤
《金匮要略》

【方歌】大柴胡汤用大黄，枳实芩夏白芍将，

　　　　煎加姜枣表兼里，妙法内攻并外攘。

【组成】柴胡半斤（15g）　黄芩三两（9g）　芍药三两（9g）　半夏半升（9g），洗　生姜五两（15g），切　枳实四枚（9g），炙　大枣十二枚（4枚），擘　大黄二两（6g）

【用法】上八味，以水一斗二升，煮取六升，去滓再煮，温服一升，日三服（现代用法：水煎2次，去滓再煎，分2次温服）。

【功效】和解少阳，内泻热结。

【主治】少阳阳明合病。往来寒热，胸胁苦满，呕不止，郁郁微烦，心下痞硬，或心下满痛，大便不解或协热下利，舌苔黄，脉弦数有力。

【方解】本方证为表里同病，是因伤寒之邪留于少阳未解，深入阳明化热所致。由于邪踞少阳，枢机不利，且兼见邪入阳明，化热成实之象，故本方是在小柴胡汤的基础上去人参、甘草，加大黄、枳实、芍药而成。邪在少阳，故见往来寒热，胸胁苦满。邪入阳明化热，故见心下满痛或痞硬。舌苔黄，脉弦数有力，均为邪气入里化热之象。本方虽为少阳、阳明表里同病，但仍以少阳病为主，治宜和解少阳，内泻热结。

方中柴胡为君，疏泄肝胆，透邪外出。臣以黄芩，清泻湿热。君臣共用，和解少阳。大黄清热泻下，枳实除痞散结，共为臣药。芍药柔肝，缓急止痛；半夏、生姜和中，降逆止呕，以上共为佐药。大枣和中，缓急止痛，为使药。诸药合用，既可清解少阳邪热，又能泻阳明之腑实，表里双解。

【运用】

1. 辨证要点　本方为治疗少阳阳明合病的常用方。临床应用以往来寒热，胸胁苦满，心下满痛，呕吐，便秘，苔黄，脉弦数有力为辨证要点。

2. 加减变化　兼黄疸者，可加茵陈、栀子以清热利湿退黄；胁痛剧烈者，可加川楝子、延胡索以行气活血止痛；胆结石者，可加金钱草、海金沙、郁金、鸡内金以化石。

同步练习

1. 小柴胡汤中和解少阳的基本结构是（　　　）

　　A. 柴胡配黄芩　　B. 柴胡配半夏　　C. 黄芩配半夏

　　D. 柴胡配人参　　E. 黄芩配人参

2. 下列何药不属于小柴胡汤的组成（　　　）

　A. 黄芩　　　　B. 半夏　　　　C. 白芍　　　　D. 人参　　　　E. 炙甘草

3. 证见"寒热如疟，寒轻热重，口苦膈闷，吐酸苦水，舌红苔白腻"。治宜选用（　　　）

　A. 小柴胡汤　　　B. 蒿芩清胆汤　　C. 大柴胡汤　　　D. 四逆散　　　E. 逍遥散

4. 逍遥散的功用是（　　　）

　A. 疏肝理气，活血止痛　　　　　　B. 疏肝理气，清泄肝热

　C. 疏肝理气，养血健脾　　　　　　D. 疏肝理气，散结除痞

　E. 疏肝理气，化痰清热

5. 逍遥散中健脾的药物是（　　　）

　A. 人参、白术　　B. 人参、茯苓　　C. 白术、茯苓

　D. 黄芪、白术　　E. 山药、人参

6. 痛泻要方的君药是（　　　）

　A. 白术　　　　　B. 陈皮　　　　　C. 白芍　　　　D. 防风　　　　E. 甘草

7. 具有"寒热并用，辛开苦降，补泻兼施"配伍特点的方剂是（　　　）

　A. 大柴胡汤　　　B. 四逆散　　　　C. 逍遥散

　D. 蒿芩清胆汤　　E. 半夏泻心汤

启发思考题

1. 为什么小柴胡汤中要配伍人参扶助正气？

2. 逍遥散与痛泻要方均为调和肝脾之剂，其配伍特点有何不同？怎样区别应用？

3. 如何理解半夏泻心汤在配伍方面的特点？

第 四 章

清热剂

【学习目标】

1. 清热剂的适用范围及应用注意事项。

2. 白虎汤、清营汤、犀角地黄汤、黄连解毒汤、导赤散、龙胆泻肝汤、泻白散、清胃散、芍药汤、白头翁汤、青蒿鳖甲汤的药物组成、功用、主治证候、配伍意义及配伍特点。

3. 普济消毒饮、苇茎汤、玉女煎的药物组成、功用、主治证候和配伍意义。

4. 仙方活命饮、左金丸的药物组成、功用和主治证候。

📚 案例导入

陈某，女，41岁，2017年4月17日初诊。因腹痛，下痢两天来诊。起病时恶寒发热，体温38.5℃，大便夹有脓血，里急后重，口渴，不欲饮水，小便黄赤，喜卧凉处。脉弦滑数，舌红苔黄腻。粪便常规检查：黏液（+++），白细胞（+++），红细胞（+）。

请思考：

1. 清热剂的适用范围是什么？怎样正确使用？

2. 试分析该患者所患何病、何证，应选择什么方剂治疗？

3. 请针对芍药汤、白头翁汤两方在主治、病机、功效、方药组成、配伍意义方面进行比较？

里热证包括外邪传里化热或热邪直中脏腑所致里热炽盛的实热证，还包括阴液亏损导致的虚热证。本类方剂具有抗病原微生物、抗细菌毒素、解热、抗炎、抗凝血、增强机体免疫能力、抑制变态反应、降血糖、抗肿瘤等作用。现代临床主要用于以发热为主要症状、以炎症反应为重要病理特征的多种感染性疾病及部分非感染性疾病如中暑、糖尿病、甲状腺功能亢进、变态反应性疾病等。

凡以清热药为主组成，具有清热、泻火、凉血、解毒、滋阴透热等作用，治疗里热证的方剂，统称为清热剂。本类方剂属于"八法"中的"清法"范畴。

温、热、火三者同一属性。温为热之渐，火为热之极，三者区别在于程度的不同而已，故总称为热。里热证的病因，不外外感与内伤两类。外感六淫，可入里化热，五志过极，劳逸失度，脏腑偏胜，亦可化火；过食炙烤温热食品，烟酒过度，误用或过用温补方药，皆可化热生火，形成里热证。

里热证范围甚广，其性质有实热、虚热之分；病变阶段有在气分、营分、血分之异；病位有在脏、在腑之别；加之热盛成毒、气血同病等因素，临床证候繁多，治法用方皆当辨证清之。故尔本章方剂分为清气分热剂、清营凉血剂、清热解毒剂、清脏腑热剂和清虚热剂五类。至于清热解表、泻下实热、清热开窍、清热息风、清热祛湿等方剂，则分述于解表、泻下、开窍、治风、祛湿等有关章节，可以互参。

运用清热剂，其一，要注意正确把握适应证，即表证已解，热邪入里，或里热炽盛而尚未结实的情况下使用。若邪热在表，当先解表；里热成实，则当攻下；表邪未解，热已入里，则宜表里双解。其二，需辨别热证阶段、部位、性质、程度，根据具体情况恰当施治。其三，应辨明热证真伪，不可误投于真寒假热证。对于屡用清热剂而热仍不退，是为阴液重伤，水不制火，即王冰所谓"寒之不寒，是无水也"，此时须滋阴壮水，使阴复而其热自退。其四，寒凉之剂，易伤中土，用之太过，伤人阳气，故要注意顾护脾胃，于清热剂中配伍醒脾、温中、和胃之品。其五，邪热炽盛，服清热剂入口即吐者，可于寒凉药中少佐辛温之品，或凉药热服。此即"治热以寒，温而行之"（《素问·五常政大论》）之法。其六，注意患者体质，素体阳虚者，清热不可太过；素体阴虚者，治当清中护阴，取清补之法。此外，苦燥之品易于伤阳败胃劫津，不宜久服。

第一节　清气分热剂

清气分热剂，适用于热在气分证。症见壮热不恶寒，多汗，渴喜冷饮，舌红苔黄，脉数有力等。常以清热泻火药与益气养阴生津之品如石膏、知母、天花粉、石斛等为主组成方剂。代表方有白虎汤等。

白虎汤
《伤寒论》

【方歌】白虎膏知甘草粳，气分大热此方清，
　　　　热渴汗出脉洪大，加入人参气生津。

【组成】石膏—斤，碎（50g） 知母六两（18g） 炙甘草二两（6g） 粳米六合（9g）

【用法】上四味，以水一斗，煮米熟汤成，去滓，温服一升，日三服（现代用法：先煎石膏，再入余三味药同煎，煎至米熟汤稠，去渣温服，每日3次）。

【功效】清热泻火，除烦生津。

【主治】阳明气分热盛证。壮热面赤，烦渴引饮，汗出恶热，脉洪大有力。

【方解】本方证为伤寒化热内传阳明经，或温热病邪由卫分传入气分所致。邪传入里，里热炽盛，故壮热面赤而不恶寒；热灼津伤，加之汗出耗伤津液，乃见烦渴引饮；里热蒸腾，逼津外泄，则汗出；脉洪大有力为热盛于经，鼓动脉道所致。气分热盛，但未致阳明腑实，故不宜攻下；热盛津伤，亦不可苦寒直折。治宜直清里热，除烦生津。方中生石膏辛甘大寒，入肺胃二经，清中有透，寒而不遏，透热出表，以除阳明气分之热，为君药。知母苦寒质润，清热养阴，一以助石膏清肺胃湿热，一以滋阴润燥救已伤之阴津，为臣药。君臣相须为用，可增强清热生津之力。粳米、炙甘草益胃生津，亦可防止君臣药大寒伤中之弊，为佐药。炙甘草兼以调和诸药，为使药。四药相伍，共奏清热生津，止渴除烦之功，使其热清津复，诸症自消。

【运用】

1. 辨证要点 本方是治疗阳明气分热盛证的基础方。临床应用以身大热，汗大出，口大渴，脉洪大为辨证要点。

2. 加减变化 证属温病气血两燔，引动肝风，见神昏谵语、抽搐者，加羚羊角、水牛角、钩藤以凉肝息风；属消渴者，而见烦渴引饮，属胃热者，宜加天花粉、芦根、麦门冬等以增强清热生津之力；属温疟者，寒热往来，热多寒少，宜加柴胡以和解少阳；兼有阳明腑实，见神昏谵语、大便秘结、小便赤涩者，加大黄、芒硝以泻热攻积。

3. 使用注意 表证未解的无汗发热，口不渴者；脉见浮细或沉者；血虚发热或气虚发热者；真寒假热的阴盛格阳证等均忌用本方。

知 识 链 接

竹叶石膏汤是以白虎汤为基础方加减而成，是白虎汤去知母，加人参、麦冬、竹叶、半夏而成，两方均有清泄气分之热、生津止渴的作用。白虎汤为大寒之剂，清热降火之力甚强，主治邪盛而正不虚之阳明气分热盛证，临床表现主要有大热、大渴、大汗出、脉洪大；竹叶石膏汤为清养之剂，寒凉之性较弱，而胜在益气生津之力，并兼有降逆和胃之功，主治热病后期，余热未尽，气津两伤，此时邪衰而正亦虚，加之肺胃之气上逆，故以身热多汗、口干喜饮、气逆欲呕或虚烦不寐，舌红苔少、脉虚数为主要症状。

第二节 清营凉血剂

清营凉血剂,适用于邪热传营,或热入血分证。症见身热夜甚,心烦不寐,时有谵语,或斑疹隐隐,舌绛而干等。邪热入血则见出血发斑,谵语如狂,舌绛起刺等。常以清营凉血药水牛角、生地黄等药物为主组成。入营邪热多由气分传入,故清营方当与轻宣透达之品配伍,如银花、连翘、竹叶等,以促进营分邪热透出气分而解,即"清营透热"之法;热入血分,热与血结而成瘀,热伤血络,热盛动血,血溢脉外,亦易留瘀,故凉血方多配伍凉血散瘀的丹皮、赤芍等以促瘀血消散,止血不留瘀,即"凉血散血"之法。代表方有清营汤、犀角地黄汤等。

清营汤
《温病条辨》

【方歌】清营汤是鞠通方,热入心包营血伤,

角地银翘玄连竹,丹麦清热佐之良。

【组成】犀角三钱(现用水牛角代之30g) 生地黄五钱(15g) 元参三钱(9g) 竹叶心一钱(3g) 麦冬三钱(9g) 丹参二钱(6g) 黄连一钱五分(5g) 银花三钱(9g) 连翘二钱,连心用(6g)

【用法】上药水八杯,煮取三杯,日三服(现代用法:作汤剂,水牛角镑片先煎,后下余药)。

【功效】清营解毒,透热养阴。

【主治】热入营分证。身热夜甚,神烦少寐,时有谵语,目常喜开或喜闭,口渴或不渴,斑疹隐隐,舌绛而干,脉细数。

【方解】本方为热入营分而设。邪热入营,易伤营阴,故身热夜甚;热扰心神,故神烦少寐;热蒸营阴上承,故口干不欲饮;舌绛而干,脉细数,均为阴液受损之象。治宜清营解毒,透热养阴。

方中水牛角清热凉血,寒而不遏,且能散瘀,为君药。生地专于凉血滋阴,麦冬清热养阴生津,玄参长于滋阴降火解毒,三药共助君药清营凉血解毒,为臣药。佐以银花、连翘清热解毒,清宣透邪,使营分之邪透出气分而解,即"入营犹可透热转气"。竹叶入心,清心除烦;黄连苦寒,清心泻火;丹参清心,而又能凉血活血,不仅助君药宜清热凉血,而且可防热与血结,此五味为佐药。诸药以清热凉血,滋阴降火为主,共奏清营养阴之效。

【运用】

1.辨证要点 本方是治疗热入营分证的常用方。临床应用以身热夜甚,神烦少寐,斑

疹隐隐，舌绛而干，脉数为辨证要点。

2. 加减变化 证属气分热盛者，可重用银花、连翘、黄连，或加石膏、知母、大青叶、板蓝根、贯众以增清热解毒之力；属营热动风痉厥抽搐者，宜加紫雪，或加羚羊角、钩藤、地龙以息风止痉；兼有热痰，加竹沥、川贝母、天竺黄以清热涤痰；兼寸脉大，舌干较甚者，可去黄连，以免苦燥伤阴；属热陷心包，窍闭神昏者，可加服安宫牛黄丸以清心开窍。

3. 使用注意 使用本方应注意舌诊，舌苔白滑者忌用本方。

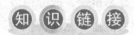

透热转气，即透营转气，是温热病邪入营分时期的治疗原则。出自叶天士《外感温热篇》，其云："大凡看法，卫之后方言气，营之后方言血，在卫汗之可也，到气才可清气，入营犹可透热转气。"

犀角地黄汤
《小品方》，录自《外台秘要》

【方歌】犀角地黄芍药丹，血热妄行吐衄斑，

蓄血发狂舌质绛，凉血散瘀病可痊。

【组成】犀角一两（现用水牛角代之30g） 生地黄半斤（24g） 芍药三分（12g） 牡丹皮一两（9g）

【用法】上药四味，㕮咀，以水九升，煮取三升，分三服（现代用法：作汤剂，水煎服，水牛角镑片先煎，余药后下）。

【功效】清热解毒，凉血散瘀。

【主治】

1. 热入血分证 身热谵语，斑色紫黑，舌绛起刺，脉细数；或蓄血，喜忘如狂，漱水不欲咽，大便色黑易解。

2. 热伤血络 吐血、衄血、便血、尿血等，舌红绛，脉数。

【方解】本方证为热毒炽盛于血分所致。热毒炽盛于血分，故见身热；心主血藏神，热入血分，热扰心神，则躁扰昏狂谵语；热邪迫血妄行，致使血不循经，溢出脉外，出现吐血、衄血、便血、尿血等各部位之出血；离经之血外溢于皮肤，则见斑色紫黑；留阻体内又可蓄血；邪居阴分，热蒸阴液上潮于口，故但漱水不欲咽；血为热迫，下渗肠间，大便色黑易解；血分热毒耗伤血中津液，血因津少而浓稠，运行涩滞，渐聚成瘀，故舌绛起刺。叶天士曰："入血就恐耗血动血，直须凉血散血。"（《外感温热篇》）治当以清热解毒，凉血散瘀为法。

方中犀角苦咸性寒，归心肝二经，清心肝解热毒，寒而不遏，直入血分凉血，热降毒解，其血自宁，为君药。生地黄甘苦性寒，凉血滋阴生津，助犀角清热凉血，又能止血，为臣药。赤芍味苦微寒，丹皮辛苦微寒，清热凉血，活血散瘀，可收化斑之功，共为佐药。四药合用，共成清热解毒、凉血散瘀之剂。本方配伍特点是清热凉血兼以养阴生津，使热清血宁而无耗血动血之虑；凉血止血与活血散瘀并用，使血热得清，出血得止又无冰伏留瘀之弊。

【鉴别】本方与清营汤均以水牛角、生地黄为主，清热凉血，以治热入营血之证。但清营汤是在清热凉血中伍以银花、连翘等轻清宣透之品，意取"透热转气"之功，适用于邪初入营尚未动血之证；本方配伍赤芍、丹皮泄热散瘀，侧重"凉血散血"之意，用治热陷血分已见耗血、动血之证。

【运用】

1. 辨证要点　本方是治疗温热病热入血分证的常用方。临床应用以各种出血，斑色紫黑，神昏谵语，身热烦躁，舌绛为辨证要点。

2. 加减变化　证属蓄血、喜忘如狂者，系热燔血分，邪热与瘀血互结，宜加大黄、黄芩以清热逐瘀；属郁怒而夹肝火者，加柴胡、黄芩、栀子以清泻肝火；吐血，可加白茅根、侧柏炭、三七等以清胃止血；衄血，加黄芩、白茅根等以清肺止血；尿血，加白茅根、小蓟等以通淋止血；便血，加地榆、槐花以清肠止血；发斑，加紫草、青黛等以凉血化斑。

3. 使用注意　因本方寒凉清滋，阳虚失血，脾胃虚弱者不宜使用。

知 识 链 接

　　水牛角，是中药犀角的代用品，苦咸，性寒，入心、肝、脾、胃经。功效为清热，凉血，定惊，解毒。主治热病头痛，壮热神昏，喉痹咽肿，小儿惊风及热入血分，惊狂，烦躁，谵妄，斑疹，吐血，衄血，下血等。水牛角之所以可以作为犀角的代用品，是因为二者所含化学成分基本相同。

第三节　清热解毒剂

清热解毒剂，适用于火毒壅盛所致烦热，错语，吐衄，发斑，黄疸、痈疽疔毒等。常以黄芩、黄连、黄柏、连翘等清热泻火解毒药为主组成方剂。代表方有黄连解毒汤、普济消毒饮、仙方活命饮等。

黄连解毒汤

方出《肘后备急方》，名见《外台秘要》引崔氏方

【方歌】黄连解毒汤四味，黄芩黄柏栀子备，

躁狂大热呕不眠，吐衄斑黄均可为。

【组成】黄连三两（9g）　黄芩　黄柏各二两（各6g）　栀子擘，十四枚（9g）

【用法】上四味切，以水六升，煮取二升，分二服（现代用法：水煎服）。

【功效】泻火解毒。

【主治】三焦火毒证。大热烦躁，口燥咽干，错语不眠；或热病吐血、衄血；或热甚发斑，或身热下利，或湿热黄疸；或外科痈疡疔毒，小便黄赤，舌红苔黄，脉数有力。

【方解】本方证为实热火毒壅盛于三焦，波及上下内外所致。火毒炽盛，内外皆热，上扰神明，故大热烦躁、错语不眠；热盛则津伤，故口燥咽干；血为热迫，随火上逆，则为吐血、衄血；热伤络脉，血溢肌肤，则为发斑；热毒下迫大肠，则为下利；热壅肌肉，则为痈肿疔毒；湿热搏结肝胆，胆汁泛溢肌肤，则发黄疸；舌红苔黄，脉数有力，皆为火毒炽盛之象。综上诸症，皆为实热火毒为患，治宜泻火解毒。

方中黄连大苦大寒，清心火解热毒，兼泻中焦之火，为君药。黄芩善清上焦之火，为臣药。黄柏泻下焦之火；栀子通泻三焦之火，导热下行，引邪热从小便而出，共为佐药。四药合用，苦寒直折，上下具清，三焦兼顾，不用余药佐制或调和，取其刚直之性，力挫三焦之火毒而使诸症得消。

【运用】

1. 辨证要点　本方是治疗实热火毒，三焦热盛的基础方。临床应用以大热烦躁，口燥咽干，舌红苔黄，脉数有力为辨证要点。

2. 加减变化　证属热结便秘者，宜加大黄以通腑热；属吐血、衄血、发斑者，酌加玄参、生地黄、丹皮以清热凉血；湿热黄疸者，加茵陈、大黄，以清热祛湿退黄；疔疮肿毒者，加蒲公英、银花、连翘以增清热解毒之力。

3. 现代运用　本方常用于败血症、脓毒血症、痢疾、肺炎、泌尿系感染、流行性脑脊髓膜炎、乙型脑炎及其他急性感染性炎症等属热毒为患者。

知 识 链 接

黄连解毒汤首载于东晋《肘后备急方》，由黄芩、黄连、黄柏、栀子（2：3：2：3）组成，是清热解毒的代表方剂，主治一切实热火毒证。黄连解毒汤临床应用广泛，尤其是在治疗高血压和阿尔茨海默病等脑血管疾病方面的报道

逐渐增多。现代药理学亦证明，黄连解毒汤具有抗氧化活性及脑神经保护方面的作用。

普济消毒饮
《东垣试效方》

【方歌】普济消毒芩连鼠，玄参甘桔蓝根侣，

升柴马勃连翘陈，薄荷僵蚕为末咀。

【组成】黄芩酒炒 黄连酒炒，各五钱（15g） 陈皮去白 甘草生用 玄参 柴胡 桔梗各二钱（各6g） 连翘 板蓝根 马勃 牛蒡子 薄荷各一钱（各3g） 僵蚕 升麻各七分（各2g）

【用法】上药为细末，半用汤调，时时服之；半蜜为丸，嚼化之（现代用法：水煎服）。

【功效】清热解毒，疏散风热。

【主治】大头瘟。憎寒发热，头面红肿焮痛，目不能开，咽喉不利，舌燥口渴，舌红苔黄，脉浮数有力。

【方解】本方证为外感风热疫毒之邪，壅于上焦，攻冲头面所致之大头瘟（原书称大头天行）。风热时毒初起，侵袭肌表，卫阳被郁，正邪交争，可见憎寒发热；头为诸阳之会，风热疫毒蕴结，上攻头面，气血经络壅滞，故头面红肿焮痛，甚则目不能开；热毒壅滞咽喉，则咽喉不利；里热炽盛，津液被灼，则舌燥口渴；舌红苔黄，脉浮数有力为里热炽盛之象。疫毒宜清解，风热宜疏散，病位在上，宜因势利导，疏散上焦之风热，清解上焦之疫毒，故治宜清热解毒，疏风散邪。

方中重用酒连、酒芩清热泻火解毒，以祛上焦头面热毒，为君药。连翘、牛蒡子、薄荷、僵蚕辛凉疏散头面、肌表之风热，均为臣药。玄参、板蓝根、马勃助君药清热解毒之功；配桔梗、甘草以清利咽喉；陈皮理气疏壅，散邪热郁结，共为佐药。升麻、柴胡升阳散火，疏散风热，寓"火郁发之"之意，并引诸药上达头面，为舟楫之用，为佐使药。诸药合用，清疏并投，升降共用，以达清热解毒，疏散风热之功。

【运用】

1. 辨证要点 本方是治疗大头瘟的常用方剂。临床应用以头面红肿焮痛，憎寒发热，舌红苔黄，脉浮数为辨证要点。

2. 加减变化 兼有大便秘结者，加酒大黄以泻热通便；证属腮腺炎并发睾丸炎者，宜加川楝子、龙胆草、蒲公英以泻肝经湿热；表证明显，里热较轻者，可减连、芩药量，加防风、荆芥、桑叶等以增疏风散邪之力；表证已解，邪从火化，里热甚者，宜去柴胡、薄荷，加金银花、青黛等以增清热解毒之功。

3. 使用注意 因本方药多为苦寒辛散之品，素体阴虚、脾胃虚寒者慎用。

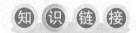

　　普济消毒饮原书主治："治大头天行，初觉憎寒体重，次传头面肿盛，目不能开，上喘，咽喉不利，口渴舌燥。"（《东垣试效方》卷9）

　　汪昂在《医方集解·泻火之剂》中记载："此手太阴、少阴、足少阳、阳明药也。芩、连苦寒，泻心肺之热为君；玄参苦寒，橘红苦辛，甘草甘寒，泻火补气为臣；连翘、薄荷、鼠黏辛苦而平，蓝根甘寒，马勃、僵蚕苦平，散肿消毒定喘为佐；升麻、柴胡苦平，行少阳、阳明二经之阳气不得伸，桔梗辛温，为舟楫，不令下行，为载也。"

仙方活命饮
《校注妇人良方》

　　【方歌】仙方活命金银花，防芷归陈草芍加，
　　　　　　贝母花粉兼乳没，穿山角刺酒煎佳，
　　　　　　一切痈毒能溃散，溃后忌服用勿差。

　　【组成】白芷六分（3g）　贝母　防风　赤芍　当归尾　甘草节　皂角刺　炒穿山甲炙　天花粉　乳香　没药各一钱（各6g）　金银花　陈皮各三钱（各9g）

　　【用法】用酒三碗，煎至一碗半。上身痈疡肿毒，宜食后服；下身痈疡肿毒，宜食前服。另加饮酒3～4杯，以助药势（现代用法：水煎服，或水酒各半煎服）。

　　【功效】清热解毒，活血止痛，消肿溃坚。

　　【主治】阳证痈疡肿毒初起。局部红肿焮痛，或身热凛寒，苔薄白或黄，脉数有力。

　　【方解】本方证为热毒内壅，气滞血瘀痰结所致。《灵枢·痈疽》曰："营卫稽留于经脉之中，则血泣而不行，不行则卫气从之而不通，壅遏而不得行，故热。大热不止，热盛则肉腐，肉腐则为脓。"由于邪从火化，热毒壅聚，营卫不和，营气郁滞，气滞血瘀，聚而成形，郁而化热，则患处红肿焮痛；正邪俱盛，交争于表，则见身热凛寒；苔薄白或黄，脉数有力为热毒初起，正盛邪实，热毒内壅之象。治宜清热解毒为主，兼以理气活血、消肿散结。

　　方中金银花味甘性寒，轻清气浮，芳香透达，最善清热解毒疗疮，乃"疮疡圣药"，为君药。当归尾、赤芍、乳香、没药、陈皮行气活血通络，消肿止痛，气行则营卫畅通，营卫畅通则邪无滞留，使瘀去肿消痛止，共为臣药。白芷、防风辛温发散，疏风透邪，畅通营卫肌表，散结消肿；贝母、天花粉清热化痰排脓，可使脓未成即消；穿山甲、皂刺走窜辛散，通行经络，透脓溃坚，可使脓成即溃，以上均为佐药。甘草生用清热解毒，并调和诸药；煎药加酒者，借其通瘀而行周身，助药力直达病所，共为使药。诸药合用，共奏

清热解毒、消肿溃坚、活血止痛之功，使热毒清，痰热去，瘀血散，气血通则肿痛消，痈疮自愈。

本方为外科"消法"的代表方剂。方以清热解毒，活血化瘀，通经溃坚为主，辅以透表、行气、化痰散结诸法，全方药物组成体现了外科阳证疮疡内治消法的配伍特点。前人称本方为"疮疡之圣药，外科之首方"，用之得当，则"脓未成者即消，已成者即溃"。

【运用】

1. 辨证要点　本方是治疗阳证体实的各类疮疡肿毒的代表方。临床应用以局部红肿焮痛，甚则伴有身热凛寒，脉数有力为辨证要点。

2. 加减变化　兼便秘者，加大黄以通腑泻热通便；血热盛者，加牡丹皮以凉血散瘀；证属气虚者，加黄芪以补气；红肿痛甚，热毒重者，可加蒲公英、连翘、紫花地丁、野菊花等以加强清热解毒之力；不善饮酒者，可用酒水各半或用清水煎服；根据疮疡肿毒所在部位的不同，酌加引经药以使药力速达病所，如若病在头部加川芎、颈项加桔梗、胸部加瓜蒌皮、胁肋加柴胡、腰背加秦艽、上肢加姜黄、下肢加牛膝。

3. 使用注意　本方只可用于痈肿未溃之前，若已溃脓者则不宜使用；阴证疮疡忌用；脾胃虚弱，气血不足者慎用。

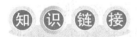

本方与普济消毒饮均属清热解毒方剂。但普济消毒饮所治为大头瘟，系肿毒发于头面者，以清热解毒、疏风散邪为主，辅以升阳散火、发散郁热；仙方活命饮通治阳证肿毒，于清热解毒中，配伍行气活血、散结消肿之品，对阳证痈疮初起更为适宜。

第四节　清脏腑热剂

清脏腑热剂，适用于邪热偏盛于某一脏腑而产生的火热证。根据病变脏腑火热证候的不同及脏腑的生理特点，分别选用相应的清热药组成方剂。如心经火热证，常以黄连、竹叶、栀子、莲子心等泻火清心药为主组成方剂；肝胆实火证，以龙胆、夏枯草、青黛等清肝泻火药为主组成方剂；肺中伏火郁热，以黄芩、桑白皮、石膏、知母等清肺泻热药为主组成方剂等。结合脏腑的功能特点、脏腑关系及热证病机的侧重，配伍滋阴养血、利水通淋、通腑泻热、凉血活血等药。代表方有导赤散、龙胆泻肝汤、泻白散、清胃散、芍药汤、白头翁汤等。

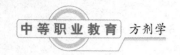

导赤散
《小儿药证直诀》

【方歌】导赤生地与木通，草梢竹叶四般攻，

口糜淋痛小肠火，引热同归小便中。

【组成】生地黄　木通　生甘草梢各等分（各6g）

【用法】上药为末，每服三钱（9g），水一盏，入竹叶同煎至五分，食后温服（现代用法：水煎服，用量按原方比例酌情增减）。

【功效】清心，利水，养阴。

【主治】心经火热证。心胸烦热，口渴面赤，意欲饮冷，口舌生疮；或心热移于小肠，小便赤涩刺痛，舌红，脉数。

【方解】本方证为心经热盛或心热下移小肠所致。心主神明，位于胸中，心经有热扰及心神，心火循经上炎，故见心胸烦热、面赤、口舌生疮；手少阴心经夹咽喉上行，心火内灼，阴液耗伤，故见口渴、意欲饮冷；心与小肠相表里，心热下移小肠，小肠泌别失职，则见小便赤涩刺痛；舌红，脉数为内热之象。方中生地甘凉而润，入心肾经，凉血滋阴以制心火，为君药。木通苦寒，入心与小肠经，上清心经之火，下导小肠之热，利水通淋，为臣药。两药合用，滋阴制火而不恋邪，清心利水而不伤阴。竹叶甘淡性寒，清心除烦，淡渗利窍，导心火下行，为佐药。生甘草梢清热解毒，直达茎中而止痛，并能调和诸药，且可防木通、生地寒凉伤中，为佐使药。四药合用，共奏清热利水养阴之效。

【运用】

1. 辨证要点　本方是治疗心经火热证的常用方。临床应用以心胸烦热，口渴，口舌生疮或小便赤涩，舌红脉数为辨证要点。

2. 加减变化　心火较盛者，可加黄连以清心泻火；阴虚较甚者，加麦冬增强清心养阴之力；证属心热移于小肠，小便淋沥不畅者，宜加车前子、赤茯苓以增清热利水之功；小便涩痛甚者，加萹蓄、瞿麦、滑石以助利尿通淋之效；血淋者，可加白茅根、小蓟、旱莲草以凉血止血。

3. 使用注意　因方中木通苦寒，生地黄寒凉，故脾胃虚弱者慎用。

知识链接

《医宗金鉴》以"水虚火不实"五字概括本方证病机。钱乙在《小儿药证直诀·脉证治法》中提到"心气实"一证，但用方泻心汤仅提到黄连一味，与本方用生地黄配伍木通不同，说明本方证不应是实火。另外，在《小儿药证直诀》卷三"目内证"中记载有"赤者，心热，导赤散主之；淡红者，心虚热，生犀散主之"，说明导赤散证亦不是虚热。以药测证，导赤散中生地黄配伍木通，甘寒苦寒相合，滋阴利水为主，滋阴而不恋邪，利水而不伤阴，泻火而不伐胃，恰与小儿稚阴稚阳、易寒易热、易虚易实、疾病变化迅速的特点和治实宜防其虚、治虚宜防其实的治则要求相吻合。

龙胆泻肝汤
《医方集解》

【方歌】龙胆泻肝栀芩柴，生地车前泽泻偕，
　　　　木通甘草当归合，肝经湿热力能排。

【组成】龙胆草酒炒（6g）　黄芩炒（9g）　栀子酒炒（9g）　车前子（9g）　泽泻（12g）　木通（9g）　当归酒洗（3g）　生地黄酒炒（9g）　柴胡（6g）　生甘草（6g）

【用法】水煎服，亦可制成丸剂，每服6～9g，日2次，温开水送下。

【功效】清肝胆实火，泻下焦湿热。

【主治】

1.肝胆实火上炎证　头痛目赤，胁痛，口苦，耳聋，耳肿，舌红苔黄，脉弦数有力。

2.肝经湿热下注证　阴肿，阴痒，筋痿，阴汗，小便淋浊，或妇女带下黄臭等，舌红苔黄腻，脉弦数有力。

【方解】本方证因肝胆实火上炎或肝经湿热下注所致。肝胆实火上炎，故头痛目赤，口苦；肝经络于阴器，湿热循经下注，故阴肿阴痒，小便淋浊，或妇女带下黄臭。舌红苔黄腻，脉弦数或濡数，均为肝胆实火或湿热之象。治当清泻肝胆实火，清利肝经湿热。

方中龙胆草为君药，取其大苦大寒之性，既清肝胆实火，又泻肝胆湿热。黄芩、栀子为臣药，归肝胆三焦经，泻火解毒，燥湿清热。湿热壅滞下焦，故用车前子、木通、泽泻渗湿泻热，导湿热下行，从水道而去，使邪有出路，则湿热无留，为佐药。肝为藏血之脏，肝经实火易伤阴血，所用的药物又有苦燥渗利伤阴之品，故用生地养阴，当归补血，使祛邪而不伤正；肝体阴而用阳，性喜疏泄条达而恶抑郁，火邪内郁，肝气不舒，用大剂苦寒降泻之品，又可能使肝胆之气被抑，故又用柴胡疏畅肝胆，并能引诸药归于肝胆经，亦为佐药。甘草为使，一可缓苦寒之品防其伤胃，二可调和诸药。诸药配伍，清肝胆，利湿浊，诸症皆可消。

【运用】

1.辨证要点　本方是治疗肝胆实火上炎或湿热下注所致诸证的常用方。临床应用以口苦溺赤，舌红苔黄或黄腻，脉弦数有力为辨证要点。

2. 加减变化　肝胆实火较盛者，可去木通、车前子，加黄连以助泻火之力；若湿盛热轻者，去黄芩、生地黄，加滑石、薏苡仁以增利湿之功；若玉茎生疮，或便毒悬痈，以及阴囊肿痛，女子阴肿，红肿热痛甚者，去柴胡，加连翘、黄连、大黄以泻火解毒。

3. 使用注意　因本方药多苦寒，易伤脾胃，脾胃虚寒，阴虚阳亢者皆非所宜。

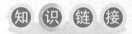

　　龙胆泻肝汤乃清泻肝经实火之名方，使用时需要与泻青丸、当归龙荟丸进行比较运用。三方不同点在于：龙胆泻肝汤泻火之力较强，并能清利湿热，主治肝火上炎，或湿热下注证，为苦寒清利之方；泻青丸泻火之力较弱，并能疏散肝胆郁火，宜于肝火内郁证，为"火郁发之"之剂；当归龙荟丸苦寒降火为主，配伍泻下药，使实火从二便分消，适用于肝经实火重证，为苦寒清泻之剂。

泻白散
《小儿药证直诀》

【方歌】泻白桑皮地骨皮，甘草粳米四般宜，

　　　　参茯知芩皆可入，肺热喘嗽此方施。

【组成】地骨皮　桑白皮炒，各一两（各30g）甘草炙，一钱（3g）

【用法】上药锉散，入粳米一撮，水二小盏，煎七分，食前服（现代用法：水煎服）。

【功效】清泻肺热，平喘止咳。

【主治】肺热喘咳证。气喘咳嗽，皮肤蒸热，日晡尤甚，舌红苔黄，脉细数。

【方解】本方证为肺有伏火郁热所致。肺主气，宜清肃下降，火热郁结于肺，则肺气壅实，气逆不降发为喘咳；肺合皮毛，肺中伏火外蒸于皮毛，故皮肤蒸热；肺金旺于酉时，肺中伏热渐伤阴分，故发热以日晡尤甚，此发热特点为轻按觉热、久按若无，与阳明之蒸蒸发热、愈按愈盛者有别；舌红苔黄，脉细数为肺热伤阴之象。治宜清泻肺热，平喘止咳。

　　方中桑白皮甘寒质润，不燥不刚，专入肺经，清泻肺热，平喘止咳，为君药。地骨皮甘淡性寒，直入阴分，清降肺中伏火，为臣药。君臣相伍，清泻肺热，以复肺气之肃降。炙甘草、粳米养胃和中，培土生金，扶正祛邪，兼调诸药，为佐使药。综合全方，清中有润，泻中有补，清泻肺中伏火以消郁热，恰合小儿"稚阴"之体，且具标本兼顾之功，与肺为娇脏、不耐寒热之生理特点亦甚吻合。

【运用】

1. 辨证要点　本方是治疗肺热喘咳的常用方。临床应用以咳喘气急，皮肤蒸热，舌红

苔黄，脉细数为辨证要点。

2. 加减变化　证属燥热咳嗽者，宜加瓜蒌皮、川贝母等以润肺止咳；肺经热重者，加黄芩、知母等以增强清泄肺热之力；属阴虚潮热者，加银柴胡、鳖甲以滋阴退热；热伤阴津，烦热口渴者，加花粉、芦根以清热生津。

3. 使用注意　外感风寒咳嗽，肺虚喘咳者不宜使用。

知识链接

　　泻白散出自《小儿药证直诀》卷下。原治小儿肺盛，气急喘咳。后世医家根据本方清泻肺热、平喘止咳之功，在本方基础上，加减药味而衍化的同名异方较多。严用和《济生方》卷2方，以本方去粳米，加桔梗、半夏、瓜蒌子、升麻、杏仁、生姜而成，功效化痰宽胸润肠，主治肺脏实热，心胸壅闷，咳嗽烦喘，大便不利；朱丹溪《脉因证治》卷中方，用本方去粳米，加青皮、五味子、茯苓、参、杏仁、半夏、桔梗、生姜，主治阴气在下，阳气在上，咳喘呕逆；张璐《张氏医通》卷13方，在本方基础上加竹叶而成，治疗肺热咳嗽，手足心热；张琰《种痘新书》卷12方，以本方去粳米，加淡竹叶、灯心、马兜铃而成，治疗麻疹咳嗽；沈金鳌《杂病源流犀烛》卷1方，即本方加人参、茯苓、知母、黄芩，治疗晨嗽。以上诸方进一步拓展了钱氏泻白散的立法配伍用药及证治范畴，亦以事实证明了该方对后世医家的深远影响。

清胃散
《脾胃论》

【方歌】清胃散用升麻连，当归生地牡丹全，
　　　　或加石膏清胃热，口疮吐衄与牙宣。

【组成】生地黄　当归身各三分（各6g）　牡丹皮一钱（9g）　黄连六分，如黄连不好，更加二分，如夏月倍之，大抵黄连临时增减无定（6g）　升麻一钱（9g）

【用法】上药为细末，都作一服，水一盏半，煎至七分，去渣，放冷服之（现代用法：作汤剂，水煎服）。

【功效】清胃凉血。

【主治】胃火牙痛。牙痛牵引头疼，面颊发热，其齿喜冷恶热，或牙宣出血，或牙龈红肿溃烂，或唇舌颊腮肿痛，口气热臭，口干舌燥，舌红苔黄，脉滑数。

【方解】本方证为胃有积热，循阳明经脉上攻所致。足阳明胃经循鼻入上齿，手阳明大肠经上项贯颊入下齿，胃中热盛循经上攻，则见牙痛牵引头痛、面颊发热、齿喜冷恶

热，或唇舌颊腮肿痛；胃热上冲则口气热臭；胃为多气多血之腑，胃热伤及血络，则牙宣出血；热与血结，热蒸肉腐，故见牙龈红肿溃烂；热伤津液，则口干舌燥；舌红苔黄，脉滑数俱为胃热津伤之象。治宜清泻胃火，凉血散郁。

方用黄连味苦性寒，直折胃中实火，为君药。升麻辛甘微寒，清热解毒，以治胃火牙痛；轻清升散，宣达郁遏伏火，寓"火郁发之"之意，为臣药。君臣配伍，黄连得升麻，降中寓升，则泻火而无凉遏之弊；升麻得黄连，散中兼清，则散火而无升焰之虞。苦降与升散并用，两相得益。胃热侵及血分，耗伤阴血，故以生地黄凉血滋阴；丹皮凉血散血；当归养血活血，以助消肿止痛，俱为佐药。升麻入阳明经兼以引经为使。诸药合用，共奏清胃凉血之效，以使上炎之火得清降，郁遏之火得透散，于是循经外发诸症，皆可因热毒内彻而解。

【运用】

1. 辨证要点　本方是治疗胃火循经上攻诸证的常用方。临床应用以牙痛牵引头痛，口气热臭，舌红苔黄，脉滑数为辨证要点。

2. 加减变化　证属牙衄者，宜加牛膝以导血热下行；兼肠燥便秘者，宜加大黄以导热下行；兼口渴饮冷者，加重石膏用量以使其清胃泻热之力更强，并加玄参、花粉以清热生津；兼口臭甚者，加藿香、茵陈、白豆蔻以芳香化浊。

3. 使用注意　牙痛属风寒或肾虚火炎者不宜使用。

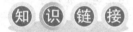

清胃散治疗牙龈肿痛

某女，37岁。牙龈肿痛5个月。经西医用抗生素，服药见功，歇之依然。近日左上下牙龈肿胀，疼痛难忍，不能嚼食，以至入睡困难，溲黄便结。诊见苔黄腻，脉滑数。证属：阳明经热盛，循经上冲牙龈。治宜：清阳明之热，活血化瘀。清胃散加减：升麻10g，黄连10g，代赭石50g，生地30g，当归20g，桃仁10g，牡丹皮10g，蒲公英100g。5剂，每日1剂，水煎分早晚温服。二诊：服汤药次日，肿胀显消，疼痛大止。守方代赭石改为20g，继服5剂，以善其后。随访1年未复发。[吉林中医药，1994（3）：36]

苇茎汤
《古今录验方》录自《外台秘要》

【方歌】苇茎汤方出《千金》，桃仁薏苡冬瓜仁，
　　　　肺痈痰热兼瘀血，化浊排脓病自宁。

【组成】苇茎切，二升，以水二斗，煮取五升，去滓（60g）　薏苡仁半升（30g）　瓜瓣半升（24g）　桃仁去皮尖三十枚（9g）

【用法】㕮咀。先煮苇令得五升，去滓悉纳诸药，煮取二升，服一升，再服，当吐如脓（现代用法：水煎服）。

【功效】清肺化痰，逐瘀排脓。

【主治】肺痈。身有微热，咳嗽痰多，甚则咳吐腥臭脓血，胸中隐隐作痛，舌红苔黄腻，脉滑数。

【方解】肺痈是由于热毒壅肺，痰瘀互结所致。风热入肺，内生积热，与瘀血搏结，血肉腐败，而成痈化脓，故见咳吐腥臭脓血；风热之邪伤于肺卫，以致营卫失和，而身有微热；邪热阻肺，痰自内生，故咳嗽痰多；痰热瘀血互结于胸，故胸中隐隐作痛。舌红苔黄腻，脉滑数皆为痰热内壅之象。治宜清肺化痰，逐瘀排脓。

方中苇茎为君，取其甘寒轻浮之性，善清肺热，为治肺痈要药。冬瓜仁清热化痰，利湿排脓，能清上彻下，与君药相配则清肺宣壅，涤痰排脓；薏苡仁甘淡微寒，上清肺热而排脓，下通三焦而利湿，二者均为臣药。桃仁活血行滞，滑肠通下，散瘀消痈，可使瘀热从大便而解，为佐药。诸药合用，共奏清热化痰，逐瘀排脓之功。

【运用】

1. 辨证要点　本方是治疗热毒壅肺，痰瘀互结之肺痈的常用方。临床应用以胸痛，咳嗽，吐腥臭痰或吐脓血，舌红苔黄腻，脉数为辨证要点。

2. 加减变化　证属肺痈脓未成者，宜加金银花、鱼腥草以增强清热解毒之功；脓已成者，宜加桔梗、贝母以增强化痰排脓之效。

3. 使用注意　因本方药物多滑利之品，且具活血祛瘀之功，孕妇慎用。

知 识 链 接

本方为治疗肺痈之良方，历代医家甚为推崇，无论肺痈之将成或已成皆可使用。用于肺痈脓未成者，服之可使消散；脓已成者，服之可使肺热清，痰瘀化，脓液外排，痈渐向愈。方中苇茎一药，现代临床上多用芦根，而鲜用茎者，是古今用药习惯不同使然。方中瓜瓣一药，《张氏医通》认为"瓜瓣即甜瓜子"，后世医家常以冬瓜子代瓜瓣，因其功效近似。

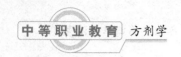

玉女煎
《景岳全书》

【方歌】玉女煎用熟地黄，膏知牛膝麦冬襄，

胃火阴虚相因病，牙痛齿枯宜煎尝。

【组成】石膏二钱至五钱（15～30g）　熟地黄三钱至五钱或一两（9～30g）　麦冬二钱（6g）　知母　牛膝各一钱半（各5g）

【用法】上药用水一盅半（300mL），煎至七分（200mL），温服或冷服（现代用法：水煎服）。

【功效】清胃热，滋肾阴。

【主治】胃热阴虚证。头痛，牙痛，齿松牙衄，烦热干渴，舌红苔黄而干。亦治消渴，消谷善饥等。

【方解】本方证为少阴肾水不足，阳明胃热有余所致。阳明之脉上行头面，入上齿中，阳明气火有余，胃热循经上攻，故见头痛，牙痛；肾主骨，齿为骨之余，肾阴不足齿失所养，则齿松；热伤胃经血络，则牙衄；热耗阴精，少阴不足，故见烦热干渴；胃热炽盛，腐熟水谷之力亢进，则消谷善饥、消渴等；舌红苔黄而干为火盛水亏，火盛为主之象。治宜清胃热为主，辅以滋肾阴。

方中石膏辛甘大寒，清胃泻火，生津止渴，清阳明胃热之有余，为君药。熟地黄甘温质润，滋补肾阴，以补少阴肾水之不足，为臣药。君臣合用，清火壮水，虚实兼顾，标本并图。知母苦寒质润，既助石膏清胃火以除烦，又助熟地黄滋肾阴以止渴；麦冬甘寒，清热养阴，共为佐药。牛膝导热引血下行，兼补肝肾，为佐使药。诸药合用，清胃滋肾，补泻并投，虚实兼顾，使热彻阴存，火降水充，诸症自愈。

【运用】

1. 辨证要点　本方是治疗胃热阴虚证之基础方。临床应用以牙痛齿松，烦热干渴，或牙龈出血，舌红苔黄而干为辨证要点。

2. 加减变化　证属火盛而烦热明显者，宜加山栀子、地骨皮以清热泻火；属热伤血络，齿衄出血多者，宜去熟地黄，加生地黄、牡丹皮、墨旱莲以清热凉血；热伤津液，烦渴舌干重者，宜加沙参、石斛以生津止渴；肾阴虚腰膝酸软者，宜重用熟地黄，加龟甲、女贞子以增强滋阴补肾之力。

3. 使用注意　大便溏泄者，不宜使用本方。

玉女煎与清胃散均可治疗胃热牙痛、齿衄。但玉女煎以石膏、知母配熟地黄、麦冬、牛膝，清胃滋肾，引热下行；主治胃热有余，肾水不足之证。清胃散以黄连配伍生地黄、牡丹皮、升麻，清胃凉血，散火解毒，主治胃中实火上攻之证。

左金丸
《丹溪心法》

【方歌】左金连茱六一丸，肝火犯胃吐吞酸，

再加芍药名戊己，热泄热痢服之安。

【组成】黄连六两（180g）　吴茱萸一两（30g）

【用法】上药为末，水丸或蒸饼为丸，白汤下五十丸（6g）（现代用法：为末，水泛为丸，每服3～6g，温开水送服。亦可作汤剂，用量参考原方比例酌定）。

【功效】清泻肝火，降逆止呕。

【主治】肝火犯胃证。胁肋疼痛，嘈杂吞酸，呕吐口苦，舌红苔黄，脉弦数。

【方解】本方证为肝郁化火，横逆犯胃，肝胃不和所致。肝之经脉布于胁肋，肝郁化火，经气不畅，则见胁肋疼痛；肝火犯胃则胃失和降，故嘈杂吞酸，甚则上逆而见呕吐口苦；舌红苔黄，脉象弦数为肝经郁火之象。《素问·至真要大论》云"诸逆冲上，皆属于火""诸呕吐酸，暴注下迫，皆属于热"。火热当清，气逆当降，治宜清泻肝火为主，辅以降逆止呕。

方中重用黄连，取其味苦性寒：一者清肝火，肝火得清自不横逆犯胃；二者清胃热，胃火降则其气自和；三者清心火，"实则泻其子"，心火降则不邢金，金旺则能制木，故得"佐金"之方名，为君药。思及气郁化火之证，纯用苦寒恐郁结不开，且折伤中阳，故又少佐辛热之吴茱萸：一者疏肝解郁，顺肝之喜，使肝气条达郁结得开；二者反佐以制黄连苦寒，使泻火而无凉遏之弊，顾护中阳；三者取其下气之用，助君药和胃降逆；四者引领黄连入肝经。如此一药而功兼四用，为佐使药。二药合用，辛开苦降，寒热并投，肝胃同治，泻火而不至凉遏，降逆而不碍火郁，相反相成，使肝火得清，胃气得降，共收清泻肝火、降逆止呕之效。

【运用】

1. 辨证要点　本方是治疗肝火犯胃，肝胃不和证的常用方。临床应用以呕吐吞酸，胁痛口苦，舌红苔黄，脉弦数为辨证要点。

2. 加减变化 兼吞酸重者，宜加乌贼骨、煅瓦楞以制酸止痛；胁肋疼甚者，宜合四逆散、金铃子散以加强疏肝和胃，行气止痛之功。

3. 使用注意 脾胃虚寒者忌用本方。

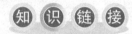

左金丸与龙胆泻肝汤，均可用于治疗肝经实火，胁痛口苦等证。左金丸中黄连与吴茱萸用量比例为 6 : 1，主要用于肝经郁火犯胃之呕吐吞酸等证，有降逆和胃之功，而无清利湿热作用，泻火作用亦较弱；龙胆泻肝汤主要用于肝经实火上攻之目赤耳聋，或肝经湿热下注之淋浊阴痒等证，有清利湿热之功，而无和胃降逆作用，泻火之力较强。

芍药汤
《素问病机气宜保命集》

【方歌】芍药汤中用大黄，芩连归桂槟草香，

　　　　清热燥湿调气血，里急腹痛自安康。

【组成】芍药一两（15～20g） 当归 黄连各半两（各9g） 槟榔 木香 甘草各二钱（各5g），炙 大黄三钱（6g） 黄芩半两（9g） 官桂二钱半（5g）

【用法】上药㕮咀，每服半两（15g），水二盏（240mL），煎至一盏（120mL），食后温服（现代用法：水煎服）。

【功效】清热燥湿，调气和血。

【主治】湿热痢疾。腹痛，便脓血，赤白相兼，里急后重，肛门灼热，小便短赤，舌苔黄腻，脉弦数。

【方解】本方证因湿热疫毒壅滞于肠中所致。湿热疫毒积滞于大肠，阻遏气机，故见腹痛，里急后重。湿热于气血相搏，气血瘀滞，血败肉腐，因而化脓，故下痢赤白。湿热下迫，故小便短赤，肛门重灼。治宜清热燥湿，调气和血。

方中黄芩、黄连共用为君，取二者苦寒之性，清热燥湿，泻火解毒。臣以芍药、当归、木香、槟榔，取芍药苦酸微寒之性，缓急止痛，调血和营；当归活血行血；木香、槟榔行气导滞。大黄苦寒，泻热通便，除肠中积滞，此为"通因通用"之法；肉桂辛热，防止苦寒伤阳，二者皆为佐药。甘草益气和中，调和诸药，合芍药缓急止痛，为使药。诸药合用，清热化湿，气血调和，诸症自解。

【运用】

1. 辨证要点　本方是治疗湿热痢疾的常用方。临床应用以痢下赤白，腹痛，里急后重，苔黄腻为辨证要点。

2. 加减变化　原方后有"如血痢则渐加大黄；汗后脏毒加黄柏半两"，可资临床参考。此外，在运用本方时，证属热甚伤津，苔黄而干者，宜去肉桂，加乌梅以避温就凉；兼有食积，苔腻脉滑者，宜加山楂、神曲以消食导滞；热毒重者，宜加白头翁、银花以增强解毒之功；痢下赤多白少，或纯下血痢者，宜加牡丹皮、地榆以凉血止血。

3. 使用注意　痢疾初起有表证者、久痢、虚寒痢及阴虚内热者忌用本方。

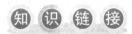

关于芍药汤以何药为君的问题，历来意见不一。汪昂认为芍药为君（《医方集解》）；罗美主张以芍药、甘草为君药（《古今名医方论》）；《中医治法与方剂》载"方中黄芩、黄连清热燥湿，解毒止痢力量颇强，用为主药以消除致病之因"。从本方证的病机分析，湿热痢是由于湿热之邪蕴结肠腑，以致气血壅滞，肠道脂膜与血络损伤所致。因此，清热燥湿解毒应是治本之法，调气活血乃是辅佐之法。若不清热燥湿，仅投调气行血之品，痢终难愈。故多数医家认可，本方应以黄芩、黄连为君药这一观点。此外，将本方分类归属于清热剂而言，以黄芩、黄连为君药则更为合乎逻辑，若以芍药为君，那么本方则理应归入理血剂。

白头翁汤
《伤寒论》

【方歌】白头翁汤治热痢，黄连黄柏与秦皮，

　　　　味苦性寒能凉血，解毒坚阴功效奇。

【组成】白头翁二两（15g）　黄柏三两（12g）　黄连三两（6g）　秦皮三两（12g）

【用法】上药四味，以水七升，煮取二升，去滓，温服一升，不愈再服一升（现代用法：水煎服）。

【功效】清热解毒，凉血止痢。

【主治】热毒痢疾。腹痛，里急后重，肛门灼热，下痢脓血，赤多白少，渴欲饮水，舌红苔黄，脉弦数。

【方解】本方证为热毒深入血分，下迫大肠所致。热毒积滞于大肠，阻遏气机，故见里急后重；邪热下迫，故见肛门重灼；热毒蒸灼肠胃气血，血败肉腐而成脓，故下痢脓

血；下痢损耗津液，则口渴欲饮；舌红苔黄，脉弦数，均为邪热内盛之征象。治宜清热解毒，凉血止痢。

方中以白头翁为君药，取其苦寒之性，清热凉血，并能止痢。取黄连苦寒之性，清热燥湿，并能厚肠；黄柏泻下焦湿热，助白头翁燥湿止痢之效，二者为臣药。佐使以秦皮，苦涩收敛。诸药合用，共奏清热解毒，凉血止痢之功。

【运用】

1. 辨证要点　本方是治疗热毒血痢之常用方。临床应用以下痢赤多白少，腹痛，里急后重，舌红苔黄，脉弦数为辨证要点。

2. 加减变化　证属里急后重较甚者，宜加木香、槟榔、枳壳以调气；脓血多者，宜加赤芍、丹皮、地榆以凉血和血；兼表邪恶寒发热者，宜加葛根、连翘、银花以解表透热；兼食滞者，宜加焦山楂、枳实以消食导滞；证属阿米巴痢疾，当配合吞服鸦胆子（以桂圆肉包裹），疗效更佳。

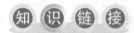

芍药汤与白头翁汤同为治疗痢疾之方，但其病因病机、临床表现、配伍用药皆不同。白头翁汤主治热毒血痢，乃热毒深陷血分，泻下脓血，赤多白少。治以清热解毒，凉血止痢，以白头翁与黄芩、黄连相伍，苦寒直折，使热毒解，下痢止而后重自除。芍药汤主治湿热痢疾而兼气血失调者，泻下脓血，赤白相兼。故治以清热燥湿与调和气血并进，且取"通因通用"之法。以黄芩、黄连配伍芍药、大黄、木香、槟榔、当归等使"行血则便脓自愈，调气则后重自除"。可见二者的主要区别在于：白头翁汤是清热解毒兼凉血燥湿止痢，芍药汤是清热燥湿与调和气血并用。

第五节　清虚热剂

清虚热剂，适用于热病后期，余热未清，阴液已伤之邪伏阴分所致之夜热早凉、舌红少苔；或由肝肾阴虚，虚火内扰，以致骨蒸潮热或久热不退的虚热证；或阴虚火盛之发热盗汗。常以鳖甲、知母、生地黄等滋阴清热药与青蒿、秦艽、柴胡、地骨皮等清透伏热药配合组成方剂。代表方剂有青蒿鳖甲汤等。

青蒿鳖甲汤

《温病条辨》

【方歌】青蒿鳖甲知地丹，热自阴来仔细辨，

　　　　夜热早凉无汗出，养阴透热服之安。

【组成】青蒿二钱（6g）　鳖甲五钱（15g）　细生地四钱（12g）　知母二钱（6g）　丹皮三钱（9g）

【用法】上药以水五杯（750mL），煮取二杯（300mL），日再服（现代用法：青蒿不耐高温，用时以沸水泡服，余药煎服）。

【功效】养阴透热。

【主治】温病后期，邪伏阴分证。夜热早凉，热退无汗，舌红苔少，脉细数。

【方解】本方所治温病后期，阴液已伤，余热未尽，深伏阴分之证。卫气日行于表，夜行于里，入夜卫阳之气内归阴分，与伏于阴分的余热相搏，故见入夜发热；晨起卫阳由里出表，故有早凉；余热伏于阴分，则耗伤阴液，故热退无汗；舌红少苔，脉细数，均为热伏阴伤之象。本证病机在于阴虚热伏，若专于养阴，则邪热愈恋，若专于清热，则易伤阴，故治宜清热与滋阴并用。

方中青蒿苦而寒，清热透络，引伏热外达；取鳖甲咸寒之性，养血滋阴，清阴分伏热。二者合用，清热滋阴，共为君药。取生地黄甘凉之性，滋阴清热，兼能凉血；取知母苦寒之性，滋阴降火，养阴退热，共为臣药。取牡丹皮辛苦而凉，泻阴中伏火，清阴分伏热，为佐药。诸药合用，共奏清热养阴之功。

【运用】

1. 辨证要点　本方是治疗温热病后期，余热未尽而阴液不足之虚热证的常用方。临床应用以夜热早凉，热退无汗，舌红少苔，脉细数为辨证要点。

2. 加减变化　证属暮热早凉，汗解渴饮者，宜去生地黄，加天花粉以清热生津止渴；证属肺痨骨蒸，阴虚火旺者，宜加沙参、麦冬、旱莲草以滋阴清肺；属小儿夏季热者，宜加白薇、荷梗以祛暑退热。

3. 使用注意　阴虚欲作动风者不宜使用。

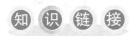

　　　丘氏用青蒿鳖甲汤治疗肺结核午后发热。每日1剂水煎服，并配合抗痨西药常规治疗。疗效标准：显效为经服药3～6剂后，发热消失，停药后未再发热；有效为服药6～10剂后，发热消失，但停药后有复发，需连续用药；无效为服药15剂以上发热无变化。本组60例，显效50例，有效6例，无效4例，

疗效满意。[丘健明.青蒿鳖甲汤治疗肺结核午后发热60例.实用中医内科杂志，2000，14（3）：18]

同步训练

1. 下列何方的药物配伍体现了外科阳证内治消法的配伍特点（　　　）

    A. 凉膈散　　　　B. 桑菊饮　　　　C. 清胃散　　　　D. 仙方活命饮　　E. 芍药汤

2. 下列何项为左金丸的配伍特点（　　）

    A. 肝肾同治　　　B. 辛开苦降　　　C. 散中有收

    D. 泻中有补　　　E. 开中有合

3. 在药物配伍上体现了"先入后出之妙"特点的方是（　　　）

    A. 清暑益气汤　　B. 犀角地黄汤　　C. 竹叶石膏汤

    D. 青蒿鳖甲汤　　E. 当归六黄汤

4. 白虎汤中石膏与知母相配为下列何项（　　　）

    A. 相须为用　　　B. 相制为用　　　C. 相反相成

    D. 相畏相使　　　E. 以上都不是

5. 配伍体现了苦寒直折的方剂是（　　　）

    A. 泻白散　　　　B. 凉膈散　　　　C. 黄连解毒汤

    D. 当归六黄汤　　E. 白虎汤

6. 方中取清热与养阴、利水之品相配，利水而不伤阴，泻火而不伐胃，滋阴而不恋邪，最宜于小儿的方剂是（　　　）

    A. 败毒散　　　　B. 导赤散　　　　C. 六味地黄丸　　D. 泻白散　　　　E. 五苓散

7. 配伍中体现了凉血与散瘀并用的方剂是（　　　）

    A. 清营汤　　　　B. 黄土汤　　　　C. 犀角地黄汤

    D. 青蒿鳖甲汤　　E. 龙胆泻肝汤

8. 全方配伍体现了辛苦偏凉，寓清热解毒，化瘀散结，疏风解表诸法于一体的方是（　　　）

    A. 银翘散　　　　B. 凉膈散　　　　C. 仙方活命饮　　D. 芍药汤　　　　E. 清胃散

9. 治疗痈疡肿毒阳证宜用（　　　）

    A. 阳和汤　　　　B. 仙方活命饮　　C. 透脓散　　　　D. 犀黄丸　　　　E. 小金丹

10. 白头翁汤的功效是（　　　）

    A. 清热化湿，涩肠止痢　　　　　　B. 清热解毒，凉血散瘀

    C. 清热解毒，凉血止痢　　　　　　D. 清热凉血，消肿止痛

    E. 清热泻火，凉血止血

11. 清胃散中具有 "升阳散火" 的药物是（　　　）

　　A. 黄连　　　　　B. 生地黄　　　　　C. 当归　　　　　D. 升麻　　　　　E. 丹皮

12. 丹皮在犀角地黄汤中的作用是（　　　）

　　A. 清泻肝火　　　B. 凉血散瘀　　　C. 内清血中伏火

　　D. 凉血止血　　　E. 以上都不是

13. 壮热烦渴，口干舌燥，面赤恶热，大汗，脉洪大有力，治宜用（　　　）

　　A. 白虎汤　　　　B. 白虎加人参汤　C. 竹叶石膏汤　　D. 清暑益气汤　　E. 凉膈散

14. 患者头面红肿焮痛，咽喉不利，身热恶寒，口干舌燥，舌红苔黄，脉数有力，治宜用（　　　）

　　A. 黄连解毒汤　　B. 凉膈散　　　　C. 仙方活命饮

　　D. 普济消毒饮　　E. 清瘟败毒饮

15. 患者腹痛，便脓血，里急后重，肛门灼热，苔黄腻，治宜用（　　　）

　　A. 白头翁汤　　　B. 芍药汤　　　　C. 葛根芩连汤

　　D. 真人养脏汤　　E. 木香槟榔丸

16. 热病后期，阴液大伤，邪伏阴分，症见夜热早凉，热退无汗，舌红苔少，脉细数者，治宜用（　　　）

　　A. 青蒿鳖甲汤　　B. 清暑益气汤　　C. 麦门冬汤

　　D. 清骨散　　　　E. 当归六黄汤

第 五 章

祛暑剂

【学习目标】

1. 祛暑剂的适用范围及应用注意事项。

2. 香薷散、清暑益气汤的药物组成、功用、主治证候、配伍意义及配伍特点。

📚 案例导入

马某，女，39岁，肾炎病史，2017年夏，于一气温高热天气户外活动后，大汗，周身乏力。西医实验室检查，尿常规：尿蛋白（＋），尿潜血（＋），红细胞35.4个/μL，白细胞32个/μL。

请思考：

1. 祛暑剂的适用范围是什么？怎样正确使用？

2. 试分析该患者所患何病、何证、应选择什么方剂予以治疗（中医辨证）？

3. 试列举1～2首祛暑方剂，并试述其主治、病机、功效、方药组成、配伍意义？

祛暑剂现代临床多用于中暑、小儿夏季热、夏季感冒、急性胃肠炎、泌尿系统感染等病症。此类方剂主要有解热、抗炎、调整胃肠功能、利尿、抗疲劳、抑菌、抗病毒等作用。

凡是以祛暑药为主组成，具有祛除暑邪的作用，用以治疗暑病的方剂，统称祛暑剂。

暑邪为病具有明显的季节性，所谓"先夏至日者为病温，后夏至日者为病暑"（素问·热论》），可见暑邪致病独见于夏季。暑为阳邪，其性炎热，暑邪伤人多直入气分，且暑气内通于心，导致机体阳热亢盛，故暑病多见高热、面赤、心烦、舌红脉数等阳热之象，前人有"暑亦温之类"（《温病条辨》）和"暑本夏月之热病"（《景岳全书》）的说法。此外，暑性升散，易耗气伤津，暑热熏蒸，腠理开泄，津液外泄，气随津伤，故暑病亦常见汗多、口渴、体倦、脉虚数等气津耗伤之症。夏季天暑下迫，地湿上蒸，人处其中，故暑多夹湿。又因夏季气候炎热，人多贪凉饮冷，不避风寒，加之腠理疏松，因此病暑者亦常兼表寒，称为"阴暑"。故而，暑病的治疗当以祛暑清热为基本方法，并根据兼证分别采用不同治法。依据病暑者的临床常见病证特点，将本章方剂分为祛暑解表剂和清暑益气剂两类。

使用祛暑剂，应注意辨别兼证的有无及主次。对于暑病夹湿之证，应辨别清暑热与湿邪的轻重。如暑重而湿轻，则湿易从热而化，祛湿不宜过于温燥，以免更伤津液；如湿重而暑轻，则暑易为湿所遏，清暑则不宜过用凉润，以免助湿恋邪。此外，对于暑热耗气伤津者，当祛暑清热结合益气养阴；兼有表证者，则当祛暑兼顾解表。

第一节　祛暑解表剂

祛暑解表剂，适用于夏季乘凉饮冷，外感寒湿，内伤湿滞之表寒里湿证。症见头痛发热，恶寒无汗，腹痛吐泻，舌苔白腻等。常以解表祛暑药为主如香薷、藿香等，配伍燥湿化湿和辛凉发散之品如厚朴、扁豆、金银花、连翘等组成方剂。代表方有香薷散等。

香薷散
《太平惠民和剂局方》

【方歌】三物香薷豆朴先，散寒化湿功效兼，

　　　　若易银翘豆易花，新加香薷祛暑煎。

【组成】香薷去土一斤（500g）　白扁豆微炒　厚朴去粗皮姜制，各半斤（各250g）

【用法】上为粗末，每服三钱（9g），水一盏，入酒一分，煎七分，去滓，水中沉冷。连吃二服，不拘时候（现代用法：水煎服，或加酒少量同煎，用量按原方比例酌减）。

【功效】祛暑解表，化湿和中。

【主治】阴暑。恶寒发热，头重身痛，无汗，腹痛吐泻，胸脘痞闷，舌苔白腻，脉浮。

【方解】本方治证乃因夏月乘凉饮冷，感受寒湿之邪所致。夏月人多喜于阴凉处憩息，或夜间归寝较晚，每易感受寒湿邪气，寒湿外束，腠理闭塞，卫阳郁滞于内，故恶寒发热、无汗；寒湿困束肌表，气血受阻，不通则痛，则头重身痛；夏日多食生冷，而恶脾胃所喜，更伤脾胃，导致气机失畅，故胸脘痞闷；湿困脾胃，升降失司，胃气上逆则呕吐，湿浊下注大肠则腹痛泄泻；舌苔白腻，脉浮乃内伤湿滞，邪亦在表之象。治宜外散肌表之

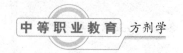

寒湿，内化脾胃之湿滞。

方中香薷质轻芳香，辛温发散，解表散寒，祛暑化湿，以祛在表之寒湿，为夏月解表祛暑之要药，为君药。厚朴辛香温燥，行气散满，燥湿化滞，为臣药。白扁豆甘平，健脾和中，兼能渗湿消暑为佐药。入酒少许同煎，取其温散之力，温通经脉，活血通阳，布散药力通达周身。诸药合用，共奏祛暑解表、化湿和中、表里双解之效。

【运用】

1. 辨证要点 本方是夏月乘凉饮冷，外感风寒，内伤湿滞的常用方。临床应用以恶寒发热，头重身痛，无汗，胸闷，苔白腻，脉浮为辨证要点。

2. 加减变化 证属湿盛于里者，宜加茯苓、甘草以利湿和中；素体脾虚，中气不足者，宜加人参、黄芪、白术、橘红以益气健脾燥湿；兼内热者，宜加黄连以清热；表邪重者，宜加青蒿以增祛暑解表之力。

3. 使用注意 若属表虚有汗或中暑发热汗出，心烦口渴者，不宜使用本方。

【附方】

新加香薷饮（《温病条辨》） 香薷 6g，厚朴 6g，扁豆花 9g，连翘 6g，银花 9g。水煎服。水五杯，煮取两杯，先服一杯，得汗，止后服，不汗再服，服尽不汗，再作服。功用：祛暑解表，清热化湿。主治：暑温初起，复感风寒。证见恶寒发热，无汗，心烦面赤，口渴，苔白，脉右洪大左反小者。

化裁方之间的鉴别：香薷散与新加香薷饮，两者均以辛温之香薷、厚朴祛暑解表，散寒化湿。但香薷散药性偏温，主治暑令感寒夹湿之证，必见恶寒无汗者；而新加香薷饮则药性偏凉，主治暑温兼湿，虽亦恶寒无汗，但有口渴面赤。

知 识 链 接

香薷散与藿香正气散均可治夏月感寒伤湿，脾胃失和之证。香薷散药简力薄，宜于外感于寒，内伤暑湿之证；藿香正气散解表散寒与化湿和中之力皆胜于香薷散，宜于外感风寒，内伤湿滞之重证。此外，香薷散多治夏季之阴暑；藿香正气散则四时感冒皆宜。

第二节 祛暑益气剂

祛暑益气剂，适用于暑热伤气，耗灼津液之气津两伤证。症见身热烦渴，体倦少气，汗多脉虚等。常以清暑药与益气养阴药为主如西洋参、麦冬、五味子等，配伍健脾益气清利湿热之品如白术、甘草、泽泻等组成方剂。代表方有清暑益气汤等。

清暑益气汤
《温热经纬》

【方歌】王氏清暑益气汤，善治中暑气阴伤，

　　　　洋参冬粳斛瓜翠，连竹知母甘梗襄。

【组成】西洋参（5g）　石斛（15g）　麦冬（9g）　黄连（3g）　竹叶（6g）　荷梗（15g）

知母（6g）　甘草（3g）　粳米（15g）　西瓜翠衣（30g）（原书未著用量）

【用法】水煎服。

【功效】清暑益气，养阴生津。

【主治】暑热气津两伤证。身热汗多，口渴心烦，小便短赤，体倦少气，精神不振，脉虚数。

【方解】本方治证乃暑热内侵，耗伤气津所致。暑为阳邪，暑热伤人则身热；暑热扰心则心烦；暑性升散，致使腠理开泄，而见汗多；热伤津液，故口渴、尿少而黄；暑热耗气，故见体倦少气、精神不振、脉虚。治疗以清暑益气，养阴生津为主。正如王士雄所言："暑伤气阴，以清暑热而益元气，无不应手取效。"

本证多由暑热伤津所致，方中以西洋参味甘苦性凉，益气生津，养阴清热；西瓜翠衣甘凉，清热解暑，生津止渴，二者共为君药。荷梗解暑清热，理气宽胸；石斛、麦冬皆甘寒之品，助西洋参养阴生津，且石斛清热，麦冬养心，兼顾诸证，共为臣药。黄连苦寒，其功专于泻火，以助清热祛暑之力；知母苦寒质润，滋阴泻火；竹叶甘淡，清热除烦，为佐药。甘草、粳米益胃和中，为使药。诸药合用，具有清暑益气、养阴生津之功，使暑热得清，气津得复，则诸症自除。

【运用】

1. 辨证要点　本方是治疗夏月伤暑，气阴两伤证的常用方。临床应用以体倦少气，口渴汗多，脉虚数为辨证要点。

2. 加减变化　证属暑热夹湿、苔白腻者，宜去阴柔之麦冬、石斛、知母，加藿香、六一散等以增强祛湿之功；暑热较盛者，宜加石膏、金银花、黄连以增清热之力；小儿夏季热，气津不足，症见久热不退，烦渴体倦者，宜去黄连之苦燥，宜加白薇、地骨皮养阴退热；兼汗多，宜加糯稻根、浮小麦以收敛止汗。

3. 使用注意　本方因有滋腻之品，故暑病夹湿，舌苔厚腻者不宜使用；暑病高热烦渴，无气虚证者，亦不宜使用本方。

知识链接

《脾胃论》清暑益气汤，功效为清暑益气，除湿健脾。主治平素气虚，又受暑湿，身热头痛，口渴自汗，四肢困倦，不思饮食，胸满身重，大便溏薄，小便短赤，苔腻，脉虚者。此方与《温热经纬》清暑益气汤两方同名，均有清暑益气的作用，主治暑病兼气虚之证。但《温热经纬》之清暑益气汤于清暑益气之外，重在养阴生津（用石斛、麦冬），宜于暑热伤津耗气之证。《脾胃论》之清暑益气汤清暑生津之力稍逊，但重于健脾燥湿，用治元气本虚，伤于暑湿证。临床运用，需加以区别。

同步训练

1. 不是清暑益气汤治证表现的是（　　　）

　　A. 体倦少气　　　　B. 身热汗多　　　　C. 心烦口渴　　　　D. 神疲谵语　　　　E. 脉虚数

2. 清暑益气汤与竹叶石膏汤的共有药物是（　　　）

　　A. 石膏、石斛　　B. 麦冬、竹叶　　C. 黄连、知母　　D. 知母、粳米

　　E. 半夏、麦冬

3. 患者感暑后身热汗多，心烦口渴，体倦少气，精神不振，小便短赤，脉虚数。治宜（　　　）

　　A. 六一散　　　　B. 竹叶石膏汤　　C. 清暑益气汤　　D. 桂苓甘露饮　　E. 生脉散

4. 香薷散主治证为（　　　）

　　A. 阴暑证　　　　B. 阳暑证　　　　C. 暑湿证　　　　D. 寒暑证

　　E. 以上都不是

5. 清暑益气汤组成中无（　　　）

　　A. 石膏　　　　B. 西洋参　　　　C. 竹叶　　　　D. 知母　　　　E. 黄连

6. 清暑益气汤与清营汤的共有药物是（　　　）

　　A. 银花、连翘、竹叶　　　　　　　　B. 竹叶、黄连、知母

　　C. 知母、黄连、石斛　　　　　　　　D. 竹叶、黄连、麦冬

　　E. 石斛、竹叶、麦冬

7. 清暑益气汤除清暑益气的功用外，尚有（　　　）

　　A. 敛阴止汗　　B. 利水化湿　　C. 和胃止呕　　D. 化湿止泻　　E. 养阴生津

第六章

温里剂

【学习目标】

1. 温里剂的适用范围、分类及应用注意事项。

2. 理中丸、小建中汤、吴茱萸汤、四逆汤的药物组成、功用、主治证候、配伍意义及配伍特点。

3. 当归四逆汤、阳和汤的药物组成、功用、主治证候。

案例导入

某女，3 岁半，其母代诉：患儿腹泻 5 天，在市某医院经中西医药物治疗后无效，且日渐加重，经人介绍来我院门诊要求服中药治疗。诊见腹泻为水样大便，日行五六次，伴纳差，倦怠，面色苍白，舌质淡，苔白，脉沉无力。大便常规检查：脂肪球（+++）。治以温中健脾止泻。

请思考：

1. 试述温里剂的分类、适用范围及使用注意。

2. 理中丸、吴茱萸汤主治病证有何共同点？其配伍特点是什么？

3. 小建中汤和桂枝汤在组成、立法、主治、应用上有何异同？

4. 试述四逆散、四逆汤在组成、主治、应用上有何异同？

5. 试述阳和汤的病机特点和配伍意义。

凡以温里药为主组成，具有温里助阳、散寒通脉等作用，用以治疗里寒证的方剂，统称温里剂。本类方剂是根据《素问·至真要大论》"寒者热之""治寒以热"的理论立法，属于"八法"中的"温法"。

里寒证，是由寒伤脏腑经络而发生的病证。其成因不外寒邪直中和寒从内生两个方面。寒主凝滞、收引，易伤阳气。因此，无论外入之寒，或是内生之寒，都会导致经脉收引，气血津液凝涩，呈现出阳失温煦，气血运行不畅，津液输布失调等多种病理变化。故里寒证常表现出但寒不热，畏寒蜷卧，口淡不渴，小便清冷，舌淡苔白，脉沉迟或缓的临床特征。由于寒邪所伤脏腑经络不同，临床主证各异，病情轻重缓急有别，所以里寒证又有中焦虚寒、阴盛阳衰、寒凝经脉的区别，本章方剂也就相应地分为温中祛寒剂、回阳救逆剂、温经散寒剂三类。

由于寒为阴邪，易伤阳气，故温里剂多在温热药基础上配伍补阳、补气药物，以增强温里作用。温里剂多由辛温燥热之品组成，只能适用于阳虚里寒证，绝非真热假寒证及虚热证等所宜，故临床使用时必须辨明寒之真假、寒之虚实、寒之部位等；而在阴盛格阳、真寒假热时，为了防止病人服药即吐，可用反佐法，即加入少量寒凉药物或热药凉服等。素体阴虚或失血的病人，不可过剂，以防劫阴动血。此外，在使用温里剂时，还应根据南北地域、季节气候的不同而调整药物的用量。

第一节　温中祛寒剂

温中祛寒剂，具有温补脾胃阳气以祛除中焦虚寒证的作用，适用于中焦虚寒证。症见脘腹疼痛，不思饮食，呕恶下利，肢体困倦，手足不温，口淡不渴，舌淡苔白，脉沉迟等。病性即寒且虚，故温中祛寒剂常用温中散寒的干姜、吴茱萸等与益气健脾的人参、白术等药为主组成方剂。代表方如理中丸、小建中汤、吴茱萸汤。

理中丸
《伤寒论》

【方歌】理中丸主理中阳，甘草人参术干姜，
　　　　呕利腹痛阴寒盛，或加附子总扶阳。

【组成】干姜　人参　白术　炙甘草各三两（各9g）

【用法】上四药共为细末，炼蜜为丸，如鸡子黄许大。每丸重9g，每次1丸，温开水送服，每日2～3次；亦可作汤剂水煎服，用量依病情按原方比例增减。

【功效】温中祛寒，益气健脾。

【主治】

1.中焦虚寒证。症见脘腹疼痛，喜温喜按，畏寒肢冷，食少纳呆，或呕吐，自利不渴，舌淡苔白润，脉沉细或沉迟无力。

2.阴虚失血证。症见便血、吐血、衄血或崩漏等，血色暗淡，质清稀。

3.脾胃虚寒所致的胸痹；或病后多涎唾；或小儿慢惊等。

【方解】本方证为脾阳素虚，或突受外寒，或过食生冷，损伤脾胃阳气所致。中焦阳气不足，则寒从中生，故畏寒肢凉；寒性凝滞，故脘腹疼痛，喜温喜按；脾胃阳虚，升降失职，清阳不升，浊阴不降，故食少纳呆，呕吐，自利；口不渴，舌淡苔白润，脉沉细或沉迟无力皆为虚寒之象。阳虚失血、胸痹、病后多唾及小儿慢惊等虽表现多样，究其根本病机，无不因脾胃虚寒，使脾之统血、摄涎、荣木、升清等功能失常所致。故治宜温中祛寒，健脾益气。

方中干姜大辛大热，直入脾胃，是温中散寒、振奋脾阳之要药，为君药。人参性味甘温，补气健脾，促进运化，为臣药。君臣相配，甘温益气，辛热助阳，温阳健脾之力倍增。脾喜燥恶湿，虚则易生湿浊，故用甘温苦燥之白术健脾燥湿，使脾不为湿邪所困，运化有权，为佐药。白术合干姜散脾胃寒湿之力更强，合人参益气健脾补虚之功益著。炙甘草甘温，既助参、术益气补中，又可缓急止痛，还能调和诸药，为佐使药。四药相合，共奏温中祛寒、健脾补气之功。全方温补并用，以温为主，寒邪散尽，中阳复振，脾运健旺，则诸证可愈。由于汤剂较丸剂吸收快，作用力强而迅速，临床可据病情之需要而确定剂型。

【运用】

1. 辨证要点 本方是治疗中焦虚寒证的基础方。临床以脘腹疼痛，喜温喜按，呕吐自利不渴，舌淡苔白，脉沉细为辨证要点。

2. 加减变化 若虚寒重者，重用干姜或加肉桂、附子以增强温阳祛寒之力；若呕吐明显，则加生姜、半夏降逆止呕；若腹泻清稀，则加茯苓、白扁豆健脾渗湿以止泻；若阳虚失血，则将干姜改为姜炭，加灶心土、艾叶温经止血；喜唾涎沫者，合吴茱萸汤另加益智仁以温脾摄涎；若胸痹，则可加桂枝、薤白、枳实，白酒煎服以振奋胸阳、宣畅气机。

3. 使用注意 湿热内蕴中焦及脾胃阴虚内热者禁用。

小建中汤
《伤寒论》

【方歌】小建中汤芍药多，桂姜甘草大枣和，
更加饴糖补中脏，虚劳腹冷服之瘥。

【组成】胶饴（饴糖）一升（30g） 芍药六两（18g） 桂枝去皮，三两（9g） 炙甘草二两（6g） 大枣十二枚（6枚） 生姜切，三两（9g）

【用法】上药煎汤取汁，兑入饴糖，再以文火缓缓溶化，分2次温服。

【功效】温中补虚，和里缓急。

【主治】中焦虚寒之虚劳里急证。症见腹中时时拘急疼痛，喜温喜按，少气懒言；或心中悸动，虚烦不宁，劳则愈甚，面色无华；或伴神疲乏力，肢体酸软，手足烦热，咽干

口燥，舌淡苔白，脉细弦而缓。

【方解】本方证为中焦虚寒，肝脾不和，化源不足所致。中焦虚寒，土虚木乘，经脉挛急，故腹中拘急疼痛，喜温喜按；脾胃为后天之本，气血生化之源，中焦虚寒，运化无力则化源匮乏，气血两虚，故见心悸，面色无华；气血不足，营卫不和，阴阳失调，则发热、口燥咽干等。治宜温中补虚，调和阴阳，缓急止痛。

方中饴糖甘温质润，温补中焦，缓急止痛，重用为君。桂枝辛温，散寒止痛，温经通阳，配饴糖则辛甘化阳，温中焦而补脾虚；白芍酸甘，养阴敛营，配甘草则酸甘化阴，缓急而止腹痛，共为臣药。生姜助桂枝温胃散寒，大枣补脾益气养血，为佐药。炙甘草和中益气，调和诸药，为佐而兼使之用。诸药合用，既温中补虚缓急，又益阴和阳柔肝理脾，用之可使中阳复，运化健，气血阴阳生化有源，故名"建中"。

【运用】

1. 辨证要点　本方是治疗中焦虚寒，里急腹痛的常用方。临床以腹中时时拘急疼痛，喜温喜按，面色无华，舌淡苔白，脉细弦为辨证要点。

2. 加减变化　若面色萎黄、短气、神疲者，加人参、白术、黄芪、当归以益气养血；若虚寒重者，加干姜以增强温中散寒之力；若有气滞者，可加陈皮、木香行气止痛；如腹痛较甚，加五灵脂、元胡以化瘀止痛；如无饴糖，可用高粱饴或红糖代替。

3. 使用注意　本方药性甘温，呕家、吐蛔及中满者，不宜使用；阴虚火旺之腹痛证忌用。

知 识 链 接

小建中汤与理中丸均可温中祛寒，治疗中焦虚寒证。但理中丸重在温阳健脾，主治中焦虚寒，运化失职所致吐利腹痛、口淡不渴、不欲饮食、舌淡苔白、脉沉；小建中汤在温中补虚、缓急止痛的同时，兼能柔肝理脾、调和阴阳，不但可用于中焦虚寒、肝木乘脾所致之腹中挛痛、喜得温按，还可用治阴阳不和、气血亏虚所致的发热咽干、心悸虚烦等症。

吴茱萸汤
《伤寒论》

【方歌】吴茱萸汤重用姜，人参大枣共煎尝，

厥阴头痛胃寒呕，温中补虚降逆良。

【组成】吴茱萸一升（9g），洗　生姜六两（18g），切　人参三两（9g）　大枣十二枚（4枚），擘

【用法】水煎服，一日2次。

【功效】温中补虚，降逆止呕。

【主治】肝胃虚寒，浊阴上逆证。症见食后欲呕，胸膈满闷，胃脘疼痛，吞酸嘈杂，苔滑，脉沉弦或迟；或颠顶头痛，干呕，吐涎沫；或畏寒肢冷，吐利，烦躁欲死。

【方解】本方所治一为中虚胃寒之呕吐；二为肝寒犯胃之头痛、呕逆；三为少阴肾寒，寒水侮脾之吐利，三种证候虽有病在阳明、厥阴、少阴之别，但其共同症状都有呕吐，病之根源皆为中焦虚寒，浊阴上逆，故可以一方统治之，治宜温中补虚，降逆止呕。

方中吴茱萸味辛苦而性热，归肝、脾、胃、肾经，温胃暖肝，祛寒止痛，尤擅降逆止呕，为君药。人参温，补气健脾扶正，与吴茱萸相配以温中补虚；重用生姜辛温，温胃止呕，为呕家之圣药，助吴茱萸以增强温中止痛、降逆止呕之功，共为臣佐药。大枣甘缓和中，既制吴茱萸、生姜之燥，又助人参补虚扶正，为佐使药。综观全方，药简力专，共奏温中补虚之功。

【运用】

1. 辨证要点　本方是治疗肝胃虚寒，浊阴上逆的常用方。临床以食后欲吐，或颠顶头痛，干呕吐涎沫，畏寒肢冷，舌淡苔白滑，脉弦细而迟为辨证要点。

2. 加减变化　若呕吐重者，加半夏、紫苏、砂仁等以增强温中和胃止呕之力；头痛甚者，加川芎、蔓荆子、细辛以止痛；虚寒重者，加附子、干姜、小茴香等温里祛寒；吞酸嘈杂明显者，加乌贼骨、煅瓦楞以收涩制酸。

3. 使用注意　对于胃中有热或阴虚之呕吐，或肝阳上亢之头痛呕吐者，均忌用本方。方中吴茱萸有小毒，用量不宜重。

知　识　链　接

吴茱萸汤与理中丸均有温中祛寒之功，但理中丸主治脾胃虚寒，侧重于脾阳不足，证以腹痛下利为主；吴茱萸汤主治肝胃虚寒，侧重于胃气上逆，证以脘腹呕吐为主。

第二节　回阳救逆剂

回阳救逆剂，具有温壮阳气、驱逐阴寒、挽救危亡的作用，适用于肾阳衰微，阴寒内盛，甚或阴盛格阳及戴阳的急危重症。病涉心、脾、肾三脏，以少阴肾为主而尤责之于肾阳衰微。症见四肢厥逆，恶寒蜷卧，精神萎靡，呕吐腹痛，下利清谷，甚或冷汗淋漓，脉

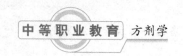

微欲绝等。常用辛热助阳的药物如附子、干姜、肉桂等为主组方，并配伍人参、黄芪等以益气固脱。代表方如四逆汤、参附汤。

四逆汤
《伤寒论》

【方歌】四逆汤中附草姜，四肢厥冷急煎尝，
腹痛吐泻脉沉细，急投此方可回阳。

【组成】附子一枚（15g），生用，去皮，破八片　干姜一两半（6g）　炙甘草二两（6g）

【用法】先煎生附子30～60分钟，再入余药同煎，取汁分2次温服或频服。

【功效】回阳救逆。

【主治】少阴病之阳气衰微，阴寒内盛证。症见四肢厥逆，恶寒蜷卧，面色苍白，神疲欲寐，腹痛下利，呕吐不渴，舌苔白滑，脉微细；或太阳病汗多亡阳者。

【方解】本方证为少阴阴寒内盛，肾阳阳气衰微所致。肾阳阳气衰微，阴寒内生，或暴寒直入少阴，损伤肾阳。肾阳是人体阳气之根本，肾阳虚不能温煦周身四末，故四肢厥逆，恶寒蜷卧；肾阳衰微，心阳不足，无力行血，则面色苍白，脉微细；阳虚衰微，神气失养则神衰欲寐；肾阳衰微，火不暖土，水谷不化，升降失调，则腹痛呕吐，下利清谷。此证为阳微阴盛，虚阳有脱散之势，病情危急，必须以大剂辛热纯阳之品，才能破阴寒、回阳气、救厥逆。

方中生附子大辛大热，入心、肾、脾经，温壮命火，破阴逐寒，回阳救逆，其通达十二经脉，生用尤能迅达人体之内外，为君药。干姜辛热，入心、脾、肺经，温中助阳，散寒通脉，为臣药。附子、干姜相须为用，一壮命火，一温脾阳，以通彻内外，相得益彰，回阳之力更为强大，是回阳救逆的要药。炙甘草补中益气，使全方温而兼补，以治虚寒之本；其甘缓之性可缓和姜、附之燥烈，使其回阳破阴而无劫阴之弊；其调和药性作用，又使附子、干姜回阳救逆之作用持久，为佐使之用。药虽三味，配伍精当，温补并用，力专效宏，使阳复厥回，故名"四逆汤"

【运用】

1. 辨证要点　本方是治疗阳虚寒厥证及亡阳脱证的基础方。临床以四肢厥逆，恶寒蜷卧，神衰欲寐，舌淡苔白滑，脉沉微细为辨证要点。

2. 加减变化　若阳气外脱，可加人参益气固脱，回阳救逆；若汗出如油，阴脱于外者，可加五味子、山萸肉、龙骨、煅牡蛎以敛阴固脱。

3. 使用注意　本方纯用辛热之品，重温轻补，故应中病即止，不可久服。方中附子生用有毒，应审慎其用量。对于真热假寒之四肢厥逆者，禁用本方。

第三节 温经散寒剂

温经散寒剂，适用于寒邪凝滞经脉所致诸病证。本类病证多由阳气不足，营弱血虚，经脉空虚，复感寒邪，血脉凝滞所致。症见手足不温，肢体麻木疼痛，或发阴疽等。本类方剂常用温经散寒的桂枝、细辛等药与补养气血的当归、白芍、黄芪等配伍组成。代表方剂如当归四逆汤、阳和汤。

当归四逆汤
《伤寒论》

【方歌】当归四逆用桂芍，细辛通草甘大枣，

养血温经通脉利，血虚寒厥服之效。

【组成】当归三两（12g） 桂枝去皮，三两（9g） 芍药三两（9g） 通草二两（6g） 大枣擘，二十五枚（6g） 细辛三两（3g） 炙甘草二两（6g）

【用法】水煎服，一日2～3次。

【功效】温经散寒，养血通脉。

【主治】血虚寒厥证。症见手足厥寒，口不渴，舌淡苔白，脉细欲绝或沉细；或腰、股、腿、足、臂、手冷痛。

【方解】本方证为血虚受寒所致。素体血虚，复感风寒，内侵经脉，以致气血运行受阻，阳气不能外达，四肢末端失其温养，故手足厥逆，脉沉细；经脉受寒，血涩不通，故腰、股、腿、足、臂、手冷痛。根据"寒者温之""虚则补之"的原则，治宜温经散寒，养血通脉。

本方以桂枝汤去生姜，倍大枣，加当归、细辛、通草组成。方中桂枝、细辛温通血脉，以除内外表里之寒邪，为君药。当归、芍药养血补血和营，为臣药。通草（即木通）通利血脉，与桂枝、细辛配伍以增通血脉、利关节之功，因其性寒，且可制二药之温燥，以防伤及阴血。炙甘草、大枣健脾益气，资其生血之源，共为佐药。七药配合，温阳而不燥，补血而不滞，使寒邪得祛，血虚得补，经脉得通，则营血充于肢体，阳气行于四末，手足自温，脉象自如。

本方温而不燥，补而不滞，体现了温阳与养血并用、散寒与通脉兼施的配伍特点。

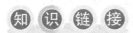

伤寒方名中有"四逆"者，有四逆散、四逆汤、当归四逆汤。三方主证中都

有"四逆"，但其病机却大不相同。四逆散证是阳气内郁而不达四末所致，阳气不虚，故其逆冷仅限于肢体的末端。四逆汤之厥逆是因阳气衰微、阴寒内盛而致，故厥逆较重，冷过肘膝，且有全身阳衰阴盛症状。当归四逆汤之手足逆冷是营血虚弱，经脉空虚，寒邪入侵，经脉凝滞，血行不利所致，病位较浅，故其肢厥程度较四逆汤证为轻，也无全身阳衰阴盛表现。"四逆汤全在回阳起见，四逆散全在和解表里起见，当归四逆汤全在养血通脉起见"（《温热暑疫全书》）正是周扬俊对四逆类方剂作用的点睛之说。

【运用】

1. 辨证要点 本方是温经散寒，养血通脉的常用方。以手足厥寒，舌淡苔白，脉细欲绝为辨证要点。

2. 加减变化 若腰、股、腿、足、臂疼痛者，可加麻黄、牛膝、鸡血藤、木瓜等活血祛瘀之品，甚者可加川乌、草乌以祛寒止痛；手足冻疮，不论未溃已溃者，亦可用以本方加减治疗；若冻疮已溃者，可减少桂枝、细辛用量；内有久寒，兼有水饮呕逆者，加吴茱萸、生姜或干姜；妇女血虚寒凝之痛经及男子寒疝可加乌药、茴香、香附等理气止痛。

3. 使用注意 对于少阴阳虚寒厥者，本方不宜使用。

阳和汤
《外科证治全生集》

【方歌】阳和熟地鹿角胶，姜炭肉桂麻芥草，

温阳补血散寒滞，阳虚寒凝阴疽疗。

【组成】熟地黄一两（30g）　鹿角胶三钱（9g）　麻黄五分（2g）　白芥子炒研，二钱（6g）肉桂去皮，研粉，一钱（3g）　炮姜炭五分（2g）　生甘草一钱（3g）

【用法】水煎服。

【功效】温阳补血，散寒通滞。

【主治】阴疽证。症见患处皮色不变，漫肿无头，酸痛无热，口不渴，舌淡苔白，脉沉细或迟细；或流注、痰核、贴骨疽、脱疽、鹤膝风等属阴寒证者。

【方解】本方证为素体阳虚，营血不足，寒凝痰滞所致。阳虚血弱，肢体失养，复感外寒，寒凝痰聚，气滞血瘀，痹阻于肌肉、筋骨、血脉，故局部肿势弥漫，皮色不变，酸痛无热，口淡不渴。舌淡苔白，脉沉细皆为虚寒之象。治宜温阳补血，散寒通滞。

方中熟地甘温，大补营血，填精补髓；鹿角胶温肾壮阳，生精补髓，强壮筋骨，二药合用，养血温阳，以治其本，共为君药。肉桂、姜炭温阳散寒，通利血脉，共为臣药。白芥子辛温，善驱皮里膜外之痰，用以通络散结；麻黄少而用之，辛温达卫，开泄腠理，以散肌表腠理之寒凝，二者共为佐药。生甘草解毒和中，调和诸药，为使药。诸药相合，使

营血充，阳气布，寒痰消，阴霾除，故以"阳和汤"名之。

本方的配伍特点：温补与宣通并用。以鹿角胶、熟地之滋补与姜、桂、芥、麻之宣通相伍，补而不滞，温而不燥。既能温阳补血，又能祛痰通络，有扶正祛邪、标本同治之功。

【运用】

1. 辨证要点　本方为治疗阴疽的常用方。以患处皮色不变，漫肿无头，酸痛无热，口不渴，舌淡苔白，脉沉细或迟细为证治要点。

2. 加减变化　若气血不足者，麻黄用量宜轻，再加党参、黄芪等甘温补气；阴寒重者，可加附子温阳散寒；改肉桂为桂枝，加强温经通滞作用；疼痛甚者，加乳香、没药以活血化瘀止痛。

3. 现代运用　常用于治疗肌肉深部脓疡、慢性骨髓炎、骨膜炎、慢性淋巴结炎、血栓闭塞性脉管炎、类风湿性关节炎、骨结核、腹膜结核等证属阳虚血弱，阴寒凝滞者。

4. 使用注意　对于阳证疮疡，或阴虚生热，或疽已溃破者，不宜使用本方。

知 识 链 接

阳和汤和小金丹都可用于治疗外科痈疽阴证之初起，但小金丹之药力较阳和汤更为峻猛，对体实者相宜，正虚者不可用，孕妇忌用。阳和汤以温阳补血为主，适宜于阴疽属于阳虚寒凝，营血虚滞，痰浊阻滞而致。两方常常同用，或交替使用。

同步训练

1. 四逆汤的主治证的病机是（　　　　）

　　A. 肾阳虚，阴寒内盛　　　　　　B. 脾肾阳虚，水湿内停

　　C. 肾阳不足，精亏血少　　　　　D. 心阳不足，瘀血阻滞

2. 理中丸的君药是（　　　　）

　　A. 人参　　　　　B. 干姜　　　　　C. 人参与白术　　　　D. 人参与干姜

3. 胸痹因中焦虚寒见胸满而胁下有逆气上抢心者，治宜（　　　　）

　　A. 理中丸　　　B. 半夏厚朴汤　　C. 枳实薤白桂枝汤　D. 厚朴温中汤

4. 当归四逆汤组成（　　　　）

　　A. 桂枝汤去生姜倍大枣加当归、细辛、通草

　　B. 桂枝汤加当归、细辛、通草

　　C. 桂枝汤倍芍药加当归、细辛、木通

　　D. 桂枝汤倍生姜加当归、细辛、通草

5. 当归四逆汤所治厥逆的病机是（　　　　）

    A. 肝郁气滞　　　　　　　　　　B. 阳气内郁不达四末

    C. 元气大亏，阳气欲脱　　　　　D. 血虚寒凝，阳气不得温煦四末

6. 阳和汤中具有可达皮里膜外，温化寒痰，通络散结作用的药物是（　　　　）

    A. 麻黄　　　　　B. 白芥子　　　　　C. 肉桂　　　　　D. 炮姜炭　　　　E. 鹿角胶

7. 桂枝汤、小建中汤、当归四逆汤中相同的药物是（　　　　）

    A. 桂枝、芍药、甘草、大枣

    B. 桂枝、芍药、甘草、生姜

    C. 桂枝、芍药、大枣、生姜

    D. 芍药、甘草、生姜、大枣

    E. 桂枝、生姜、甘草、大枣

8. 小建中汤证腹痛的病机是（　　　　）

    A. 中焦虚寒，肝脾失和

    B. 中阳不足，阴寒内盛

    C. 中阳不足，气机不畅

    D. 脾胃虚寒，运化失权

    E. 中阳不足，水寒阻遏

9. 理中丸主治证是（　　　　）

    A. 虚劳里急证　　　B. 脾胃虚寒证　　C. 虚寒腹痛证

    D. 脾胃气虚证　　　E. 虚寒呕吐证

10. 理中丸腹痛的病机是（　　　　）

    A. 中焦虚寒，肝脾失和　　　　　B. 中阳不足，阴寒内盛

    C. 中阳不足，气机不畅　　　　　D. 脾胃虚寒，运化失权

    E. 中阳不足，水寒阻遏

第七章

补益剂

【学习目标】

1. 补益剂的适用范围及应用注意事项。

2. 补中益气汤、四物汤、六味地黄丸、肾气丸的药物组成、功用、主治证候、配伍意义及配伍特点。

3. 四君子汤、参苓白术散、生脉散、归脾汤、当归补血汤、炙甘草汤、一贯煎药物组成、功用、主治证候和配伍意义。

4. 玉屏风散、大补阴丸、百合固金汤、地黄饮子的药物组成、功用和主治证候。

案例导入

某男，48岁。失眠心悸4年，加重2周来我院就诊。患者4年前从事文秘工作，夜晚加班较多，引发失眠、心悸。开始每晚可睡3～5小时，后加重只睡2～3小时，且伴有多梦易醒、健忘、全身倦怠乏力等。发病后曾口服安定片、维生素、谷维素等镇静药，疗效不佳。近半月来，因家中琐事操心过度，致病情加重，每晚睡眠1～3小时，且多梦易醒，伴心烦、食少、头晕乏力，来院就诊。查面色萎黄，舌淡苔薄白，脉细弱。

请思考：

1. 补益剂的适用范围是什么？怎样正确使用？

2. 补中益气汤、当归补血汤均治发热，临床如何区别使用？

3. 归脾汤组成、功用、主治、证治要点是什么？

4. 六味地黄丸与肾气丸各主治何证？其立法与药物配伍有何特点？

凡以补益药为主组成，具有补益人体气、血、阴、阳等作用，治疗各种虚证的方剂，统称为补益剂。本类方剂是根据"虚则补之"（《素问·三部九候论》），"损则益之""劳则温之"（《素问·至真要大论》），"形不足者，温之以气；精不足者，补之以味"（《素问·阴阳应象大论》）等理论立法，属于"八法"中的"补法"。

补益剂主要通过补益虚损，充实体内的阴阳气血，调整、改善、恢复人体脏腑、经络的功能，适应各种虚损病证。

虚损病证的成因虽多，但总不外乎先天禀赋不足或后天失调两个方面。如先天禀赋不足、饮食劳倦、情志所伤、房室不节、病后失调等，均可造成机体正气的不足或虚弱而形成五脏虚损，而五脏虚损不外乎气、血、阴、阳之不足，故虚证主要表现为气虚、血虚、气血两虚、阴虚、阳虚、阴阳两虚证。所以，补益剂相应分为补气剂、补血剂、气血双补剂、补阴剂、补阳剂、阴阳双补剂六类。

由于人体气血阴阳之间在生理上相生相依，气血阴阳与脏腑之间的关系也很密切，所以补益人体气、血、阴、阳时，需从整体出发，既要有所侧重，又要全面兼顾。应用补益剂用于治疗虚证时，其遣药组方有以下两种不同的形式。

其一，直接补益法，即针对虚损的性质采用相应的补益药物，如以气血阴阳而言，气虚者补气，血虚者补血，阴虚者补阴，阳虚者补阳；以脏腑而论，"损其肺者，益其气；损其心者，调其营卫；损其脾者，调其饮食，适其寒温；损其肝者，缓其中；损其肾者，益其精"（《难经·十四难》）。

其二，间接补益法，即根据气血、阴阳以及脏腑之间相生相依的关系，通过补其所生而间接地达到补益的目的。具体运用方法主要有四类：一是气血互生，由于气能生血、行血、摄血，血能生气、载气，故补气、补血常常配合使用。血虚者补血时，配伍补气之品以助生化，甚至着重补气以生血，即所谓"血虚者，补其气而血自生"（《温病条辨》）。对于气虚者，以补气为主，可配伍少量补血药，使气有所载，但不可多用，过之则滋腻碍胃。二是阴阳互求，即根据阴阳互根的理论，阳虚者补阳时，佐以补阴之品，因阳根于阴，使阳有所附，并可借阴药的滋润以制阳药之温燥；阴虚者补阴时，佐以补阳之品，因阴根于阳，使阴有所化，可借阳药的温运以制阴药之凝滞。即"善补阳者，必于阴中求阳，则阳得阴助而生化无穷；善补阴者，必于阳中求阴，则阴得阳升而泉源不竭"（《类经》）。三是子虚补母，即根据五行相生理论，采用"虚则补其母"的方法。如肺气虚者补脾，即"培土生金"；肝阴虚者补肾，即"滋水涵木"；脾阳虚者补命门，即"补火生土"等。四是补益先后天，即通过补脾或补肾以间接补养虚损之脏。其理论依据是：肾为先天之本，肾中阴阳为五脏六腑阴阳之根本；而脾为后天之本，气血生化之源，五脏六腑之气血阴阳皆有赖于脾所运化的水谷精微的不断充养，方能保持充沛不衰。

应用补益剂时，需注意以下几点：第一，要辨清虚证的实质和具体病位，即分清气

98

血阴阳哪方面不足，再结合脏腑相互滋生关系予以补益。第二，应辨别证候的虚实真假。"至虚之病，反见盛势；大实之病，反有羸状"（《景岳全书》）。前者是指真虚假实，若误用攻伐之剂，则虚者更虚：后者是指真实假虚，若误用补益之剂，则实者更实。第三，要注意病人的脾胃功能。脾胃功能正常与否，直接影响补益药的治疗效果，并且补益药易壅中滞气，所以服用补益剂时适当配伍健脾和胃、理气消导之品，以助脾胃运化，使之补而不滞，滋而不腻，又可防止虚不受补。第四，要注意煎服法。补益药多味厚滋腻之品，宜文火久煎，务使药力尽出；服药时间以空腹或饭前为佳，若急证不受此限。第五，补益剂虽有补益之功，但不可滥用，对于实证，邪气亢盛，身体强壮者不宜用，否则误补益疾。

第一节 补气剂

补气剂，适用于气虚的病证。症见肢体倦怠乏力，呼吸短气，动则气促，声低懒言，面色萎白，食少便溏，舌淡苔白，脉虚弱，或脱肛、子宫脱垂等。常用补气药如人参、党参、黄芪、白术、甘草等为主组成方剂。代表方如四君子汤、参苓白术散、补中益气汤、生脉散、玉屏风散等。

四君子汤
《太平惠民和剂局方》

【方歌】四君子汤中和义，参术茯苓甘草比。

益以夏陈名六君，健脾化痰又理气。

除去半夏名异功，或加香砂气滞使。

【组成】人参去芦 白术 茯苓去皮（各9g）甘草炙（6g）各等分

【用法】上为细末。每服二钱（15g），水一盏，煎至七分，通口服，不拘时候；入盐少许，白汤点亦得（现代用法：水煎服）。

【功用】益气健脾养胃。

【主治】脾胃气虚证。面色萎白，语声低微，气短乏力，食少便溏，舌淡苔白，脉虚缓。

【方解】本方证为饮食劳倦，损伤脾胃，脾胃运化乏力所致。脾主运化，胃主受纳，脾胃气虚，纳运失职，湿浊内生，则食少、便溏；脾胃为后天之本，气血生化之源，脾胃虚弱，则气血生化不足，而见面色萎白、气短乏力、语声低微；舌淡苔白、脉虚弱均为脾胃气虚之象。治宜益气健脾，养胃和中，恢复脾胃纳运之功。

方中以人参为君，益气健脾养胃。以白术为臣，益气健脾燥湿，与人参合用，补脾益气助运之力更著。佐以茯苓，益气健脾渗湿，与白术相配，则健脾祛湿之功益强。炙甘草为使，益气补中，调和诸药。四药相合，共奏益气健脾养胃之功。

【鉴别】四君子汤与理中丸组成仅一药之别，而功能相异。两方均用人参、白术、甘草补益中气，用以脾胃虚弱之证。但是四君子汤以人参为君药，配以茯苓，功专益气健脾，主治脾胃气虚证；而理中丸中不用茯苓，以干姜为君药，功用以温中祛寒为主，主治中焦虚寒证。

【运用】

1. 辨证要点 本方为治疗脾胃气虚证的常用方，也是补气的基础方，后世众多补气的方剂多从此方衍化而来。临床应用以面白食少，气短乏力，舌淡苔白，脉虚弱为辨证要点。

2. 加减变化 若呕吐者，加半夏以降逆止呕；胸膈痞满者，加枳壳、陈皮以行气宽胸；心悸失眠者，加酸枣仁以宁心安神；兼畏寒肢冷、脘腹疼痛者，加干姜、附子以温中祛寒。

【附方】

1. 异功散（《小儿药证直诀》） 人参去芦、白术、茯苓去皮、甘草、陈皮各等分（各6g）。上为细末，每服二钱（6g），水一盏，加生姜五片，大枣二个，同煎至七分，食前温服，量多少与之。功用：益气健脾，行气化滞。主治：脾胃气虚兼气滞证。饮食减少，大便溏薄，胸脘痞闷不舒，或呕吐泄泻等。

2. 六君子汤（《医学正传》） 四君子汤加陈皮一钱（3g），半夏一钱五分（4.5g）。上为细末，作一服，加大枣二枚，生姜三片，新汲水煎服。功用：益气健脾，燥湿化痰。主治：脾胃气虚兼痰湿证。面色萎白，语声低微，气短乏力，食少便溏，咳嗽痰多色白，恶心呕吐，胸脘痞闷，舌淡苔白腻，脉虚。

3. 香砂六君子汤（《古今名医方论》） 人参、半夏各一钱（各3g），白术、茯苓、生姜各二钱（各6g），甘草、木香各七分（各2g），陈皮、砂仁各八分（各2.5g），水煎服。功用：益气化痰，行气温中。主治：脾胃气虚，痰阻气滞证。呕吐痞闷，不思饮食，脘腹胀痛，消瘦倦怠，或气虚肿满。

知 识 链 接

异功散、六君子汤、香砂六君子汤、保元汤均为四君子汤加味而成，均有益气健脾之功。异功散加陈皮侧重于益气健脾，行气化滞，适用于脾胃气虚兼气滞证；六君子汤配半夏、陈皮，重在益气和胃，燥湿化痰，适用于脾胃气虚兼有气逆或痰湿证；香砂六君子汤伍半夏、陈皮、木香、砂仁，功在益气和胃，行气温中，适用于脾胃气虚，寒湿气滞证。三方配伍的共同点，均为补气药与行气化痰药相配，使补气而不滞气，消除痰湿的停留，促进脾胃的运化，宜于脾胃气虚兼有气滞痰湿中阻之证。保元汤以补气药为主，配伍少量肉桂以助阳，功能益气温阳，适用于小儿元气不足诸证。

参苓白术散
《太平惠民和剂局方》

【方歌】参苓白术扁豆陈，莲草山药砂苡仁，

桔梗上浮兼保肺，枣汤调服益脾神。

【组成】莲子肉去皮，一斤（500g）　薏苡仁一斤（500g）　缩砂仁一斤（500g）　桔梗炒令深黄色，一斤（500g）　白扁豆姜汁浸，去皮，微炒，一斤半（750g）　白茯苓二斤（1000g）　人参二斤（1000g）甘草炒，二斤（1000g）　白术二斤（1000g）　山药二斤（1000g）

【用法】上为细末。每服二钱（6g），枣汤调下。小儿量岁数加减服之（现代用法：作散剂，共为细末，每次服用6g，大枣汤调下。小儿用量酌减；亦可作汤剂，水煎服，用量按原方比例酌减）。

【功用】益气健脾，渗湿止泻。

【主治】脾虚湿停证。食少，甚则饮食不进，肠鸣泄泻，胸脘痞闷，四肢乏力，形体消瘦，面色萎黄，舌淡苔白腻，脉虚缓。

【方解】本方证是由脾胃虚弱，湿浊阻滞所致。脾胃虚弱，则运化失职，湿浊内生，故见食少便溏；湿阻气滞，故见胸脘痞闷；脾虚湿滞，升降失常，清浊不分，胃失和降，浊气上逆则呕吐，脾不升清，湿浊下注则泄泻；脾虚失运，则气血生化不足，肢体失于濡养，故四肢无力，形体消瘦，面色萎黄。治宜益气健脾，渗湿止泻。

方中人参味甘性平，益气健脾；白术甘苦温之品，健脾气，燥湿浊，二者共为君药。茯苓、薏苡仁健脾渗湿；山药健脾益气；莲子肉健脾止泻；白扁豆补脾化湿，以上五药，既可增强君药健脾补中之功，又有渗湿止泻之效，均为臣药。砂仁健脾醒胃，理气和中，芳香化湿，是为佐药。桔梗既可宣发肺气，宽胸利膈，又可载药上行，引脾气上升，输精于肺，以培土生金；炒甘草补中益气，调和诸药，二者共为佐使。诸药配伍，温而不燥，补而不滞，共奏益气健脾，渗湿止泻之功，使脾气健运，湿邪得去，则食少、脘闷、便溏或泄泻等症自除。

【鉴别】本方是在四君子汤基础上加山药、莲子、白扁豆、薏苡仁、砂仁、桔梗而成。两方均有益气健脾之功，但四君子汤以补气为主，为治脾胃气虚的基础方；参苓白术散兼有和胃渗湿行气作用，并有保肺之效，是治疗脾虚湿停证。亦可用于肺损虚劳证，为"培土生金"法中的代表方之一。

《古今医鉴》所载参苓白术散，较本方多陈皮一味，适用于脾胃气虚兼有湿阻气滞者。

【运用】

1. 辨证要点 本方是治疗脾虚湿停代表方。以食少便溏，或泄泻，舌苔白腻，脉虚缓为辨证要点。本方也是治疗肺虚咳喘证的常用方，对于肺脾气虚之咳喘、痰多、倦怠乏力、食少或兼便溏者，有较好的疗效。

2. 加减变化 运用时，可根据病情需要，选用炒白术、炒山药以增强健脾祛湿止泻之功；若兼里寒而腹痛者，加干姜、肉桂以温中祛寒止痛；痰多色白者，加半夏、陈皮以燥湿化痰。

【附方】

七味白术散（《小儿药证直诀》） 人参二钱五分（7.5g），白茯苓 炒白术各五钱（各15g），藿香叶五钱（15g），木香二钱（6g），葛根五钱，渴加至一两（15～30g），甘草一钱（3g）。上药为粗末。每服二钱（6g），水煎服。功用：健脾止泻，和胃生津。主治：脾胃虚弱，津虚内热证。呕吐泄泻，肌热烦渴，但欲饮水。

七味白术散与参苓白术散均含有四君子汤益气健脾胃，为治疗脾胃气虚证候的常用方。参苓白术散因含有山药、扁豆、莲子、薏苡仁等，故补脾渗湿之力强，并可培土生金而益肺，主治肺脾气虚之证；而七味白术散补脾渗湿之力稍逊，且因以葛根易桔梗而专于治脾，功可健脾止泻，和胃生津。主治脾胃虚弱，津虚内热之证。

补中益气汤
《内外伤辨惑论》

【方歌】补中益气芪术陈，升柴参草当归身，
　　　　虚劳内伤功独擅，亦治阳虚外感因。

【组成】黄芪一钱（18g） 甘草炙，五分（9g） 人参去芦，三分（6g） 当归酒焙干或晒干，二分（3g） 橘皮不去白，二分或三分（6g） 升麻二分或三分（6g） 柴胡二分或三分（6g） 白术三分（9g）

【用法】上㕮咀，都作一服，水二盏，煎至一盏，去滓，食远稍热服（现代用法：水煎服。或作丸剂，每服10～15g，日2～3次，温开水或姜汤下）。

【功用】补中益气，升阳举陷。

【主治】

1. 脾胃气虚证 脾虚气陷证。饮食减少，体倦肢软，少气懒言，面色萎白，大便稀溏，舌淡脉虚软。

2. 气虚下陷证 脱肛，子宫脱垂，久泻久痢，崩漏等。

3. 气虚发热证 身热自汗，渴喜热饮，气短乏力，舌淡，脉虚大无力。

【方解】本方治证是脾胃气虚、中气下陷所致。脾胃为后天之本，气血生化之源，由

于饮食劳倦，伤及脾胃，导致脾胃气虚，纳运无力，故食少、便溏、少气懒言。脾气虚则中气下陷，不能固摄和维系脏器，故见脱肛、子宫下垂、久泻久痢等症。脾气虚，统摄失职，血溢脉外，可致崩漏。清阳下陷，湿浊下流，阳郁不达则发热。气虚则卫外不固，阴液外泄则自汗出。治宜补益脾胃之气，升举下陷之清阳。

方中重用黄芪，归经肺脾，既可补中益气，升阳举陷，又可益卫固表，为君药。人参、白术、炙甘草健脾益气，以增强黄芪补益中气之功，为臣药。气虚日久，营血随之亦亏，故用当归养血和血，协助人参、黄芪以补气养血；陈皮理气行滞，醒脾和胃，使上药补而不滞，共为佐药。以少量升麻、柴胡升举清阳，协助黄芪以升举下陷之中气，又可解表退热，为佐使药。炙甘草可调和诸药，为使药。诸药合用，共奏补中益气，升阳举陷之功。使气虚者补之，气陷者升之，气虚发热者，亦可甘温益气而除之，诸症可自愈。

【运用】

1. 辨证要点　本方为益气升阳，甘温除热的代表方。临床应用以体倦乏力，少气懒言，面色萎白，脉虚软无力为辨证要点。

2. 加减变化　若兼腹中痛者，加白芍以柔肝止痛；头痛者，加蔓荆子、川芎；咳嗽者，加五味子、麦冬以敛肺止咳；兼气滞者，加木香、枳壳以理气解郁。本方亦可用于虚人感冒，加苏叶少许以增辛散之力。

3. 现代运用　本方常用于内脏下垂、脱肛、子宫脱垂、重症肌无力、久泻、久痢、乳糜尿、慢性肝炎、妊娠及产后癃闭、胎动不安、月经过多、眼睑下垂、麻痹性斜视等属脾胃气虚或中气下陷者。

4. 使用注意　阴虚发热及内热炽盛者忌用。

【附方】

1. 升陷汤（《医学衷中参西录》）　生黄芪六钱（18g），知母三钱（9g），柴胡，桔梗各一钱五分（各4.5g），升麻一钱（3g），水煎服。功用：益气升陷。主治：大气下陷证。气短不足以息，或努力呼吸，有似乎喘，或气息将停，危在顷刻，脉沉迟微弱，或叁伍不调。

2. 升阳益胃汤（《内外伤辨惑论》）　黄芪二两（30g），半夏汤洗、人参去芦、甘草炙，各一两（各15g），橘皮四钱（6g），独活、防风、白芍药、羌活各五钱（各9g），黄连一钱（1.5g），茯苓、柴胡、泽泻、白术各三钱（各5g）。上㕮咀，每日三钱至五钱（15g），加生姜五片，大枣二枚，用水三盏，煎至一盏，去滓，早饭后温服。功用：益气升阳，清热除湿。主治：脾胃虚弱，湿热滞留中焦。饮食无味，食不消化，脘腹胀满，面色㿠白，畏风恶寒，头晕耳鸣，怠惰嗜卧，四肢不收，肢体重痛，口苦舌干，大便不调。

3. 举元煎（《景岳全书》）　人参三至五钱（10～20g），黄芪炙，三至五钱（10～20g），甘草炙，一至二钱（3～6g），升麻五至七分（4g），白术一至二钱（3～6g）。水一盅半，煎七八分，温服。如兼阳气虚者，加桂、附、干姜俱宜佐用；如兼滑脱者，加乌梅一个，或文蛤七八分。功用：益气升提。主治：气虚下陷，血崩血脱亡阳垂危等证。

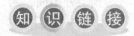

升陷汤、升阳益胃汤、举元煎三方与补中益气汤立意有相同之处，即重用补脾益气药物，配伍举陷升提之品。其中升阳益胃汤重用黄芪，并配伍人参、白术、甘草补气养胃；柴胡、防风、羌活、独活升举清阳，祛风除湿；半夏、陈皮、茯苓、泽泻、黄连除湿清热；白芍养血和营。适用于脾胃气虚，清阳不升，湿郁生热之证。升陷汤重用黄芪配伍升麻、柴胡以升阳举陷；并以知母之凉润，以制黄芪之温；桔梗载药上行，用为向导，主治胸中大气下陷之证。对脾肺虚极者，可酌加人参以加强益气之力，或更加山茱萸以收敛气分之耗散。举元煎用参、芪、术、草益气补中，摄血固脱；辅以升麻升阳举陷，适用于中气下陷；血失统摄之血崩、血脱证。

生脉散
《医学启源》

【方歌】生脉麦味与人参，保肺生津又提神，
　　　　气少汗多兼口渴，病危脉绝急煎斟。

【组成】人参五分（9g）　麦门冬五分（9g）　五味子七粒（6g）

【用法】长流水煎，不拘时服（现代用法：水煎服）。

【功用】益气生津，敛阴止汗。

【主治】

1.热伤气阴证　汗多神疲，体倦乏力，气短懒言，咽干口渴，舌干红少苔，脉虚数。

2.久咳伤肺，气阴两虚证　干咳少痰，短气自汗，口干舌燥，脉虚细。

【方解】本方所治气阴两伤证为温热、暑热邪气耗伤气阴，或久咳伤肺，气阴受损所致。温热、暑热之邪最易伤津耗气，导致气津两伤，故可见汗多神疲、气短懒言、体倦乏力、咽干口渴、舌干红少苔，脉虚数等症。久咳伤肺，气阴不足者，也可见到上述征象，治宜益气生津养阴。

方中人参甘温大补元气，益脾助肺，生津止渴，是为君药。麦门冬甘寒清热生津，润肺养阴，为臣药。人参、麦冬合用，益气生津，气阴双补。五味子味酸，既可收敛耗散之肺气，敛肺止咳，又可敛阴生津止渴，为佐药。三药合用，一补一润一敛，益气养阴，生

津止渴，敛阴止汗，使心肺受萌，气复津生，气充脉复，故方名"生脉"。

【运用】

1. 辨证要点　本方是治疗气阴两虚证的常用方。临床应用以体倦，气短，咽干，自汗，舌红，脉虚为辨证要点。

2. 加减变化　咳甚者，可加百合、款冬花以增润肺止咳之功；兼失眠者，可加酸枣仁、柏子仁以宁心安神；气虚甚者，加黄芪以增益气之效。方中人参性味甘温，若属阴虚有热者，可用西洋参代替；病情急重者，全方用量宜加重。

3. 现代运用　本方常用于肺结核、慢性支气管炎、神经衰弱所致咳嗽和心烦失眠，以及心脏病心律不齐属气阴两虚者。

生脉散剂型改革后制成的生脉注射液，经药理研究证实具有毒性小、安全度大的特点，临床常用于治疗急性心肌梗死、心源性休克、中毒性休克、失血性休克及冠心病、内分泌失调等病属气阴两虚者。

知识拓展

生脉注射液可使初始高血压患者的动脉压降低，使初始低血压患者的血压升高。并且，在调节血压的同时不增加心率，心输出量不变或有所增加，左室充盈压不变或降低，外周阻力均有不同程度降低，提示生脉注射液使心脏每搏量增加，心肌耗氧量不增加或略有下降。［董泉珍，陈可冀，涂秀华，等.生脉注射液治疗急性心肌梗死的血流动力学效应.中华心血管病杂志,1984,12（1）:5～6］

玉屏风散
《医方类聚》

【方歌】玉屏组合少而精，芪术防风鼎足形，

表虚汗多易感冒，固卫敛汗效特灵。

【组成】防风一两（30g）　黄芪蜜炙　白术各二两（各60g）

【用法】上㕮咀，每服三钱（9g），用水一盏半，加大枣一枚，煎至七分，去滓，食后热服（现代用法：研末，每日2次，每次6～9g，大枣煎汤送服；亦可作汤剂，水煎服，用量按原方比例酌减。除散剂、丸剂、汤剂外，临床还有玉屏风口服液、玉屏风颗粒、玉屏风丸、玉屏风冲剂、玉屏风袋泡茶等制剂）。

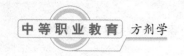

【功用】益气固表止汗。

【主治】表虚自汗。汗出恶风，面色㿠白，舌淡苔薄白，脉浮虚。亦治虚人腠理不固，易感风邪。

【方解】本方所治自汗证是由气虚不固，阴液失守所致。卫气虚弱，腠理不密，营阴失守，津液外泄，则常自汗；肌表不固，则易感风邪，故恶风而易于感冒；卫气虚弱，故面色㿠白，舌淡苔白，脉浮虚。治宜益气固表止汗。

方中以黄芪甘温，益气实卫，固表止汗，为君药。白术益气健脾，以加强黄芪益气固表之力，为臣药。佐以防风辛散走表，祛风御邪。芪、术得防风，则益气固表而不留邪；防风得芪、术，则祛风散邪而不伤正。诸药合用，补中有散，散中寓补，补不留邪，散不伤正，以益气固表为主，兼疏风散邪。

【运用】

1. 辨证要点　本方为治疗表虚自汗的常用方剂。临床应用以自汗恶风，面色㿠白，舌淡脉虚为辨证要点。

2. 加减变化　自汗较重者，可加浮小麦、煅牡蛎、麻黄根，以加强固表止汗之效；若气短乏力重者，可重用黄芪或加人参以益气补虚。

3. 使用注意　若属外感自汗或阴虚盗汗则不宜使用。

知识链接

玉屏风散与桂枝汤均可用治表虚自汗。然玉屏风散所治之自汗乃卫气虚弱，腠理不固所致，故功专益气固表止汗，兼以祛风，用治卫气虚之自汗证；桂枝汤所治之自汗因外感风寒，营卫不和而致，故以解肌发表，调和营卫取效，用治外感风寒表虚证。

第二节　补血剂

补血剂，适用于营血虚弱之证。症见面色萎黄，头晕目眩，唇爪色淡，心悸，失眠，舌淡，脉细；或妇女月经不调，量少色淡，或经闭不行等。常用补血药如熟地、当归、芍药、阿胶、龙眼肉等为主组成。代表方如四物汤、当归补血汤、归脾汤等。

四物汤

《仙授理伤续断秘方》

【方歌】四物归地芍与芎，营血虚滞此方宗，

妇女经病凭加减，临证之时可变通。

【组成】熟地黄　当归　白芍　川芎各等分（各12g）

【用法】上为粗末。每服三钱（15g），水一盏半，煎至八分，去渣，空心食前热服（现代用法：作汤剂，水煎服）。

【功用】补血、活血、调经。

【主治】营血虚滞证。症见头晕目眩，心悸失眠，面色无华，或妇人月经不调，量少或经闭不行，脐腹作痛，甚或瘕块硬结，时发疼痛，舌淡，口唇、爪甲色淡，脉细弦或细涩。

【方解】本方治证由营血亏虚，血行不畅所致。肝藏血，心主血，营血与心、肝两脏关系密切。营血亏虚，则心神失养，故见心悸失眠；血虚则肝失所养，故见头晕目眩；营血亏虚，则面、唇、爪等失于濡养，故面色无华，口唇、爪甲色淡无华；妇女以血为本，肝血不足，冲任虚损，加之血行不畅，则月经量少，不能按时而至，或前或后，甚则经闭不行，脐腹疼痛；脉细涩或细弦为营血虚滞之象。治宜补血为主，兼以活血调经。

方中熟地味甘性温，长于养血滋阴，益肾填精，用之为君。当归甘辛温质润，补血活血，为妇科调经之要药，用之为臣。白芍养血益阴，缓急止痛；川芎活血行气止痛，二者共为佐药。四药配伍，血虚能补，血滞能行，共奏补血调血之效。

本方的配伍特点：以熟地、白芍阴柔补血之品，配伍辛香行散之当归、川芎，补血活血调经，补血而不滞血，行血而不伤血，滋而不腻，温而不燥。

【运用】

1.辨证要点　本方是补血调经的基础方。以面色无华，唇甲色淡，舌淡，脉细为辨证要点。

2.加减变化　若兼气虚者，加人参、黄芪，以补气生血，名圣愈汤；以血滞为主者，白芍易为赤芍，加桃仁、红花，以加强活血祛瘀之力；血虚有寒者，加肉桂、炮姜、吴茱，以温通血脉；血虚有热者，熟地易为生地，加黄芩、丹皮、栀子，以清热凉血；妊娠胎漏者，加阿胶、艾叶，以止血安胎。

3.现代运用　本方常用于妇女月经不调、胎产疾病、过敏性紫癜、神经性头痛等属营血虚滞者。

4.使用注意　对于阴虚发热，以及血崩气脱之证，不宜使用本方。

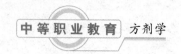

【附方】

1. 桃红四物汤（《医宗金鉴》，原名"加味四物汤"） 即四物汤加桃仁（9g），红花（6g），水煎服。功用：养血活血。主治：血瘀血虚证。妇女经期超前，血多有块，色紫稠黏，腹痛等。

2. 胶艾汤（《金匮要略》，又名芎归胶艾汤 ） 川芎、阿胶、甘草各二两（各6g），当归各三两（各9g），芍药四两（12g），干地黄六两（18g）。水煎服，阿胶烊化。功用：养血止血，调经安胎。主治；妇人冲任虚损，血虚有寒证。崩漏下血，月经过多，淋漓不止，产后或流产损伤冲任，下血不绝；或妊胞阻，胎漏下血，腹中疼痛。

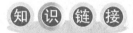

　　桃红四物汤、胶艾汤在组成中均含有四物汤。胶艾汤多阿胶、艾叶、甘草，侧重于养血止血，兼以调经安胎，是标本兼顾之方，故既可用于冲任虚损，血虚有寒的月经过多、产后下血不止，又可用治妊娠胎漏下血。桃红四物汤多桃仁、红花，因此偏重于活血化瘀，适用于血瘀所致的月经不调、痛经等。

当归补血汤
《内外伤辨惑论》

【方歌】当归补血君黄芪，芪归用量五比一，

　　　　补气生血代表剂，血虚发热此方宜。

【组成】黄芪一两（30g） 当归酒洗，二钱（6g）

【用法】以水二盏，煎至一盏，去滓，空腹时温服。（现代用法：水煎服）。

【功用】补气生血。

【主治】血虚阳浮发热证。肌热面赤，烦渴欲饮，脉洪大而虚，重按无力。亦治妇女经期、产后血虚发热头痛；或疮疡溃后，久不愈合者。

【方解】本方证为血气虚弱，阳气浮越所致。由于劳倦过度、营血亏损、外伤失血等原因，导致血虚气弱，阴不维阳，血虚气无所依，阳气浮越于外，故肌热面赤、烦渴引饮，渴喜热饮。脉洪大而虚、重按无力，是虚阳外浮之虚热之象。治宜补气生血为法。

　　由于有形之血生于无形之气，故方中重用黄芪大补脾肺之气，以资气血生化之源，使气旺血生，又可补气固表，摄敛浮阳，为君药。配伍当归甘辛而温，养血和营，为臣药。如此则阳生阴长，气旺血生，浮阳秘敛，诸症自除。

　　取本方益气养血而退热之功，亦可妇人经期、产后血虚发热头痛。取本方补气养血、

扶正托毒、生肌收口之功，用于疮疡溃后，久不愈合者。

【鉴别】本方证与白虎汤证有相似之处，应加以区别。白虎汤所治阳明气分热证是因于外感引起的热盛伤津，病情属实；当归补血汤主治的血虚发热证由于内伤所致的血虚气弱，阳气浮越，病情属虚。因此，白虎汤证大渴而喜冷饮，身大热，汗大出，脉洪大而有力；当归补血汤证口渴则喜温饮，身虽热而无汗，脉虽洪大而虚，重按无力。

【运用】

1. 辨证要点　本方为补气生血之基础方，治疗血虚发热的代表方，也为李东垣"甘温除热"法的具体运用。以肌热，口渴喜热饮，面赤，脉大而虚，重按无力为辨证要点。

2. 加减变化　若妇女经期，或产后感冒发热头痛者，加葱白、豆豉、生姜、大枣以疏风解表；若疮疡久溃不愈，气血两虚而又余毒未尽者，可加银花、甘草以清热解毒；若血虚气弱出血不止者，可加煅龙骨、阿胶、山茱萸以固涩止血。

归脾汤
《正体类要》

【方歌】归脾汤用术参芪，归草茯神远志齐，
　　　　酸枣木香龙眼肉，煎加姜枣益心脾。

【组成】白术　当归　白茯苓　黄芪炒　远志　龙眼肉　茯神去木一两（18g）　酸枣仁炒，各一钱（3g）　人参一钱（6g）　木香五分（1.5g）　甘草炙，三分（1g）

【用法】加生姜、大枣，水煎服。

【功用】益气补血，健脾养心。

【主治】

1. 心脾气血两虚证　心悸怔忡，失眠，健忘，盗汗，体倦食少，面色萎黄，舌淡，苔薄白，脉细弱。

2. 脾不统血证　便血，皮下紫癜，妇女崩漏，月经超前，量多色淡，或淋漓不止，舌淡，脉细弱。

【方解】本方证因思虑过度，心脾气血耗伤所致。心藏神、主血，脾主思、生血、统血，思虑过度，劳伤心脾，脾虚则运化无力，气血生化乏源，故食少、体倦、面色萎黄；心血不足，神失所养，则见心悸怔忡，失眠，健忘，盗汗；脾虚失于统血故见便血、皮下紫癜、妇女崩漏等症；舌质淡，苔薄白，脉细缓均属气血不足之象。故治宜益气健脾，补血养心。

方中以人参、黄芪、白术甘温之品益气健脾，一则健脾以复运化之职，使气血生化有源，二则补脾以收统血之功，使血有所归，为君药。当归、龙眼肉甘温补养心血；茯苓

（多用茯神）、酸枣仁、远志宁心安神，合用则养心血，安心神，为臣药。木香辛香行散，理气醒脾，与大量补气养血药配伍，使补而不滞；生姜、大枣调和脾胃，以助化源，为佐药。炙甘草补中健脾，调和药性，为佐使药。诸药合用，脾气得补，心血得养，共奏益气补血，健脾养心之功。

本方的配伍特点：一是心脾同治，重在补脾，使脾旺则气血生化有源，脾健则血有所归，故方名归脾；二是气血并补，但重在补气，使气旺可生血，气充可摄血，血足可养心；三是补气养血药中佐以木香理气醒脾，补而不碍胃。

【运用】

1. 辨证要点 本方是治疗心脾气血两虚证之良方。临床应用以心悸失眠，体倦食少，便血或崩漏，舌淡，脉细弱为辨证要点。

2. 加减变化 崩漏下血偏寒者，可加艾叶炭、炮姜炭，以温经止血；偏热者，加生地炭、阿胶珠、棕榈炭，以清热止血。

3. 使用注意 阴虚血热出血者慎用。

知 识 链 接

补中益气汤与归脾汤同用参、芪、术、草以益气补脾，治疗脾气虚诸证。补中益气汤是补气药配伍升阳举陷药，意在补气升提，复脾胃升清降浊之职，用于脾胃气虚、脾虚气陷之少气懒言、发热及脏器下垂等；归脾汤以补气药配伍养心安神药，意在心脾同治，复二脏生血、统血、藏神之功，用于心脾气血两虚之心悸怔忡、健忘失眠、体倦食少、便血、崩漏等。

第三节　气血双补剂

气血双补剂，适用于气血两虚证。症见面色无华，头晕目眩，心悸怔仲，食少倦怠，气短懒言，舌淡，脉虚无力等。常用补气药如人参、黄芪、白术等与补血药如当归、熟地黄、白芍、阿胶等共同组成方剂。代表方如八珍汤、炙甘草汤等。

八珍汤
《瑞竹堂经验方》

【方歌】双补气血八珍汤，四君四物合成方，
　　　　煎加姜枣调营卫，气血亏虚服之康。

【组成】人参　白术　白茯苓　当归　川芎　白芍药　熟地黄　甘草炙,各一两（30g）

【用法】上㕮咀，每服三钱（9g），水一盏半，加生姜五片，大枣一枚，煎至七分，去滓，不拘时候，通口服（现代用法：或作汤剂，加生姜3片，大枣5枚，水煎服，用量根据病情酌定）。

【功用】益气补血。

【主治】气血两虚证。面色苍白或萎黄，头晕耳眩，四肢倦怠，气短懒言，心悸怔忡，饮食减少，舌淡苔薄白，脉细弱或虚大无力。

【方解】本方主治的气血两虚证多由久病失治或失血过多所致。心肝血虚，可见面色苍白或萎黄、眩晕、心悸怔忡、舌淡脉细；脾气虚，故食少体倦、气短懒言、脉虚无力。治宜补气与养血并用。

方中人参益气健脾，熟地黄滋阴养血，二者相配，益气养血，共为君药。白术、茯苓健脾祛湿，助人参补气健脾；当归、白芍补养营血，助熟地滋养阴血，均为臣药。川芎为佐，活血行气，使君药臣药补而不滞。炙甘草为使，益气补中，调和诸药。用法中加入姜、枣为引，调理脾胃，以资气血生化之源，亦为佐使之用。诸药合用，共奏益气养血之功。本方乃四君子汤合四物汤而成，二方分列补气与补血诸方之首，合而为一，则兼具二者之效，故以"八珍"名之。

【运用】

1.辨证要点　本方是治疗气血两虚证的常用方。临床应用以气短乏力，心悸眩晕，舌淡，脉细无力为辨证要点。

2.加减变化　若以血虚为主，眩晕心悸明显者，可加大熟地、白芍用量；以气虚为主，气短乏力明显者，可加大人参、白术用量；兼见不寐者，可加酸枣仁、柏子仁、五味子等以养心安神。

3.现代运用　本方常用于各种慢性病，以及妇女月经不调、习惯性流产、疮疡久不愈合等属气血两虚者。

【附方】

十全大补汤（《太平惠民和剂局方》）　人参去芦（6g），肉桂去皮（3g），川芎（6g），干地黄洗,酒蒸,焙（12g），茯苓、白术焙、川当归去芦、白芍药各等分（各9g），黄芪（12g），甘草炒（3g）。上为细末，每服二大钱（9g），用水一盏，加生姜三片，枣子二个，同煎至七分，不拘时候温服。功用：温补气血。主治：气血不足，饮食减少，久病体虚，脚膝无力，面色萎黄，精神倦怠，以及疮疡不敛，妇女崩漏等。

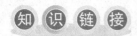

知 识 链 接

　　十全大补汤、人参养荣汤、泰山磐石散三方均由八珍汤加减而成，皆具益气补血作用而主治气血两虚之证。其中十全大补汤是由八珍汤加黄芪、肉桂而成，偏于温补气血，用于气血两虚偏寒者；人参养荣汤是由八珍汤去川芎，加远志、陈皮、五味子而成，增宁心安神之功，用于气血两虚而心神失宁者；泰山磐石散系八珍汤减去茯苓，而加续断补肝肾、益冲任，黄芪益气升阳以固胎元，黄芩、糯米、砂仁清热养胃安胎，成为颐养胎元之专方，用于气血虚弱，胎元不固者。

炙甘草汤
《伤寒论》

【方歌】炙甘草汤参桂姜，麦地胶枣麻仁襄，
　　　　心动悸兮脉结代，虚劳肺痿俱可尝。

【组成】炙甘草四两（12g）　生姜三两（9g）　桂枝三两（9g）　人参二两（6g）　生地黄一斤（50g）　阿胶二两（6g）　麦冬半升（10g）　麻仁半升（10g）　大枣三十枚（10g）

【用法】上以清酒七升，水八升，先煮八味，取三升，去滓，内胶烊消尽，温服一升，日三服（现代用法：水煎服，阿胶烊化，冲服）。

【功用】益气滋阴，通阳复脉。

【主治】

1. 阴血阳气虚弱，心脉失养证　脉结代，心动悸，虚羸少气，舌光少苔，或质干而瘦小者。

2. 虚劳肺痿　干咳无痰，或咳吐涎沫，量少，形瘦短气，虚烦不眠，自汗盗汗，咽干舌燥，大便干结，脉虚数。

【方解】本方证原治心脉失养之"脉结代""心动悸"，其证是由阴血不足，阳气虚弱所致。阴血不足，无以充盈血脉，阳气不振，无力鼓动血行，则脉气不相接续，故脉结代；阴血阳气虚弱，心失温养，故心动悸。治宜滋养心之阴血，温补心之阳气，以复脉定悸。

　　方中重用生地黄滋阴养血，充脉养心，为君药。炙甘草、人参、大枣补益心脾之气，以资气血生化之源；阿胶、麦冬、麻仁滋心阴，补心血，助君药充血脉，共为臣药。桂枝、生姜辛温行散，助心阳，通血脉，为佐药。加清酒煎服，取其辛热，可温通血脉，以行药力，为使药。诸药合用，可滋心阴，温心阳，养心血，益心气，使阴血足而血脉充，阳气足而血脉通，共成气血阴阳并补之剂。

本方炙甘草用量较大，有补心益气、缓急定悸之功，故名为"炙甘草汤"，又因本方有益气滋阴，通阳复脉之效，故又名"复脉汤"

气阴两伤之虚劳肺痿者使用本方，是用其益气滋阴而护肺，但对阴伤肺燥较甚者，应考虑方中姜、桂、酒减少用量或不用。

【鉴别】本方与生脉散均有补肺气，养肺阴之功；可治疗肺之气阴两虚，久咳不已。但本方益气养阴作用较强，敛肺止咳之力不足，重在治本，且偏于温补，阴虚肺燥较著或兼内热者不宜；而生脉散益气养阴之力虽不及本方，因配伍了收敛的五味子，标本兼顾，故止咳之功甚于炙甘草汤，且偏于清补，临证之时可斟酌选用。

【运用】

1. 辨证要点　本方为阴阳气血并补之剂。临床应用以脉结代，心动悸，虚赢少气，舌光色淡少苔为辨证要点。

2. 加减变化　方中可加酸枣仁、柏子仁以增强养心安神定悸之力，或加龙齿、磁石重镇安神；偏于心气不足者，重用炙甘草、人参；偏于阴血虚者，重用生地黄、麦冬；心阳偏虚者，易桂枝为肉桂，加附子以增强温心阳之力；阴虚而内热较盛者，易人参为南沙参，并减去桂、姜、枣、酒，酌加知母、黄柏，则滋阴液降虚火之力更强。

【附方】

加减复脉汤（《温病条辨》）炙甘草六钱（18g），干地黄六钱（18g），生白芍六钱（18g），麦冬不去心，五钱（15g），阿胶三钱（9g），麻仁三钱（9g）。上以水八杯，煮取三杯，分三次服。功用：滋阴养血，生津润燥。主治：温热病后期，邪热久羁，阴液亏虚证。身热面赤，口干舌燥，脉虚大，手足心热甚于手足背者。

本方是由炙甘草汤（复脉汤）加减衍化而成，故名加减复脉汤。因温病后期，热灼阴伤，故本方去益气温阳之人参、大枣、桂枝、生姜，加养血敛阴之白芍，变阴阳气血并补之剂为滋阴养液之方。

第四节　补阴剂

补阴剂，适用于阴虚证。症见形体消瘦，头晕耳鸣，潮热颧红，五心烦热，盗汗失眠，腰酸遗精，咳嗽咯血，口燥咽干，舌红少苔，脉细数等。常用补阴药如生地黄、麦冬、阿胶、白芍、百合、石斛、玉竹等为主组方。代表方如六味地黄丸、大补阴丸、一贯煎。

六味地黄丸（地黄丸）

《小儿药证直诀》

【方歌】六味地黄益肝肾，山药丹泽萸苓掺，

再加知柏成八味，阴虚火旺可煎餐。

六味再加五味子，丸名都气虚喘安；

地黄丸中加麦味，咳喘盗汗皆能挽；

六味再加杞与菊，目视昏花治可痊。

【组成】熟地黄八钱（24g）　山萸肉　干山药各四钱（各20g）　泽泻　牡丹皮　茯苓去皮，各三钱（9g）

【用法】上为末，炼蜜为丸，如梧桐子大。空心温水化下三丸（现代用法：亦可为汤剂水煎服）。

【功用】滋补肝肾。

【主治】肝肾阴虚证。腰膝酸软，头晕目眩，耳鸣耳聋，盗汗，遗精，消渴，骨蒸潮热，手足心热，口燥咽干，牙齿动摇，足跟作痛，小便淋沥，以及小儿囟门不合，舌红少苔，脉沉细数。

【方解】本方证为肾阴不足，虚热内扰所致。肾藏精，主骨生髓，齿为骨之余，腰为肾之府，肾阴不足则骨髓不充，故腰膝酸软、牙齿动摇、小儿囟门不合；脑为髓海，肾阴不足，不能生髓充脑，故头晕目眩；肾开窍于耳，肾虚精亏，耳窍失养，故耳鸣耳聋；肾主藏精，肾阴不足，封藏失职，加之阴虚则热，相火扰动精室，故遗精；虚热内热或虚火上炎，故骨蒸潮热、消渴、盗汗、小便淋沥、舌红少苔、脉沉细数。根据"壮水之主，以制阳光"之法，治宜滋阴补肾为主，适当配伍清虚热之品。

方中重用熟地黄，味甘滋腻，主入肾经，滋阴补肾，填精益髓，为君药。山茱萸酸温收敛，入肝肾经，补肝滋肾，涩精敛汗；山药甘平滋腻，归脾肾经，补益脾阴，兼固肾精，共为臣药。三药合之，滋肾，补肝，益脾，肾肝脾三阴并补，称为"三补"，但熟地黄用量较大，是山萸肉与山药用量之和，故以补肾阴为主。泽泻利湿，宣泄肾浊，并制熟地黄滋腻之性；茯苓淡渗脾湿，并助山药之健运；丹皮清泄虚热，并减山萸肉之温涩。三药渗湿浊，泻虚火，称为"三泻"，均为佐药。六味合用，补中有泻，泻中寓补，滋而不腻，补而不滞，共奏滋阴补肾之功。

本方的配伍特点：三补三泻，其中补药用量重于泻药，是以补为主；肝、脾、肾三阴并补，以补肾阴为主。

六味地黄丸是从《金匮要略》的肾气丸去桂枝、附子而成，原名"地黄丸"，用治肾怯诸证（小儿先天不足，发育不良等），现可广泛用于阴虚内热所致的临床各科疾病。

【运用】

1. 辨证要点　本方是治疗阴虚证的基础方。临床应用以腰膝酸软，头晕目眩，口燥咽干，舌红少苔，脉沉细数为辨证要点。

2. 加减变化　若虚火明显者，加知母、玄参、黄柏等以加强清热降火之功；兼脾虚气滞者，加白术、砂仁、陈皮等以健脾和胃；若肾虚耳鸣、耳聋、目眩较重者，加五味子、石菖蒲、磁石以滋阴补肾，潜阳聪耳。

【附方】

1. 知柏地黄丸（《医宗金鉴》）　六味地黄丸加知母 盐炒，黄柏 盐炒各二钱（各6g）。上为细末，炼蜜为丸如梧桐子大，每服二钱（6g），温开水送下。功用：滋阴降火。主治：阴虚火旺证。骨蒸潮热，虚烦盗汗，腰膝酸痛，遗精等证。

2. 杞菊地黄丸（《麻疹全书》）　六味地黄丸加枸杞子，菊花各三钱（各9g）。上为细末，炼蜜为丸，如梧桐子大，每服三钱（9g），空腹服。功用：滋肾养肝明目。主治：肝肾阴虚证。两目昏花，视物模糊，或眼睛干涩，迎风流泪。

3. 麦味地黄丸（《寿世保元》）　六味地黄丸加麦冬三钱（9g），五味子二钱（6g）。上为细末，炼蜜为丸，如梧桐子大，每服三钱（9g），空腹时用姜汤送下。功用：滋补肺肾。主治：肺肾阴虚，虚烦劳热，咳嗽吐血，潮热盗汗。

4. 都气丸（《医贯》）　六味地黄丸加五味子二钱（6g），麦冬五钱（15g）。上为细末，炼蜜为丸，如梧桐子大，每服三钱（9g），空腹服。功用：滋肾纳气。主治：肺肾两虚证。咳嗽气喘，或呃逆遗精，腰痛。

知 识 链 接

　　知柏地黄丸、杞菊地黄丸、麦味地黄丸、都气丸四方均由六味地黄丸加味而成，皆具滋阴补肾之功。其中知柏地黄丸偏于滋阴降火，适用于阴虚火旺、骨蒸潮热、遗精盗汗之证；杞菊地黄丸偏于养肝明目，适用于肝肾阴虚、两目昏花、视物模糊之证；麦味地黄丸偏于滋补肺肾，适用于虚烦劳热，咳嗽吐血，潮热盗汗；都气丸偏于滋肾纳气，适用于肾虚喘逆。

大补阴丸（大补丸）
《丹溪心法》

【方歌】大补阴丸知柏黄，龟板脊髓蜜成方，
　　　　咳嗽咯血骨蒸热，阴虚火旺制亢阳。

【组成】熟地黄 酒蒸　龟板 酥炙，各六两（各180g）　黄柏 炒褐色　知母 酒浸，炒，各四两（各120g）

【用法】上为末，猪脊髓蒸熟，炼蜜为丸。每服七十丸（6～9g），空心盐白汤送下（现代用法：上为细末，猪脊髓适量蒸熟，捣如泥状；炼蜜，混合拌匀和药粉为丸，每丸约重15g，每日早晚各服1丸，淡盐水送服；或作汤剂，水煎服，用量按原方比例酌减）。

【功用】滋阴降火。

【主治】阴虚火旺证。骨蒸潮热，盗汗遗精，咳嗽咯血，心烦易怒，足膝疼热，舌红少苔，尺脉数而有力。

【方解】本方证是由肝肾阴亏，虚火内扰所致。肝肾阴亏，水不制火，则相火亢盛，虚火内生，故见骨蒸潮热、盗汗遗精、足膝疼热；虚火灼肺，故咳嗽咯血；虚火上扰心肝，则心烦易怒；舌红少苔，尺脉数而有力，皆为阴虚火旺之象。治宜标本兼治，滋阴降火。

方中熟地滋肾填精益髓；龟板为血肉有情之品，益阴潜阳，二药重用，意在大补真阴，壮水制火以治其本，共为君药。知母、黄柏清热除烦，泻火坚阴，二者相须为用，泻火保阴以治其标，并助君药滋润之功，均为臣药。猪脊髓、蜂蜜乃血肉甘润之品，填精益髓，既可助君药滋补精髓，又可制黄柏苦燥之性，为佐使药。诸药合用，滋阴精而降相火，以达培本清源之效，共收滋阴填精，清热泻火之功。

本方的配伍特点是：滋阴药与清热降火药相配，培本清源，标本兼顾，以滋阴培本为主，降火清源为辅。

【运用】

1. 辨证要点 本方为治疗阴虚火旺证的基础方，又是体现朱丹溪补阴学派学术思想及其滋阴降火治法的代表方。临床应用以骨蒸潮热，舌红少苔，尺脉数而有力为辨证要点。

2. 加减变化 若阴虚较重者，可加天门冬、麦冬以润燥养阴；咯血、吐血者，加仙鹤草、旱莲草、白茅根以凉血止血；遗精者，加金樱子、芡实、桑螵蛸、山茱萸以固精止遗。

3. 使用注意 若脾胃虚弱、食少便溏，以及火热属于实证者不宜使。

知 识 链 接

大补阴丸与六味地黄丸均能滋阴降火，用于肾阴虚，虚火内扰之证，但六味地黄丸偏于补养肾阴，而清热之力不足；大补阴丸则滋阴与降火之力较强，故对阴虚而火旺明显者，选用该方为宜。

一贯煎
《续名医类案》

【方歌】一贯煎中生地黄，沙参归杞麦冬藏，少佐川楝泄肝气，阴虚胁痛此方良。

【组成】北沙参 麦冬 当归身（各9g） 生地黄（18～30g） 枸杞子（9～18g） 川楝子 一钱半（4.5g）

【用法】水煎服。

【功用】滋阴疏肝。

【主治】肝肾阴虚，肝气郁滞证。胸脘胁痛，吞酸吐苦，咽干口燥，舌红少津，脉细弱或虚弦；亦治疝气瘕聚。

【方解】本方证是由肝肾阴虚，肝郁气滞所致。肝体阴而用阳，喜条达而恶抑郁。肝肾阴虚，水不涵木，肝体失养，则疏泄失常，肝气郁滞，故见胸脘胁痛；肝郁化火，横逆犯胃，肝胃不和，则见吞酸吐苦；肝肾阴虚，津不上承，故咽干口燥、舌红少津；阴血亏虚，血脉不充，故脉细弱或虚弦；肝郁日久，经气不利则生疝气、瘕聚等症。本方证为阴虚所致肝郁，故治宜滋阴养血为主，疏肝解郁为辅。

方中重用生地黄滋阴养血、补益肝肾，滋水涵木，为君药。当归、枸杞、北沙参、麦冬滋阴养血以柔肝，配合君药养肝之体以助肝之用，为臣药。佐以少量川楝子，既可疏肝理气止痛，顺其条达之性，又可清泄肝郁所生之热，该药性虽苦寒，但与大量甘寒滋阴养血药相配伍，则无苦燥伤阴之弊。诸药合用，使肝体得以濡养，肝气得以舒畅，则胸脘胁痛诸症可解。

本方配伍特点：在大队滋阴养血药中，佐一味川楝子疏肝理气，养肝阴与疏肝气相结合，以补为主，补阴而不滞气，理气又不伤阴，诚为滋阴疏肝之名方。

【运用】

1.辨证要点 本方是治疗肝肾阴虚，肝气不舒所致脘胁疼痛的常用方。临床应用以脘胁疼痛，吞酸吐苦，舌红少津，脉虚弦为辨证要点。

2.加减变化 若大便秘结，加瓜蒌仁；有虚热或汗多，加地骨皮；痰多，加川贝母；舌红而干，阴亏过甚，加石斛；胁胀痛，按之硬，加鳖甲；烦热而渴，加知母、石膏；腹痛，加芍药、甘草；两足痿软，加牛膝、薏仁；不寐，加酸枣仁；口苦燥，少加黄连。

3.现代运用 本方常用于慢性肝炎、慢性胃炎、胃及十二指肠溃疡、肋间神经痛、神经官能症等属阴虚肝郁者。

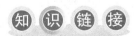

一贯煎与逍遥散都能疏肝理气，均可治肝郁气滞之胁痛。不同之处：逍遥散疏肝养血健脾的作用较强，主治肝郁血虚之胁痛，并伴有神疲食少等脾虚症状；一贯煎滋养肝肾的作用较强，主治肝肾阴虚之胁痛，且见吞酸吐苦等肝气犯胃症状者。

百合固金汤

《慎斋遗书》

【方歌】百合固金二地黄，玄参贝母桔甘藏，

麦冬芍药当归配，喘咳痰血肺家伤。

【组成】百合一钱半（12g）熟地 生地 归身各三钱（各9g）白芍一钱（6g）甘草一钱（3g）桔梗八分（6g）玄参八分（3g）贝母 麦冬各一钱半（各9g）

【用法】水煎服。

【功用】滋养肺肾，止咳化痰。

【主治】肺肾阴亏，虚火上炎证。咳嗽气喘，痰中带血，咽喉燥痛，头晕目眩，午后潮热，舌红少苔，脉细数。

【方解】本方证由肺肾阴亏，虚火上炎所致。肺肾阴虚，虚火邪金，肺失清肃而气逆，肺络被伤则咳嗽气喘，痰中带血，咽喉燥痛。手足心热，骨蒸盗汗，舌红少苔，脉细数均为阴虚内热之征。总之本病证病机为肺肾阴亏，虚火灼肺，损伤血络，根据以上病机，治以养阴润肺，化痰止咳。

方中百合甘苦微寒，养阴而润肺，清热而保肺，止咳而宁肺，故能固护肺金；生地、熟地并用，滋肾补阴，又可清热凉血。三药相伍，滋肾固肺，金水并补，共为君药。麦冬甘寒，滋阴清热，助百合养阴润肺止咳；玄参咸寒，滋阴泻火，助二地滋阴壮水，以清虚火，并可利咽喉，共为臣药。当归补血和血，引血归经以止血；白芍养血和营，摄敛横逆之肝气，二者合用养血益阴，柔肝平肝，抑木而保金；贝母化痰止咳，清热润肺，俱为佐药。桔梗宣肺利咽，化痰止咳，并载药上行；生甘草清热泻火，调和诸药，共为佐使药。诸药合用，使阴液恢复，肺金得固，则咳嗽、吐血诸症自愈。

本方配伍特点有二：一是方中以甘寒为主，养阴清热，正本清源，而避免苦寒之药以防增其燥。二是本方肺、肾、肝三脏并治，润、保、宁肺，金水相生，抑木护金，其意全在固护肺金。

【运用】

1. 辨证要点 本方为治疗肺肾阴亏，虚火上炎而致咳嗽痰血证的常用方。临床应用以咳嗽气喘，痰中带血，咽喉燥痛，舌红少苔，脉细数为辨证要点。

2. 加减变化 若痰多而色黄者，加胆南星、黄芩、瓜蒌皮以清肺化痰；若咳喘甚者，可加杏仁、五味子、款冬花以止咳平喘；若咳血重者，可去升提之桔梗，加白及、白茅根、仙鹤草以止血。

3. 现代运用 本方常用于肺结核、慢性支气管炎、支气管扩张咯血、慢性咽喉炎、自

发性气胸等属肺肾阴虚，虚火上炎者。

第五节　补阳剂

补阳剂，主要适用于肾阳虚弱证。症见形寒肢冷，面色苍白，腰膝酸痛，下肢软弱无力，小便不利，或小便频数，尿后余沥，少腹拘急，男子阳痿早泄，女子宫寒不孕，舌淡苔白，脉沉细，尺部尤甚等。常用补阳药如附子、肉桂、巴戟天、肉苁蓉、淫羊藿、鹿角胶、仙茅等为主组成方剂。代表方肾气丸。

肾气丸
《金匮要略》

【方歌】肾气丸补肾阳虚，地黄山药及萸茱，

苓泽丹皮合桂附，水中生火在温煦。

【组成】干地黄八两（240g）　薯蓣（山药）　山茱萸各四两（各120g）　泽泻　茯苓　牡丹皮各三两（各90g）　桂枝　附子炮，各一两（各30g）

【用法】上为细末，炼蜜和丸，如梧桐子大，酒下十五丸（6g），日再服（现代用法：每服9g，每日2～3次，温开水或淡盐汤送下。浓缩丸：每服8粒，每日2～3次，温开水或淡盐汤送服。或作汤剂，用量按原方比例酌减）。

【功用】补肾助阳。

【主治】肾阳不足证。腰痛脚软，身半以下常有冷感，少腹拘急，小便不利，或小便反多，入夜尤甚，阳痿早泄，舌淡而胖，脉虚弱，尺部沉细，以及痰饮、水肿、消渴、脚气、转胞等。

【方解】本方证皆由肾阳不足所致。肾为水脏，内寓命门真火，肾阳不足，失于温煦，故腰痛脚软、身半以下常有冷感；肾主水，肾阳虚弱，气化不利，水湿内停，则小便不利、少腹拘急，或转胞，或水肿、痰饮、脚气等；肾虚不固，膀胱失于约束，水液直趋下焦，津不上承，故见消渴，小便量多。舌质淡而胖，尺脉沉细或沉弱而迟，皆为肾阳不足之象。诸症皆由肾阳不足，失于温煦，气化不利，水液代谢失常而致，治宜补肾助阳，"益火之源，以消阴翳"，辅以化气利水。

方中附子大辛大热，温补肾阳；桂枝辛甘而温，温阳化气；二药相合，补肾阳，助气化，共为君药。然肾为水火之脏，内寓元阴元阳，阳虚则阴不化，故重用干地黄滋肾填精；配伍山茱萸、山药补肝脾益精血，共为臣药。君臣相伍，温阳益阴，阳得阴生则温而不燥，阴得阳化则滋而不腻。即所谓"善补阳者，必于阴中求阳，则阳得阴助，而生化无

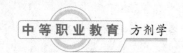

穷"。方中少量补阳药配伍大队滋阴药，旨在于"微微生火""少火生气"之义。泽泻利湿泄浊、茯苓利水渗湿，丹皮擅入血分，活血化瘀，调血分之滞，三药寓泻于补，俾邪去而补药得力，并防滋阴药之腻滞。诸药合用，补而不腻，温而不燥，为温补肾阳之良方。

本方配伍特点有二：一是方中少量的附子、桂枝与大队滋阴的六味地黄丸配伍，可见其立方之旨，并非峻补元阳，乃在阴中求阳，少火生气；二是以补为主，佐以行散渗利，寓泻于补，使补而不滞。

【运用】

1. 辨证要点 本方为补肾助阳的常用方。临床应用以腰痛脚软，小便不利或反多，舌淡而胖，脉虚弱而尺部沉细为辨证要点。

2. 加减变化 方中干地黄，现多用熟地黄；桂枝改用肉桂，如此效果更好；若腰膝冷痛甚者，加杜仲、牛膝、狗脊补肾壮腰；若夜尿多、遗尿者，宜加桑螵蛸、乌药、五味子补肾缩尿；若用于阳痿，证属命门火衰者，酌加淫羊藿、补骨脂、巴戟天等以助壮阳起痿之力。

【附方】

加味肾气丸（《济生方》） 白茯苓去皮、泽泻、山茱萸取肉、山药炒、车前子酒蒸、牡丹皮去木，各一两（各30g），附子炮，二枚（15g），官桂不见火、川牛膝去芦，酒蒸、熟地黄各半两（15g）。上为细末，炼蜜为丸，如梧桐子大，每服七十丸（9g），空心米饮送下。功用：温补肾阳，利水消肿。主治：肾阳虚水肿，腰重脚肿，小便不利。

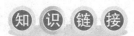

加味肾气丸由肾气丸加味而成，有温补肾阳的作用。加味肾气丸增加牛膝、车前子，温肾利水以消肿，常用于肾阳虚的水肿、小便不利。

第六节　阴阳双补剂

阴阳并补剂，适用于阴阳两虚证。症见头晕目眩，腰膝酸软，阳痿遗精，畏寒肢冷，自汗盗汗，午后潮热等。常用补阴药如熟地黄、山茱萸、龟板、何首乌、枸杞子和补阳药如肉苁蓉、巴戟天、附子、肉桂、鹿角胶等共同组成方剂。代表方如地黄饮子。

地黄饮子（地黄饮）
《黄帝素问宣明论方》

【方歌】地黄饮萸麦味斛，苁戟附桂阴阳补。

　　　　化痰开窍菖远茯，加薄姜枣喑痱服。

【组成】熟干地黄焙（12g）　巴戟天去心　山茱萸炒　石斛去根　肉苁蓉酒浸，切焙　附子炮裂，去皮脐　五味子炒　官桂去粗皮　白茯苓去黑皮　麦门冬去心，焙　菖蒲　远志去心，各半两（各15g）

【用法】为粗末，每服三钱匕（9～15g），水一盏，加生姜三片，大枣二枚，擘破，同煎七分，去滓，食前温服（现代用法：加姜枣水煎服）。

【功用】补肾阳，滋肾阴，开窍化痰。

【主治】喑痱证。舌强不能言，足废不能用，口干不欲饮，足冷面赤，脉沉细弱。

【方解】本方证是由于肾之阴阳两虚，痰浊堵塞窍道所致。肾主藏精，内寓元阴元阳，下元虚衰，肾虚则精亏，精不上承，舌体失荣，加上痰浊上泛，堵塞窍道，故舌强而不能言语，发为"喑证"；肾主骨，肾阴肾阳虚衰，骨失所养，故见筋骨痿软无力，以致足废不能用，发为"痱证"。治宜补养肾之阴阳，开窍化痰。

方用甘温的熟地黄与酸温的山茱萸滋阴补肾，温热之肉苁蓉、巴戟天温肾壮阳，四味合用，滋肾阴，补肾阳，共为君药。附子、肉桂辛热，温补肾阳，引火归元；石斛、麦冬滋阴益胃，补后天以充先天；五味子酸涩收敛，合山茱萸可固肾涩精。五药合用，助君药滋阴温阳补肾，共为臣药。石菖蒲、远志、茯苓开窍化痰，以治痰浊阻窍之标，又可交通心肾，为佐药。薄荷疏郁而轻清上行，清利咽喉窍道；生姜、大枣和中调药，为佐使之用。诸药合用，标本兼顾，上下同治，阴阳并补，使下元得补，痰浊得化，窍道得开，则"喑痱"可愈。

本方配伍特点：一是上下兼治，标本并图，尤以治下治本为主；二是阴阳并补，滋阴药与温阳药的药味及用量相当，补阴与补阳并重，滋而不腻，温而不燥，乃成平补肾阴肾阳之方。

【运用】

1.辨证要点　本方为治疗肾虚喑痱的常用方。临床应用以舌喑不语，足废不用，足冷面赤，脉沉细弱为辨证要点。

2.加减变化　若属痱而无喑者，减去石菖蒲、远志等宣通开窍之品；喑痱以阴虚为主，痰火偏盛者，去附、桂，酌加川贝母、竹沥、胆南星、天竺黄等以清化痰热；兼有气虚者，酌加黄芪、人参以益气。

3. 现代运用 本方常用于晚期高血压病、脑动脉硬化、中风后遗症、脊髓炎等慢性疾病过程中出现的阴阳两虚者。

同步训练

一、选择题

1. 下列不属于四君子汤组成的是（　　　）

　　A. 人参　　　　　B. 茯苓　　　　　C. 附子　　　　　D. 白术　　　　　E. 甘草

2. 体现"培土生金"治法的方剂是（　　　）

　　A. 参苓白术散　　B. 四君子汤　　　C. 玉屏风散

　　D. 补中益气汤　　E. 归脾汤

3. 补中益气汤中的君药是（　　　）

　　A. 人参　　　　　B. 炙甘草　　　　C. 黄芪　　　　　D. 当归　　　　　E. 白术

4. "甘温除热"的代表方是（　　　）

　　A. 四君子汤　　　B. 参苓白术散　　C. 归脾汤

　　D. 补中益气汤　　E. 生脉散

5. 营血虚滞证者，宜选用（　　　）

　　A. 桃红四物　　　B. 当归补血　　　C. 四物汤　　　　D. 胶艾汤　　　　E. 归脾汤

6. 当归补血汤中黄芪与当归的用量比例为（　　　）

　　A. 6：1　　　　　B. 5：2　　　　　C. 7：1　　　　　D. 2：1　　　　　E. 5：1

7. 治疗心脾气血两虚证的常用方剂是（　　　）

　　A. 桃红四物　　　B. 当归补血　　　C. 四物汤　　　　D. 胶艾汤　　　　E. 归脾汤

8. 炙甘草汤的功效是（　　　）

　　A. 益气温阳，滋阴复脉　　　　　　B. 滋阴清热，养血复脉

　　C. 益气温阳，健脾补肺　　　　　　D. 滋阴补肾，益气复脉

　　E. 益气养血，敛阴复脉

9. 属于六味地黄丸中"三补"的药物是（　　　）

　　A. 熟地黄、山茱萸、丹皮　　　　　B. 熟地黄、山药、泽泻

　　C. 熟地黄、山茱萸、山药　　　　　D. 山茱萸、山药、丹皮

　　E. 茯苓、泽泻、丹皮

10. 治疗肝肾阴虚所致胁痛的代表方剂是（　　　）

　　A. 逍遥散　　　　B. 四逆散　　　　C. 一贯煎

　　D. 六味地黄丸　　E. 天台乌药散

11. 肾气丸中桂枝，附子的配伍意义主要是（　　　）

    A. 温肾暖脾，扶助阳气　　　　　　B. 温通经脉，以助血行

    C. 助阳散寒，以除痼冷　　　　　　D. 温补肾阳，散寒止痛

    E. 温补肾阳，以助气化

12. 体现"少火生气"之义的方剂为（　　　）

    A. 左归丸　　　B. 六味地黄丸　C. 右归丸　　　　D. 肾气丸　　　E. 地黄饮子

二、简答题

1. 补中益气汤中黄芪与柴胡、升麻配伍意义是什么？

2. 归脾汤为补血之剂，方中配伍人参、黄芪等补气药有何意义？

3. 写出四物汤的组成、功用、主治。

第八章

固涩剂

【学习目标】

1. 固涩剂的适用范围及应用注意事项。

2. 牡蛎散、真人养脏汤、四神丸的药物组成、功用、主治证候、配伍意义及配伍特点。

3. 桑螵蛸散、固冲汤、完带汤的药物组成、功用、主治证候和配伍意义。

案例导入

李某，女，48岁。主诉：经行量多，漏下约10余天。近半年来，经行不定期，每次经行时，量多如崩，经色暗淡，继则淋漓不尽，或一月二行。10天前来经，经初血暗淡，暴下量多；伴头晕心悸，面色萎白，体倦神疲，胃纳减少，腰膝酸软，舌淡红，脉微弱。西医初诊为：更年期功能性子宫出血。前两次来经不止，均以刮宫为治，因病者害怕手术而转中医诊治。

请思考：

1. 固涩剂的适用范围是什么？怎样正确使用？

2. 试分析固冲汤、完带汤两方的配伍特点是什么？

3. 真人养脏汤与四神丸均治泄泻，如何区别使用？

4. 桑螵蛸散的配伍特点是什么？

凡以固涩药为主组成，具有收敛固涩作用，用于治疗气、血、津、精耗散滑脱之证的方剂，称为固涩剂。本类方剂是根据"散者收之"（《素问·至真要大论》）的理论，以及"十剂"中"涩可固脱"的治法而设立的。

气、血、精、津是营养机体及维持机体生命活动的宝贵物质，既不断被利用消耗，同时又不断得到化生补充，盈亏消长，周而复始。一旦耗散过度，正气亏虚，则致滑脱不禁，散失不收，轻则影响健康，甚者危及生命。正如《灵枢·本脏》所谓："人之血气精神者，所以奉生而周于性命者也。"气、血、精、津之耗散滑脱，虽有自汗、盗汗、久咳不止、久泻久痢、遗精滑泄、小便失禁、崩漏、带下等不同表现，但其基本病机均为久病正虚，失于固摄，故治疗宜遵"散者收之""涩可固脱""虚者补之"等法则，因而本章方剂的主要药物，或遣收涩药以治其标，或遣补益药以治其本。据其所治病症不同，固涩剂分为固表止汗剂、涩肠固脱剂、涩精止遗剂、固崩止带剂四类。

使用固涩剂，要辨证准确，辨明虚实，标本兼顾。固涩剂是为正气内虚，气、血、津、精耗散或滑脱而设，以正虚为本，滑脱或耗散之证为标，故在治法和用药上可根据气、血、津、精偏衰的程度，配伍相应的补益药，补涩并用，标本兼顾。若气、血、津、精耗散滑脱较甚者，则应急则治其标，以收敛固涩为先，得效后再以补虚之法治其本。至于元气大亏、亡阳欲脱之证，则需急用大剂补气回阳之品以固脱，才能挽危救急。对于实邪所致的热病多汗、痰饮咳嗽、火扰遗精、伤食泻痢或实热崩漏带下等证，不宜使用。若外邪未尽，不可过早使用，防止"闭门留寇"之弊。

第一节　固表止汗剂

固表止汗剂，适用于自汗或盗汗证。自汗多因阳气不足，卫外不固，营阴不守所致；盗汗则因阴虚内热，虚热迫津外泄所致。常用固表止汗药如煅龙骨、煅牡蛎、麻黄根、浮小麦等。代表方如牡蛎散。

牡蛎散
《太平惠民和剂局方》

【方歌】牡蛎散里用黄芪，小麦麻根合用宜，
　　　　卫虚自汗或盗汗，固表收敛见效奇。

【组成】黄芪　麻黄根　煅牡蛎各一两（各30g）

【用法】上三味为粗散。每服三钱（9g），水一盏半，小麦百余粒（30g），同煎至八分，去滓，热服，日二服，不拘时候（现代用法：作汤剂，用量按原方比例酌定，加小麦30g，水煎服）。

【功效】益气固表，敛阴止汗。

【主治】卫外不固，心阳不潜之自汗、盗汗。常自汗出，夜卧更甚，心悸惊惕，短气体倦，舌淡红，脉细弱。

【方解】本方所治出汗，因卫虚肌表失固，阴亏心阳不潜所致。表卫气虚，阴失固护而外泄，则自汗；入夜卫气入里而难以固表，加之汗出过多，耗伤心阴，阴虚而阳不潜藏，则汗出夜卧更甚；汗出过多，心之气阴俱损，则心悸惊惕、短气体倦。治宜益气固表，敛阴止汗。

方中牡蛎敛阴潜阳，镇惊安神，煅制功擅收涩止汗，为君药。黄芪益气实卫，固表止汗，为臣药。君臣相配，是为益气固表、敛阴潜阳的常用组合。麻黄根功专收敛止汗；小麦补心阴，益心气，清虚热，为佐药。全方配合，使腠理密固，心阳内潜，则汗出可止。

配伍特点：涩补并用，以涩为主。

《医方集解》牡蛎散方将小麦易为浮小麦，则止汗之力更强，但养心之功稍逊。

【运用】

1. 辨证要点 本方是治疗气虚卫外不固，阴亏心阳不潜之自汗、盗汗的常用方。临床应用以汗出，心悸，短气，舌淡，脉细弱为辨证要点。

2. 加减变化 若气虚明显者，可加人参、白术以益气；偏于阴虚者，可加生地、白芍以养阴。自汗应重用黄芪以固表，盗汗可再加稽豆衣、糯稻根以止汗，疗效更佳。

3. 使用注意 若阴虚火旺之盗汗，不宜使用。

第二节 涩肠固脱剂

涩肠固脱剂，适用于泻痢日久不止，脾肾虚寒，以致大便滑脱的病证。常以涩肠止泻药如肉豆蔻、诃子、罂粟壳、赤石脂等为主，配伍温补脾肾药如人参、白术、干姜、肉桂、补骨脂等组成方剂。代表方如真人养脏汤、四神丸等。

真人养脏汤
《太平惠民和剂局方》

【方歌】真人养脏诃粟壳，肉蔻当归桂木香，

术芍参甘为涩剂，脱肛久痢宜煎尝。

【组成】人参 当归 白术各六钱（各18g） 煨肉豆蔻半两（15g） 肉桂 炙甘草各八钱（各24g） 白芍一两六钱（48g） 木香一两四钱（42g） 诃子一两二钱（36g） 蜜炙罂粟壳三两六钱（108g）

【用法】上锉为粗末。每服二钱（6g），水一盏半，煎至八分，去滓，食前温服。忌酒、面、生、冷、鱼腥、油腻（现代用法：作汤剂，用量按原方比例酌定，水煎服）。

【功效】涩肠止泻，温补脾肾。

【主治】中焦虚寒之久泻久痢。大便滑脱不禁，甚至脱肛坠下，脐腹疼痛，喜温喜按，或下痢赤白，里急后重，倦怠食少，舌淡苔白，脉迟细。

【方解】本方所治久泻久痢，为脾肾虚寒，不能固摄所致。脾肾虚寒，运化失司，固摄失权，甚至中气下陷，故见大便滑脱不禁、脱肛坠下。脾肾虚寒，寒湿内盛，气血不和，大肠受损，故见大便脓血赤白。脐腹冷痛，倦怠食少，脉沉细，皆为脾肾虚寒之征。治宜涩肠固脱，温补脾肾。

方中重用罂粟壳，涩肠固脱止泻，为君药。诃子涩肠止泻；肉豆蔻暖脾涩肠，共为臣药。肉桂温肾暖脾；人参、白术益气健脾；木香、当归、白芍调和气血，缓急止痛，共为佐药。炙甘草调和诸药，且助参、术补气健脾，又合白芍缓急止痛，为使药。诸药相合，共奏涩肠固脱，温补脾肾之功。

配伍特点：温涩兼用，重在涩肠；涩补寓通，补而不滞。

【运用】

1. 辨证要点 本方是治疗中焦虚寒之泻痢日久的常用方。临床应用以大便滑脱不禁，腹痛喜温喜按，食少神疲，舌淡苔白，脉迟为辨证要点。

2. 加减变化 若脾肾虚寒较甚，四肢不温者，可加附子、干姜以增强温肾暖脾之功；兼见脱肛坠下者，可加黄芪、升麻以升阳举陷。

3. 现代运用 本方常用于治疗慢性肠炎、慢性结肠炎、慢性痢疾、肠结核等久泻不愈，属脾肾虚寒，固摄无权者。

四神丸
《内科摘要》

【方歌】四神骨脂与吴萸，肉蔻五味四般须，
　　　　大枣生姜为丸服，五更肾泄最相宜。

【组成】肉豆蔻二两（60g） 补骨脂四两（120g） 五味子二两（60g） 吴茱萸浸，炒，一两（30g）

【用法】上药为末，用水一碗，煮生姜四两（120g），红枣五十枚，水干，取枣肉为丸，如桐子大。每服五七十丸（6～9g），每日1～2次，空心食前服。（现代用法：作汤剂，用量按原方比例酌定，加姜、枣水煎，临睡温服）。

【功效】温肾暖脾，固肠止泻。

【主治】脾肾阳虚之肾泄。五更泄泻，不思饮食，食不消化，或久泻不愈，腹痛喜温，腰酸肢冷，神疲乏力，舌淡，苔薄白，脉沉迟无力。

【方解】肾泄，又称五更泄、鸡鸣泻，多由命门火衰，火不暖土，脾失健运所致。五更正是阴气极盛，阳气萌发之际，命门火衰者应于此时，因阳气当至而不至，命门之火不

能上温脾土，脾不升清而水谷下趋，故令五更泄泻；脾肾阳虚，阴寒内盛，则腹痛喜温、腰酸肢冷；脾失健运，则不思饮食、食不消化、神疲乏力。治宜温肾暖脾，涩肠止泻。

方中补骨脂温补肾阳，暖脾止泻，为治肾泄之要药，故重用为君药。臣以肉豆蔻温脾暖胃，涩肠止泻，君臣配伍，相辅相成，相得益彰。佐用吴茱萸温脾暖肾以祛寒；五味子固肾涩肠以止泻，以助君、臣药温涩之力。以姜、枣同煮，取枣肉为丸，意在健脾和胃，鼓舞运化，为佐使药。诸药合用，脾火旺土强，肾泄自愈。

配伍特点：温涩并用，以温为主；脾肾同治，益火为主。

【运用】

1. 辨证要点　本方为治命门火衰，火不暖土所致五更泄泻或久泻的常用方。临床应用以五更泄泻，不思饮食，腰酸肢冷，舌淡苔白，脉沉迟无力为辨证要点。

2. 加减变化　本方合理中丸，可增强温中止泻之力。若腰酸肢冷较甚者，加附子、肉桂、杜仲等。脱肛者，加黄芪、人参等。

3. 使用注意　湿热泄泻者忌用本方。

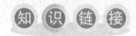

四神丸与真人养脏汤同为涩肠固脱之剂，所主病证的病机均为脾肾虚寒，均以温补与固涩同施之法。但四神丸以补骨脂为君，重在温补脾肾，兼以涩肠止泻，主治五更泄；真人养脏汤则以罂粟壳为君，重在涩肠固脱，辅以温补脾肾，调和气血，主治久泻久痢、大便滑脱不禁。

第三节　涩精止遗剂

涩精止遗剂，适用于肾封藏失职，精关不固所致的遗精、滑泄；或肾气不足，膀胱失约所致的尿频、遗尿等症。常用固肾涩精止遗之品如沙苑子、益智仁、芡实、莲须、桑螵蛸等为主组成方剂。代表方如金锁固精丸、桑螵蛸散。

桑螵蛸散
《本草衍义》

【方歌】桑螵蛸散治便数，参苓龙骨同龟甲，

　　　　菖蒲远志当归入，补肾宁心健忘却。

【组成】桑螵蛸　远志　菖蒲　龙骨　人参　茯神　当归　龟甲酥炙，以上各一两（各30g）

【用法】上药除人参外，共研为末，睡前人参汤调服二钱（6g）（现代用法：作汤剂，用量按原方比例酌定，水煎，睡前服）。

【功效】调补心肾，涩精止遗。

【主治】心肾两虚证。小便频数，或尿如米泔色，或遗尿，或遗精，心神恍惚，健忘食少，舌淡苔白，脉细弱。

【方解】本方证之心肾两虚，当为肾气不足，心气亦虚使然。肾气不足，固摄无权，以致膀胱失约，清浊不分，精关不固，则尿频遗尿，或尿如米泔色，或遗精；肾之精气不足，不能上助于心，以致心气不足，神失所养，则心神恍惚、健忘；缠绵日久，伤及脾胃，脾失健运，则食少。治宜调补心肾，涩精止遗。

方中桑螵蛸固精止遗，兼补肾阳，因"功专收涩，故男子虚损，肾衰阳痿，梦中失精，遗尿白浊方多用之"（《本经逢原》），为君药。肾气乃肾阳蒸化阴精而生，故配伍龟甲滋肾益精，合桑螵蛸以化生肾气；心脾已亏，心神不安，故配伍人参、茯神补心气，宁心神，健脾气；龙骨收敛固涩，且镇心安神，桑螵蛸得龙骨则涩精止遗之功著，同为臣药。当归补心血，与龟甲合用，能补益精血；菖蒲、远志安神定志，交通心肾，为佐药。诸药相合，共奏调补心肾、交通上下、涩精止遗之功。

配伍特点：涩补同用，标本兼顾；心脾肾治，补肾为主。

【运用】

1. 辨证要点　本方是治疗心肾两虚，水火不交证的常用方剂。临床应用以尿频或遗尿，心神恍惚，舌淡苔白，脉细弱为辨证要点。

2. 加减变化　方中加入益智仁、覆盆子等，可增强涩精缩尿止遗之力。若健忘心悸者，可加酸枣仁、五味子以养心安神；兼有遗精者，可加沙苑子、山萸肉以固肾涩精。

3. 使用注意　下焦湿热或相火妄动所致之尿频、遗尿或遗精滑泄，不宜使用本方。

第四节　固崩止带剂

固崩止带剂，适用于崩中漏下及带下日久不止等证。前者多由脾气虚弱，或阴虚内热，冲脉不固所致。后者则多因脾虚失运，湿浊下注；或肾虚有热，湿热下注所致。常用固崩止带药如椿根皮、煅龙骨、煅牡蛎、海螵蛸、白果等为主，配伍益气健脾药如人参、黄芪、白术，或滋阴清热药如白芍、龟甲、黄柏等组成方剂。代表方如固冲汤、完带汤。

固冲汤
《医学衷中参西录》

【方歌】固冲汤中用术芪，龙牡芍萸茜草齐，倍子海螵棕榈炭，崩中漏下总能医。

【组成】白术炒，一两（30g） 生黄芪六钱（18g） 龙骨煅，捣细，八钱（24g） 牡蛎煅，捣细，八钱（24g） 萸肉去净核，八钱（24g） 生杭芍四钱（12g） 海螵蛸捣细，四钱（12g） 茜草三钱（9g） 棕榈炭二钱（6g） 五倍子轧细，药汁送服，五分（1.5g）

【用法】水煎服，一日2次。

【功效】固冲摄血，益气健脾。

【主治】脾气亏虚，冲脉不固证。血崩或月经过多，色淡质稀，面色萎黄，心悸气短，四肢乏力，舌淡，脉细弱。

【方解】本方所治"妇人崩漏"是因脾气亏虚，冲脉不固所致。脾气虚弱，统摄无权，以致冲脉不固，则血崩或月经过多、色淡质稀；面色萎黄、心悸气短、四肢乏力、舌淡、脉细弱诸症，皆为脾气亏虚之象。亟宜益气健脾，固冲摄血为治。

冲为血海，肝主藏血，故方以酸涩而温之山萸肉补肝血，固冲脉而止血；脾为气血生化之源，主统血，又以甘温之白术补气健脾，脾气健旺则统摄有权。二药伍用，标本并治，故重用为君。黄芪资白术益气摄血，白芍助山萸肉补肝敛阴，共为臣药。煅龙骨、煅牡蛎、棕榈炭、五倍子收涩止血；海螵蛸、茜草化瘀止血，使血止而无留瘀之弊，以上共为佐药。诸药相伍，确有益气健脾、固冲摄血之功，故方以"固冲"名之。

【运用】

1. 辨证要点 本方是治疗脾气亏虚，冲脉不固之血崩或月经过多的常用方剂。临床应用以出血量多，色淡质稀，面色萎黄，四肢乏力，舌淡，脉细弱为辨证要点。

2. 加减变化 若兼肢冷汗出，脉微欲绝者，为阳脱之象，需加重黄芪用量，并合参附汤以益气回阳。

3. 现代运用 本方常用于功能性子宫出血、产后出血、绝经期综合征等属脾气虚弱，冲任不固者。

4. 使用注意 血热妄行之崩漏、月经过多者忌用。

完带汤
《傅青主女科》

【方歌】完带汤中用白术，山药人参白芍辅，
　　　　苍术车前黑芥穗，陈皮甘草与柴胡。

【组成】白术土炒，一两（30g） 山药炒，一两（30g） 人参二钱（6g） 白芍酒炒，五钱（15g） 车前子酒炒，三钱（9g） 苍术制，三钱（9g） 甘草一钱（3g） 陈皮五分（2g） 黑芥穗五分（2g） 柴胡六分（2g）

【用法】水煎服，一日2次。

【功效】补脾疏肝，祛湿止带。

【主治】脾虚肝郁，湿浊下注之带下。带下色白，清稀如涕，面色㿠白，倦怠便溏，舌淡苔白，脉缓或濡弱。

【方解】本方所治带下由脾气虚弱，肝气不疏，湿浊下注所致。脾气既虚，运化失常，水湿内停，下注前阴，则带下色白量多、清稀无臭；若肝郁侮土，脾失健运，清阳不升，湿浊下注，亦致带下。面色㿠白、倦怠便溏、舌淡苔白、脉缓或濡弱，俱为脾虚湿滞之象。治当补气健脾，祛湿止带为主，辅以疏肝解郁之法。

方中重用白术、山药益气补脾，其中白术善健脾燥湿，山药兼能固涩止带，共为君药。人参补中益气，苍术燥湿运脾，白芍养血柔肝，同为臣药。车前子渗利湿浊；柴胡、芥穗之辛散，得白术、人参则升发脾胃清阳，配白芍则疏肝解郁；陈皮行气和中，既可使气行则湿化，又能使诸药补而不滞，皆为佐药。甘草甘缓和中，为佐使药。

配伍特点：肝脾同治，补脾为要；寓补于散，寄消于升；标本兼顾，治本为主。

【运用】

1. 辨证要点　本方是治疗脾虚肝郁，湿浊下注之白带的常用方剂。临床应用以带下绵绵不止，清稀色白无臭，舌淡苔白，脉濡缓为辨证要点。

2. 加减变化　若小腹冷痛者，加乌药、小茴香、炮姜等温经散寒止痛；兼腰膝酸软者，加杜仲、菟丝子、桑寄生以补肾强腰；带下量极多者，加煅龙骨、煅牡蛎、白果以固涩止带。

3. 现代运用　本方常用于治疗慢性盆腔炎、阴道炎、宫颈炎等疾病之带下属于脾虚肝郁，湿浊下注者。

4. 使用注意　带下赤白或赤黄，稠黏臭秽，苔黄脉数属湿热下注者，本方不宜使用。

同步训练

1. 真人养脏汤的功效是（　　　）

A. 温中祛寒，补益脾胃　　　B. 温中补虚，降逆止呕

C. 益气健脾，缓急止痛　　　D. 涩肠固脱，温补脾肾

E. 温补脾肾，涩肠止泻

2. 桑螵蛸散的组成药物中含有（　　　）

A. 茯神、当归　　B. 茯苓、山药　　C. 乌药、山药

D. 莲须、芡实　　E. 龙骨、牡蛎

3. 治疗五更泄泻的首选方剂是（　　　）

A. 金匮肾气丸　　B. 四神丸　　C. 真人养脏汤　　D. 吴茱萸汤　　E. 理中丸

4. 固冲汤的功效是（　　　）

A. 温补肝肾，固冲止血　　　　B. 益气健脾，固冲摄血

C. 益气滋阴，化瘀止血　　　　D. 降火坚阴，止血固经

E. 滋阴清热，止血固经

5. 四神丸治证的病机是（　　　）

A. 脾气虚　　　B. 脾阳虚　　　C. 肾阳虚　　　D. 脾肾阳虚　　　E. 胃阳虚

6. 四神丸与真人养脏汤的共同药物是（　　　）

A. 五味子　　　B. 肉豆蔻　　　C. 白术　　　D. 吴茱萸　　　E. 肉桂

7. 脾肾虚寒，久泻久痢者。治宜选用（　　　）

A. 四君子汤　　　B. 真人养脏汤　　　C. 白头翁汤　　　D. 参苓白术散　　　E. 芍药汤

8. 组成药物中有罂粟壳的方剂是（　　　）

A. 桑螵蛸散　　　B. 四神丸　　　C. 真人养脏汤　　　D. 固冲汤　　　E. 缩泉丸

第 九 章

安神剂

【学习目标】

1. 安神剂的适用范围及应用注意事项。

2. 朱砂安神丸的药物组成、功用、主治证候、配伍意义及配伍特点。

3. 天王补心丹、酸枣仁汤的药物组成、功用、主治证候和配伍意义。

📚 案例导入

陈某，女，32岁。主诉：失眠月余。患者因近半年来工作繁忙，休息欠佳，致一个月前始出现失眠，入睡较难，睡而易醒，伴噩梦纷纭，心慌心跳，腰酸痛，经服"七叶神安片""谷维素""脑力宝"等药无效，渐至神疲，精神欠佳。来诊时症见：失眠，心悸，虚烦神疲，健忘，腰痛，手足心热，口舌生疮，舌红少苔，脉细而数。

请思考：

1. 安神剂的适用范围是什么？怎样正确使用？

2. 试分析朱砂安神丸、天王补心丹两方的配伍特点是什么？

3. 天王补心丹与酸枣仁汤均治神志不安虚证，如何区别使用？

凡以安神药为主组成，具有安神定志作用，治疗神志不安病证的方剂，称为安神剂。

神志不安的病证主要责之心、肝、肾三脏功能及其相互关系的失调，其症状以心悸、失眠、烦躁等为主。根据临床症状及病因病机的不同，神志不安证又有虚实之别。实证多因外受惊恐，或肝郁化火，内扰心神所致，故症见惊狂喜怒、烦躁不安等；虚者多因忧思太过，心肝之血不足，心神失养所致，或心阴不足，虚火内扰而成，故又见惊悸健忘、虚烦不寐等症。根据"惊者平之""虚者补之"的治疗原则，实证治宜重镇安神，虚证治宜滋养安神。故本章方剂分为重镇安神剂与滋养安神剂两类。

使用安神剂当注意以下事项：一是和中护胃。重镇安神剂多由金石、贝壳类药物组方，易伤胃气，不宜久服；脾胃虚弱者，宜配伍健脾和胃之品。二是把握服用方法。某些安神方剂配伍朱砂等有一定毒性的药物，久服能引起慢性中毒，故不宜长期、大量服用。

第一节　重镇安神剂

重镇安神剂，适用于心肝阳亢，热扰心神所致的神志不安实证。症见心神烦乱，失眠多梦，惊悸怔忡，癫痫等。常以重镇安神药如朱砂、磁石、珍珠母、龙齿等为主，配伍清热泻火、滋阴养血药如黄连、生地黄、当归等组成方剂。代表方如朱砂安神丸。

朱砂安神丸
《内外伤辨惑论》

【方歌】朱砂安神东垣方，归连甘草生地黄，

　　　　怔忡不寐心烦乱，清热养阴可复康。

【组成】朱砂另研，水飞为衣，五钱（15g）　黄连去须，净，酒洗，六钱（18g）　甘草炙，五钱五分（16g）　生地黄二钱半（8g）　当归二钱半（8g）

【用法】除朱砂外，余药为末，汤浸蒸饼为丸，如黍米大，朱砂为衣。每服十五丸至二十丸（6～9g），津唾咽下，食后或凉水、温水送下亦得（现代用法：作汤剂，用量按原方比例酌定，朱砂研细末，以药汤送服）。

【功效】镇心安神，清心养阴。

【主治】心火亢盛，阴血不足证。失眠多梦，惊悸怔忡，胸中烦热，舌尖红，脉细数。

【方解】本方所治之证，乃因心火亢盛，灼伤阴血所致。心火亢盛，心神被扰，阴血不足，心失所养，故见失眠多梦、惊悸怔忡、心烦等；舌红，脉细数是火盛阴伤之征。治当泻其亢盛之火，补其虚损之阴而安神。

方中朱砂甘寒质重，专入心经，既能重镇安神，又可清心泻火，标本兼治，是为君药。黄连清心泻火，以除烦热，为臣药。当归补血养心；生地黄清热滋阴，合朱砂、黄连则清心之力著，合当归则补心之功彰，共为佐药。炙甘草既健脾护中，防黄连苦寒败胃与朱砂质重碍胃，又调和药性，是为佐使。合而用之，使心火得清，阴血得充，心神得养，则神志安定，故以"安神"名之。

配伍特点：邪正兼顾，标本同治，以镇心治标为主。

【运用】

1. 辨证要点　本方是治疗心火亢盛，阴血不足而致神志不安的常用方。临床应用以失

眠，惊悸，舌红，脉细数为辨证要点。

2. 加减变化　若胸中烦热较甚，加山栀仁、莲子心以增强清心除烦之力；兼惊恐，宜加生龙骨、生牡蛎以镇惊安神；失眠多梦者，则加酸枣仁，柏子仁以养心安神。

3. 使用注意　忌食辛辣、油腻食物；方中朱砂含硫化汞，不宜多服、久服，以免引起汞中毒；孕妇忌服，阴虚或脾弱者不宜服。

第二节　滋养安神剂

滋养安神剂，适用于阴血不足，心神失养所致的神志不安虚证。症见虚烦不眠，心悸怔忡，健忘多梦等。常以滋养安神药物如酸枣仁、五味子、茯苓、小麦等为主，配伍滋阴养血药如当归、生地黄、麦冬等组成方剂。代表方如天王补心丹、酸枣仁汤。

天王补心丹
《校注妇人大全良方》

【方歌】补心丹用柏枣仁，二冬生地当归身，

　　　　三参桔梗朱砂味，远志茯苓共养神。

【组成】酸枣仁　柏子仁炒　当归身酒洗　天门冬去心　麦门冬去心各二两（各60g）　生地黄酒洗，四两（120g）　人参去芦　丹参微炒　白茯苓去皮　五味子烘　远志去心　桔梗各五钱（各15g）　玄参微炒

【用法】丸剂：上药共为细末，炼蜜为丸，朱砂9～15g研极细末为衣，每次9g，一日2次，早晚温开水或龙眼肉煎汤送服（现代用法：作汤剂，用量按原方比例酌定。）

【功效】滋阴养血，补心安神。

【主治】阴虚血少，神志不安证。症见心悸失眠，虚烦神疲，梦遗健忘，手足心热，口舌生疮，大便干燥，舌红少苔，脉细数。

【方解】本方治证，由心肾两虚，阴血不足，虚火内扰所致。阴虚血少，心体心神失养，则心悸失眠、神疲健忘；阴虚生内热，虚热内扰，则手足心热、梦遗；水亏火炎，在上则心烦、口舌生疮，在下则肠燥而大便干结；舌红少苔，脉细数是阴虚内热之征。治当滋阴养血，清热安神。

方中生地黄甘寒，入心肾二经，既补阴血，又清虚热，标本兼顾，重用为君。天冬、麦冬滋阴清热；酸枣仁、柏子仁养心安神；当归补血润燥，共助生地滋阴补血，并养心安神，俱为臣药。玄参滋阴降火；远志养心安神，交通心肾；人参、茯苓补气健脾，安神益智；五味子补益心肾，宁心安神；丹参清芯活血，合补血药使补而不滞；朱砂镇心安神，以上共为佐药。桔梗既"主惊恐悸气"（《神农本草经》）而能安神，又载药上行而使药力

135

缓留上焦，为佐使药。临卧以竹叶煎汤送服，以助清心而安神之力。

配伍特点：滋阴补血以治本，安神镇心以治标，标本同治，治本为主；心脾肾兼顾，补心为主。

【运用】

1. 辨证要点 本方是治疗阴血亏虚，虚热内扰证的常用方。临床应用以心悸失眠，手足心热，舌红少苔，脉细数为辨证要点。

2. 加减变化 失眠重者，可酌加龙骨、磁石以重镇安神；心悸怔忡甚者，可酌加龙眼肉、夜交藤以增强养心安神之功；遗精者，可酌加金樱子、煅牡蛎以固肾涩精。

3. 使用注意 本方滋阴之品较多，对脾胃虚弱、纳食欠佳、大便不实者，不宜长期服用。

酸枣仁汤
《金匮要略》

【方歌】酸枣仁汤治失眠，川芎知草茯苓煎，

养血除烦清虚热，安然入睡梦乡甜。

【组成】酸枣仁炒，二升（30g）　茯苓二两（6g）　知母二两（6g）　川芎二两（6g）　甘草一两（3g）

【用法】上五味，以水八升，煮酸枣仁得六升，内诸药，煮取三升，分温三服（现代用法：作汤剂，用量按原方比例酌定）。

【功效】养血安神，清热除烦。

【主治】肝血不足，虚热内扰证。心烦失眠，心悸不安，头晕目眩，咽干口燥，舌红，脉弦细。

【方解】本方证是由肝血不足，血不养心，虚热内扰所致。肝藏血，血舍魂；心藏神，血养心。肝血不足，既致魂不守舍，又使血不养心而神失所藏，加之阴血不足而虚热内生，使热扰心神，神魂不宁，故心烦失眠；头晕目眩、咽干口燥、舌红、脉弦细，皆为血虚肝旺之征。治宜养血以安神，清热以除烦。

方中重用酸枣仁为君，养血补肝，宁心安神。茯苓益气健脾，宁心安神；知母滋阴润燥，清热除烦，共为臣药。佐以川芎活血行气，与枣仁相伍，有养血调肝之妙。甘草调和诸药，为使。综合全方，肝血得充，虚热得清，心神得安而诸症渐平。

配伍特点：补中兼清，补中寓行，心肝脾同治，标本兼顾。

【运用】

1. 辨证要点 本方是治疗心肝血虚，虚热内扰所致失眠的常用方。临床应用以心烦失

眠，咽干口燥，舌红，脉弦细为辨证要点。

2.加减变化　失眠心悸较重，加夜交藤、柏子仁、龙齿以增安神之功；血虚甚而头目眩晕重者，加当归、白芍、枸杞子增强养血补肝之功；虚热重而咽干口燥甚者，加麦冬、生地黄以养阴清热；若寐而易惊，加龙齿、珍珠母镇惊安神；盗汗较重，加五味子、牡蛎安神敛汗。

3.使用注意　本方滋阴之品较多，对脾胃虚弱、纳食欠佳、大便不实者，不宜长期服用。

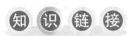

　　酸枣仁汤与天王补心丹均治阴血不足，虚热扰神之心烦失眠。组方用药均以养心安神，滋阴补血为主，配以清虚热之品。但酸枣仁汤重用酸枣仁养血安神，配伍调气疏肝之川芎，酸收与辛散并用，具有养血调肝之妙；主治肝血不足，虚烦不眠，伴头目眩晕，脉弦细等。而天王补心丹重用生地黄，并与二冬、玄参等滋阴清热药为伍，更与养血安神之品相配；主治心肾阴亏血少，心火上扰，心烦失眠，手足心热，舌红少苔，脉细数者。

同步训练

1.朱砂安神丸的功效是（　　　）

　　A.镇心安神，清心养阴　　　　　　B.镇心安神，清热涤痰

　　C.益阴明目，重镇安神　　　　　　D.滋阴养血，补心安神

　　E.养血安神，清热除烦

2.酸枣仁汤的药物组成是（　　　）

　　A.酸枣仁、甘草、知母、远志、川芎

　　B.酸枣仁、甘草、知母、茯苓、川芎

　　C.酸枣仁、大枣、知母、茯苓、川芎

　　D.酸枣仁、甘草、黄连、茯苓、川芎

　　E.酸枣仁、甘草、知母、茯神、川芎

3.天王补心丹中的"三参"是（　　　）

　　A.人参、丹参、玄参　　　　　　　B.人参、丹参、沙参

　　C.党参、丹参、玄参　　　　　　　D.玄参、沙参、太子参

　　E.苦参、玄参、党参

4. 心悸失眠，虚烦神疲，梦遗健忘，手足心热，口舌生疮，舌红少苔，脉细而数，治宜首选（　　）

    A. 天王补心丹　　B. 知柏地黄丸　　C. 朱砂安神丸　　D. 酸枣仁汤　　E. 归脾汤

5. 养肝血以宁心神，清内热以除虚烦的方剂是（　　）

    A. 酸枣仁汤　　　B. 朱砂安神丸　　C. 天王补心丹

    D. 归脾汤　　　　E. 安宫牛黄丸

6. 天王补心丹君药为（　　）

    A. 酸枣仁　　　　B. 生地黄　　　C. 丹参　　　　D. 当归身　　　E. 天门冬

7. 下列不是朱砂安神丸药物组成的是（　　）

    A. 莲心　　　　　B. 黄连　　　　C. 生地　　　　D. 当归　　　　E. 炙甘草

8. 黄连在朱砂安神丸中的作用是（　　）

    A. 清热解毒　　　B. 清热燥湿　　C. 清心泻火　　D. 清热安神　　E. 泻火解毒

第十章

开窍剂

【学习目标】

1. 开窍剂的适用范围及应用注意事项。

2. 安宫牛黄丸、紫雪、至宝丹的药物组成、功用、主治证候、配伍意义及配伍特点。

3. 苏合香丸的药物组成、功用、主治证候和配伍意义。

案例导入

患者，男，17岁。因头部被撞伤后神志模糊、恶心呕吐1小时，于2010年10月9日下午3点以"脑挫裂伤"入院。入院时查体：T37℃，P100次/分，Bp11.5/8kPa，神志模糊，语言不清，头部见有"U"形皮肤裂口，长8cm，深达骨膜。双侧瞳孔等圆等大，光反射存在，神经系统生理反射存在，病理征未引出。CT示：颅底骨折，硬膜下积液，头皮血肿。经西医治疗，当晚症状逐渐缓解，神志渐清。10月10日清晨开始出现神志不安，且逐渐加重，语无伦次，狂躁不安，不思饮食。舌红，苔黄腻，脉滑。

请思考：

1. 开窍剂的适用范围是什么？怎样正确使用？

2. 试分析苏合香丸的配伍特点是什么？

3. 安宫牛黄丸、紫雪与至宝丹均能用于热闭神昏，如何区别使用？

凡以芳香开窍药为主组成，具有开窍醒神作用，治疗邪闭心窍证的方剂，统称开窍剂。

邪气壅盛，蒙蔽心窍，每致神志昏迷。根据其寒热属性不同，有热闭与寒闭之别。热闭由温热毒邪内陷心包所致，治宜清热开窍，简称"凉开"；寒闭系寒湿痰浊蒙蔽心窍引起，治宜温通开窍，简称"温开"。故开窍剂分为凉开剂和温开剂两类。

使用开窍剂当注意以下事项：其一，应辨别闭证和脱证。凡见神志昏迷，口噤不开，两手握固，二便不通，脉实有力之闭证，方可应用；而对汗出肢冷，呼吸气微，手撒遗尿，口开目合，脉象虚弱无力或脉微欲绝之脱证，本类方剂当属禁用。其二，辨清闭证之属热属寒，正确选用凉开或温开方剂。其三，开窍剂大多为芳香药物，善于辛散走窜，久服易伤元气，故临床多用于急救，中病即止，不可久服。其四，本类方剂多制成丸、散剂，丸、散剂使用时宜温开水化服或鼻饲，不宜加热煎煮，以免药性挥发，影响疗效。

第一节　凉开剂

凉开剂，适用于热闭证。症见高热、神昏、谵语，甚或痉厥等。其他如中风、惊厥等致突然昏倒，不省人事，证有热象属热闭者，亦可选用。临证常用芳香开窍药，配伍清热药、镇心安神药、清化热痰药、凉肝息风药组成方剂。代表方如安宫牛黄丸、紫雪、至宝丹。

安宫牛黄丸
《温病条辨》

【方歌】安宫牛黄开窍方，芩连栀郁朱雄黄，

　　　　牛角珍珠冰麝箔，热闭心包功效良。

【组方】牛黄　郁金　水牛角　黄连　朱砂　山栀　雄黄　黄芩各一两（各30g）　梅片二钱五分（7.5g）　麝香二钱五分（7.5g）　珍珠五钱（15g）

【用法】上为极细末，炼老蜜为丸，每丸一钱（3g），金箔为衣，蜡护。脉虚者人参汤下，脉实者金银花、薄荷汤下，每服一丸。大人病重体实者，日再服，甚至日三服；小儿服半丸，不知，再服半丸。

【功效】清热解毒，开窍醒神。

【主治】邪热内陷心包证。高热烦躁，神昏谵语，或舌蹇肢厥，舌红或绛，脉数有力。亦治中风昏迷，小儿惊厥属邪热内闭者。

【方解】本方证因温热邪毒内闭心包所致。热闭心包，热扰神明，则高热烦躁、神昏谵语；舌为心窍，热邪炼液为痰，痰热闭窍，则舌蹇不语；热遏阳气，阳气郁而不达四肢，则手足厥冷。治当清热解毒，开窍醒神。

方中麝香开窍醒神；牛黄清心解毒，化痰开窍；水牛角清心凉血解毒。三药相配，是为清心开窍、凉血解毒的常用组合，共为君药。臣以黄连、黄芩、山栀清热泻火解毒，合

牛黄、水牛角则清解心包热毒之力颇强；冰片、郁金芳香辟秽，化浊通窍，合麝香则开窍醒神之功尤佳。佐以雄黄辟秽解毒；朱砂、珍珠、金箔镇心安神。用炼蜜为丸，和胃调中，为使药。诸药相合，则热邪清，痰热除，心神方能安居其"宫"，故名"安宫"。

配伍特点：开窍、清热、化痰并用，而以清热开窍为主。

【运用】

1. 辨证要点 本方是治疗热陷心包证的常用方，亦是凉开法的代表方，凡神昏谵语属邪热内闭心包者，均可应用。临床应用以高热烦躁，神昏谵语，舌红或绛，脉数有力为辨证要点。

2. 加减变化 用《温病条辨》清宫汤煎汤送服本方，可加强清心解毒之力；若温病初起，邪在肺卫，迅即逆传心包者，可用金银花、薄荷或银翘散加减煎汤送服本方，以增强清热透解作用；若邪陷心包，兼有腑实，症见神昏舌短、大便秘结、饮不解渴者，宜开窍与攻下并用，以安宫牛黄丸2粒化开，调生大黄末9g内服，先服一半，不效再服；热闭证见脉虚，有内闭外脱之势者，急宜人参煎汤送服本方。

3. 使用注意 本方孕妇慎用。

紫 雪
（《苏恭方》录自《外台秘要》）

【方剂】紫雪羚牛朱朴硝，硝磁寒水滑石膏，

丁沉木麝升玄草，不用赤金法亦超。

【组成】黄金百两（3.1g） 寒水石三斤（1.5kg） 石膏三斤（1.5kg） 磁石三斤（1.5kg） 滑石三斤（1.5kg） 玄参一斤（500g） 羚羊角屑，五两（150g） 水牛角屑，五两（150g） 升麻一斤（500g） 沉香五两（150g） 丁香一两（30g） 青木香五两（150g） 甘草炙，八两（240g）

【用法】上十三味，以水一斛，先煮五种金石药，得四斗，去滓后内八物，煮取一斗五升，去滓。取硝石四升（2kg），芒硝亦可，用朴硝精者十斤（5kg）投汁中，微火上煮，柳木篦搅，勿住手，有七升，投入木盆中，半日欲凝，内成研朱砂三两（90g），细研麝香五分（1.5g），内中搅调，寒之二日成霜雪紫色。患者强壮者，一服二分（0.6g），当利热毒；老弱人或热毒微者，一服一分（0.3g），以意节之，合得一剂。

【功效】清热开窍，息风止痉。

【主治】热闭心包，热盛动风证。高热烦躁，神昏谵语，痉厥，口渴唇焦，尿赤便闭，舌质红绛，苔黄燥，脉数有力或弦数；以及小儿热盛惊厥。

【方解】本方为邪热炽盛，内陷心包，热盛动风之证而设。热邪内陷心包，热扰心神，故神昏谵语、烦躁不安；温邪热毒充斥内外，则高热；热极生风，则抽搐；热盛伤津，则口渴唇焦；热毒壅盛，腑气不畅，则便闭；舌质红绛，苔黄燥，脉数有力或弦数是气血两

燔之征。治宜清热开窍为主，辅以息风止痉。方中麝香专于芳香开窍醒神，水牛角善于清心凉血解毒，羚羊角长于凉肝息风止痉，三味合用，是为高热、神昏、痉厥之主症而设，同为君药。生石膏、寒水石清气泻火；玄参合水牛角清营凉血；升麻清热疏散；滑石清热渗湿；芒硝、硝石泻火通腑，既兼治腑气不畅之便闭，又寓釜底抽薪。八药相伍，气血两清，因势利导，是为热毒炽盛，气血两燔之病因而用，俱为臣药。青木香、丁香、沉香行气通窍；黄金、朱砂、磁石重镇安神，平肝潜阳，合麝香则开窍醒神之功著，合羚羊角则息风镇惊之力彰，共为佐药。炙甘草益气护胃，调和药性，以防寒凉伐胃、金石碍胃，为佐使药。

配伍特点：既清热开窍，又息风止痉，心肝兼顾，重在清心开窍；既开上窍，又通下窍，上下同治，重在醒脑回苏。

本方药物呈"霜雪紫色"，药性大寒犹如"霜雪"，故名"紫雪"。

【运用】

1. 辨证要点 本方是治疗热闭心包，热盛动风证的常用方。临床应用以高热烦躁，神昏谵语，痉厥，舌红绛，脉数有力为辨证要点。

2. 加减变化 伴见气阴两伤者，宜以生脉散煎汤送服本方，或本方与生脉注射液同用，以防其内闭外脱。

3. 使用注意 本方服用过量有损伤元气之弊，甚者可出现大汗、肢冷、心悸、气促等症，故应中病即止；孕妇禁用。

至宝丹
《灵苑方》引郑感方，录自《苏沈良方》

【方歌】至宝朱砂麝息香，雄黄牛角与牛黄，

金银二箔兼龙脑，琥珀还同玳瑁良。

【组成】水牛角 生玳瑁屑 琥珀 朱砂 雄黄各一两（各30g） 牛黄半两15g 龙脑（冰片）一分（7.5g） 麝香一分（7.5g） 安息香一两半（45g），酒浸，重汤煮令化，滤过滓，约取一两净（30g） 金银箔各五十片

【用法】上药研末炼蜜为丸如梧桐子大，人参汤下一丸（3g），小儿量减。

【功用】化浊开窍，清热解毒。

【主治】痰热内闭心包证。神昏谵语，身热烦躁，痰盛气粗，舌绛，苔黄垢腻，脉滑数。亦治中风、中暑、小儿惊厥属于痰热内闭者。

【方解】本方所治诸病症，皆由痰热内闭心包所致。痰热扰乱神明，则神昏谵语、身热烦躁；痰涎壅盛，阻塞气道，则喉中痰鸣、辘辘有声、气息粗大；舌绛苔黄垢腻，脉滑数，是痰热为患之征。治宜清热开窍，化浊解毒。

方中麝香开窍醒神，牛黄清热豁痰开窍，水牛角清心凉血解毒，共为君药。安息香、冰片芳香开窍，辟秽化浊，与麝香合用，可增开窍醒神之力；玳瑁清热解毒，镇惊安神，俱为臣药。佐以雄黄助牛黄豁痰解毒，琥珀助麝香通络散瘀，并合朱砂镇心安神。原方用金银二箔，意在加强琥珀、朱砂重镇安神之力，五药共为佐药。

配伍特点：一是化浊开窍，清热解毒之中兼能通络散瘀，镇心安神；二是化浊开窍为主，清热解毒为辅。

【运用】

1. 辨证要点　本方是治疗痰热内闭心包证的常用方。临床应用以神昏谵语，身热烦躁，痰盛气粗，舌绛苔黄垢腻，脉滑数为辨证要点。

2. 加减变化　本方清热之力相对不足，可用《温病条辨》清宫汤送服本方，以加强清心解毒之功；若湿热酿痰，蒙蔽心包，热邪与痰浊并重，症见身热不退、朝轻暮重、神识昏蒙、舌绛上有黄浊苔垢者，可用《温病全书》菖蒲郁金汤（石菖蒲、炒栀子、鲜竹叶、牡丹皮、郁金、连翘、灯心草、木通、淡竹茹、紫金片）煎汤送服本方，以清热利湿，化痰开窍；如营分受热，瘀阻血络，瘀热交阻心包，症见身热夜甚、谵语昏狂、舌绛无苔或紫黯而润，脉沉涩者，则当通瘀泄热与开窍透络并进，可用《重订通俗伤寒论》犀地清络饮（水牛角汁、丹皮、连翘、淡竹沥、鲜生地、生赤芍、桃仁、生姜汁、鲜石菖蒲汁、鲜茅根、灯心草）煎汤送服本方；如本方证有内闭外脱之势，急宜人参煎汤送服本方。

3. 使用注意　本方芳香辛燥之品较多，有耗阴劫液之弊，故神昏谵语由阳盛阴虚所致者忌用；孕妇慎用。

知 识 链 接

安宫牛黄丸、紫雪、至宝丹均可清热开窍，治疗热闭证，又称凉开"三宝"。但从清热解毒之力而论，"大抵安宫牛黄丸最凉，紫雪次之，至宝又次之"。（《温病条辨》）从功用、主治、用药比较，三方则各有所长。其中安宫牛黄丸长于清热解毒豁痰，紫雪偏于息风止痉，至宝擅于芳香开窍、化浊辟秽。由于三方功用有相同之处，临床要辨证选用，亦可交替使用。

第二节　温开剂

温开剂，具有温散寒邪，宣达气机，开窍醒神的作用，适用于中风、中寒、气郁、痰厥等病症属于寒邪痰浊内闭之证。症见猝然昏倒，牙关紧闭，神昏不语，苔白脉迟等。常用芳香开窍药如麝香、苏合香、冰片等为主，配伍温里行气之品如细辛、沉香、丁香等组

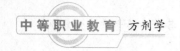

方。代表方如苏合香丸。

苏合香丸
《广济方》，录自《外台秘要》

【方歌】苏合香丸麝香息，木丁朱乳荜檀襄，
牛冰术沉河香附，中恶急救莫彷徨。

【组方】苏合香　龙脑（冰片）各一两（各30g）　麝香　安息香　青木香　香附子　沉香　白檀香　丁香　荜茇各二两（各60g）　薰陆香（乳香）一两（30g）　白术　诃子煨　朱砂各二两（各60g）　犀角二两（60g，现以水牛角粉代）

【用法】以上15味，除苏合香、麝香、冰片、水牛角浓缩粉外，朱砂水飞成极细粉，其余安息香等十味粉碎成细粉；将麝香、冰片、水牛角浓缩粉研细，与上述粉末配研、过筛、混匀。再将苏合香炖化，加适量炼蜜与水制成蜜丸，低温干燥；或加适量炼蜜制成大蜜丸。口服，每次1丸，小儿酌减，每日1～2次，温开水送服。昏迷不能口服者，可鼻饲给药。

【功效】温通开窍，行气止痛。

【主治】寒闭证。突然昏倒，牙关紧闭，不省人事，苔白，脉迟。亦治心腹卒痛，甚则昏厥，属寒凝气滞者。

【方解】本方证因寒邪秽浊，闭阻机窍所致。寒痰秽浊，阻滞气机，蒙蔽清窍，则突然昏倒、牙关紧闭、不省人事；若寒凝胸中及中焦，气血瘀滞，则心胸、脘腹卒痛；苔白、脉迟为阴寒之征。治宜芳香开窍为主，辅以祛寒、行气、化浊之法。

方中苏合香、安息香、麝香、冰片芳香开窍，辟秽化浊，同为君药。木香、香附、沉香、白檀香、乳香行气祛寒，为臣药。荜茇、丁香温中祛寒，协诸香燥药以增强祛寒止痛开郁之力；白术健脾燥湿，诃子收涩敛气。二药一补一敛，以防诸香辛散走窜太过，耗散真气。朱砂重镇安神，水牛角凉血解毒，二者药性俱寒，是以凉制温，防诸药过于温燥。以上共为臣佐。由于麝香、木香、香附、沉香、白檀香、乳香等行气活血止痛；荜茇、丁香温里祛寒止痛，合用而具祛寒行气、活血止痛之功，故可用治寒凝气滞之心腹卒痛。

配伍特点：集十香药于一方，相辅相成，以开窍化浊，行气止痛为主；少佐健脾、收涩之品，补敛并施，散收结合，相反相成。

【运用】

1. 辨证要点　本方既为治寒闭证的常用方，又是温开法的代表方。临床应用以突然昏倒，不省人事，牙关紧闭，苔白，脉迟为辨证要点。心腹疼痛属于寒凝气滞证者，亦多用治之。

2. 加减变化　本方为成药，可针对不同病证以不同汤药送服，脉弱体虚者可用人参汤送服，以扶助正气，防止外脱；中风痰阻者，可用姜汁、竹沥送服，以助化痰之力；癫痫痰迷心窍，可用石菖蒲、郁金煎汤送服，以化痰开窍。

3.使用注意 本方药物辛香走窜，有损胎气，孕妇禁用。

同步训练

1.下列哪种病证不是开窍剂的适应证（　　）

A.中风而见神昏谵语者

B.气郁而见神昏谵语者

C.痰厥而见神昏谵语者

D.阳明腑实证而见神昏谵语者

E.中暑而见神昏谵语者

2.服用安宫牛黄丸，"脉虚者，（　　）汤下"

A.人参　　　　B.黄芪　　　　C.白术　　　　D.茯苓　　　　E.甘草

3.安宫牛黄丸中，能体现清心开窍，凉血解毒的药物是（　　）

A.麝香、冰片　　B.水牛角、麝香　　　　　　C.冰片、水牛角

D.牛黄、冰片　　E.牛黄、麝香、水牛角

4.以下属于"凉开三宝"的方剂是（　　）

A.牛黄上清丸　　B.玉枢丹　　　C.行军散　　　D.紫雪　　　　E.苏合香丸

5.至宝丹主治（　　）

A.热邪内陷心包证　　　　　B.寒闭证　　　C.热邪内陷心包热盛动风证

D.痰热内闭心包证　　　　　E.暑秽

6.苏合香丸的证治要点不包括（　　）

A.突然昏倒　　B.不省人事　　C.牙关紧闭　　D.苔白　　　　E.脉数

7.以化浊开窍，清热解毒为功效的方剂是（　　）

A.至宝丹　　　　B.紫雪　　　C.安宫牛黄丸　　D.紫金锭　　　E.行军散

第十一章

理气剂

【学习目标】

1. 理气剂的适用范围及应用注意事项。

2. 半夏厚朴汤、苏子降气汤、旋覆代赭汤的药物组成、功用、主治证候、配伍意义及配伍特点。

3. 越鞠丸、瓜蒌薤白白酒汤、定喘汤的药物组成、功用、主治证候和配伍意义。

4. 柴胡疏肝散的药物组成、功用和主治证候。

案例导入

赵某，女，37岁，2016年5月22日初诊。患者因家庭矛盾，近几日感觉胸闷气紧，时常想长出气，乳房胀痛，例假来前更明显，常常不自主欲哭，舌淡红，苔薄白，脉弦。根据表现，患者可能是属于什么证？

请思考：

1. 理气剂的适用范围是什么？本章方剂根据功效可分为几类？

2. 越鞠丸治疗哪六郁？方中为什么没有使用化痰药？

3. 苏子降气汤的配伍特点是什么？

凡以理气药为主组成，具有行气或降气作用，用以治疗气滞或气逆病证的方剂，统称为理气剂。理气剂的方法依据是根据《素问·至真要大论》"结者散之"及《素问·六元正纪大论》"木郁达之"的理论而确立，属于"八法"中的消法。

气为一身之主，升降出入，内行脏腑，外行肌腠，周行全身以维持人体正常的生理功能。若情志失调、寒温不适、劳倦过度、饮食失调等，均可引起脏腑功能失调，气机升降失常，而产生多种疾病。气病概括起来有气虚、气陷、气滞、气逆四类。气虚证和气陷证的治法与方剂在补益中已有介绍，本章主要介绍气滞证与气逆证的治法与方剂。气滞证以肝郁气滞和脾胃气滞为主，以胀、痛为主要特征，治之宜行气。气逆主要以肺气上逆或胃气上逆为主，以咳、喘、呕、呃及噫气为主要表现，治之宜降气。故本章方剂分为行气剂和降气剂两类。

使用理气剂时，首先应辨清气病之虚实，勿犯虚虚实实之戒。若气滞实证，当用行气，误用补气，则使气滞愈甚；若气虚之证，当用补气，误用行气，则使其气更虚。其次辨有无兼夹，若气机郁滞与气逆不降相兼为病，应分清主次，行气与降气配合使用；若气滞或气逆兼有气虚，则应在行气或降气的同时分别配伍补气之品，以期虚实并调。

由于理气药多属芳香辛燥之品，易伤津耗气，应中病即止，勿使过剂。尤其年老体弱或阴虚火旺者，以及孕妇或素有崩漏、吐血、衄血者，更应慎用。

第一节 行气剂

行气剂，适用于气机郁滞的病证。气滞证一般以肝气郁滞和脾胃气滞多见。肝气郁滞多表现为胸胁胀痛，或疝气痛，或月经不调，或痛经等，治疗常以香附、乌药、川楝子、青皮、小茴香、郁金等为主组成方剂。脾胃气滞多见脘腹胀满，呕恶食少，嗳气吞酸，大便失调等症状，治疗常以陈皮、厚朴、木香、砂仁等为主组成方剂。代表方剂如越鞠丸、半夏厚朴汤、瓜蒌薤白白酒汤、柴胡疏肝散等。

越鞠丸
《丹溪心法》

【方歌】越鞠丸治六般郁，芎苍香附兼栀曲，
　　　　气血痰火湿食因，舒肝理气郁可祛。

【组成】香附　川芎　苍术　神曲　栀子各等分（各6～10g）

【用法】上为末，水丸如绿豆大（原书未著用量用法。现代用法：水丸，每服6～9g，一日2～3次，温开水送服。亦可做汤剂，用量按原方比例酌定）。

【功效】行气解郁。

【主治】六郁证。证见胸脘痞闷，胁腹胀痛或刺痛，嗳腐呕恶，吞酸嘈杂，饮食不消，或月经不调，舌苔白腻，脉弦。

【方解】本方所治六郁证，是指气、血、痰、火、湿、食六郁。其病机是由于肝气郁滞所致。气郁血行不畅导致血郁；气郁化火导致火郁；肝郁影响脾胃运化，饮食停滞导致

食郁;水湿内停导致湿郁;湿聚成痰导致痰郁。六郁中气郁为先,肝失条达则见胁腹胀痛,脉弦;血行不畅,故见胸胁刺痛,月经不调;气郁化火,故见口苦吞酸;肝气郁滞,影响脾胃运化故见饮食不消,嗳腐呕恶,吞酸嘈杂。六郁之中,气郁为重点,气行则诸郁随之而消,治宜行气解郁。

方中香附疏肝理气以治气郁,为君药。川芎活血化瘀,为血中气药,以治血郁,又可助香附行气解郁,为臣药。栀子清热泻火,以治火郁;神曲消食和胃,以治食郁;苍术燥湿健脾,以治湿郁,三药共为佐药。因痰郁是气滞湿聚而成,若气行湿化,则痰郁随之而解,故方中不另用化痰之药。诸药配合,则行气活血,清热祛湿,消食化痰,六郁得解。

【运用】

1. 辨证要点　本方是治疗"六郁"的方剂。临床应用以胸脘痞闷,嗳腐吞酸,饮食不消,舌苔白腻,脉弦为辨证要点。

2. 加减变化　气郁偏重加木香、枳壳、郁金以行气解郁;血郁偏重加桃仁、赤芍、红花以活血化瘀;湿郁偏重加茯苓、厚朴、泽泻以渗湿利水;火郁偏重加黄芩、黄连以清热泻火;食郁偏重加山楂、神曲、麦芽以消食化积;痰郁偏重加半夏、瓜蒌、南星以燥湿化痰。

3. 使用注意　胸脘痞闷属寒热错杂者不宜使用。

知 识 链 接

抑郁症属于中医"郁症"的范畴,随着社会竞争的日趋激烈,人们生活、工作和学习等方面的心理压力和精神压力逐步加大,以及个人的情感波动,心理失衡等因素的影响,抑郁症的发病率呈逐年上升的趋势。通过对越鞠丸加减,配合心理调适,对抑郁症的治疗,取得了比较理想的临床效果。

半夏厚朴汤
《金匮要略》

【方歌】半夏厚朴与紫苏,茯苓生姜共煎服,
　　　　痰凝气滞梅核气,降逆开郁气自舒。

【组成】半夏一升(12g)　茯苓四两(12g)　厚朴三两(9g)　苏叶二两(6g)　生姜五两(15g)

【用法】以水七升,煮取四升,分温四服,日三夜一服(现代用法:水煎服)。

【功效】行气解郁,降逆化痰。

【主治】梅核气。咽中如有物阻，咯吐不出，吞咽不下，胸膈满闷，或咳或呕，舌苔白腻，脉滑或弦。

【方解】本方所治梅核气，其病机为肝气郁滞，肺胃宣降失常，以致痰气互结，交阻于咽喉。情志不遂，肝气郁结，影响肺胃，宣降失常，津液不布，聚而为痰，痰气相搏，阻于咽喉，故咽中如有物阻，咯吐不出，吞咽不下。肺胃宣降失常，故见胸膈满闷，咳嗽，恶心呕吐。舌苔白腻，脉弦或滑皆为气郁痰阻之征象，治宜行气解郁，降逆化痰。

方中半夏燥湿化痰、消痞散结、降逆止呕，为君药。厚朴行气燥湿，助半夏化痰散结，为臣药。茯苓渗湿健脾，助半夏化痰；生姜和胃止呕，增强半夏降逆止呕的功效，且能制半夏毒；苏叶宣肺醒脾，行气宽胸，共为佐药。诸药合用，郁气得疏，痰湿得化，则痰气郁结之梅核气可除。

【运用】

1. 辨证要点 本方以咽中如有物阻，咯吐不出，吞咽不下，舌苔白腻，脉弦滑为辨证要点。

2. 加减变化 气郁甚者，加香附、郁金、柴胡以增强行气解郁之功；若痰湿较重者，可加陈皮、贝母、胆南星以增其化痰之力；若胸胁疼痛者，加川楝子、元胡疏肝理气止痛。

3. 使用注意 方中多辛燥之品，若见口苦、舌红少苔属于气郁化火，阴伤津少者，虽有梅核气的特征，也不宜服用。

知 识 链 接

癔病，是一类由精神因素，如重大生活事件、内心冲突、情绪激动、暗示或自我暗示，作用于易病个体引起的精神障碍，主要表现为各种各样的躯体症状或精神症状。梅核气是癔病的一个表现症状，在辨证治疗过程中配合心理治疗会有更好的效果。

瓜蒌薤白白酒汤
《金匮要略》

【方歌】瓜蒌薤白白酒汤，通阳散结化痰良，
　　　　胸痹闷痛咳喘息，通阳行气此方襄。

【组成】瓜蒌实一枚（24g） 薤白半升（12g） 白酒七升（适量）

【用法】三味同煮，取二升，分温再服（现代用法：用适量黄酒加水煎服）。

【功效】通阳散结，行气祛痰。

【主治】胸痹。胸闷而痛，甚或胸痛彻背，喘息咳唾，短气，舌苔白腻，脉沉弦或紧。

【方解】本方所治属于胸痹轻证，是由于胸阳不振，痰气互结所致。寒邪内侵，胸阳不运，气机阻滞，故见胸闷而痛，甚者胸痛彻背。胸阳不振，津液不布，聚而成痰，痰浊阻滞，肺失宣降，故见喘息咳唾，短气。脉沉弦或紧，舌苔白腻，为寒凝痰结气滞之征象。治宜通阳散结，行气祛痰。

方中瓜蒌行气宽胸，化痰散结，为君药。薤白通阳散结，行气止痛，为臣药，二药相伍，能通阳散寒，化痰散结，行气宽胸。白酒行气活血，温里散寒，助瓜蒌、薤白行气通阳，为佐药。三药配伍，可宣通胸中阳气，消散痰浊，通畅气机，则胸痹疼痛之症自除。

【运用】

1. 辨证要点 本方以胸闷而痛，喘息咳唾，舌苔白腻，脉弦为辨证要点。

2. 加减变化 若寒重者，加干姜、附子以助通阳散寒之力；气滞重者，加枳实、厚朴助理气行滞之功；痰浊重者，加半夏、茯苓以助消痰之力。

3. 使用注意 瘀血阻滞所致胸痛，则非本方所宜。

【附方】

1. 枳实薤白桂枝汤（《金匮要略》） 枳实四枚（12g），厚朴四两（12g），薤白半升（12g），桂枝一两（3g），瓜蒌一枚，捣（12g）。以水五升，先煮枳实、厚朴，取二升，去滓，纳诸药，煮数沸，分三次温服。功效：通阳散结，祛痰下气。主治：胸满而痛，甚或胸痛彻背，喘息咳唾，短气，气从胁下冲逆，上攻心胸，舌苔白腻，脉沉弦或紧。

2. 瓜蒌薤白半夏汤（《金匮要略》） 瓜蒌实一枚，捣（12g），薤白三两（9g），半夏半升（12g），白酒一斗（适量）。四味同煮，取四升，温服一升，日三服。功效：通阳散结，祛痰宽胸。主治：胸中满痛彻背，背痛彻胸，不能安卧者。

知 识 链 接

瓜蒌薤白白酒汤、瓜蒌薤白半夏汤、枳实薤白桂枝汤三方都有通阳散结，行气祛痰的作用，用药均有瓜蒌、薤白，共同治疗胸痹之证。瓜蒌薤白白酒汤以通阳散结、行气祛痰为主，用以治疗胸痹而痰浊较轻者；瓜蒌薤白半夏汤较上方多一味半夏，祛痰散结之力较大，适用于胸痹而痰浊较盛者；枳实薤白桂枝汤无半夏、白酒，但加入枳实、厚朴、桂枝三味，善于降气除满，适用于胸痹而气结较甚者。

柴胡疏肝散
《景岳全书》

【方歌】柴胡疏肝枳芍甘，川芎香附七味全，

　　　　解郁行气兼止痛，肝郁胁痛服之痊。

【组成】醋炒陈皮　柴胡各二钱（各6g）　川芎　香附　麸炒枳壳　芍药各一钱半（各5g）　炙甘草五分（2g）

【用法】水煎，食前服。

【功效】疏肝解郁，行气止痛。

【主治】肝气郁滞证。症见胸胁疼痛，或往来寒热，嗳气太息，脘腹胀满，脉弦。

【方解】本方即四逆散易枳实为枳壳另加香附、陈皮、川芎而成。本方所治之证是由情志不畅，肝气郁结所致。情志不遂，肝气郁结，经脉不利，故胸胁疼痛，往来寒热，善太息，脉弦。肝郁乘脾，中焦气滞，故脘腹胀满，嗳气频频，治宜疏肝理气。

方中柴胡疏肝解郁，为君药。香附疏肝理气，助柴胡行气解郁；川芎活血止痛，共为臣药。陈皮理气；枳壳行气；芍药养血柔肝；炙甘草缓急止痛，共为佐药。炙甘草调和诸药，又为使药。诸药相合，肝郁得解，胁痛得止，诸症皆除。

【运用】

1. 辨证要点　本方以胁肋胀痛，脘腹胀满，脉弦为辨证要点。

2. 加减变化　胁痛甚者，加青皮、郁金、乌药以行气止痛；肝郁化火者，加栀子、川楝子清泻肝火。

3. 使用注意　胸胁疼痛属于肝阴不足者，不宜服用。

知 识 链 接

目前，随着人们生活水平的提高，在饮食方面不注意，许多"富贵病"也纷至沓来，脂肪肝就是其中一种。过度饮食，缺乏运动，长期饮酒就会形成脂肪肝。脂肪肝属于中医"积证""痞满""胁痛""痰瘀"的范畴，与肝郁、痰湿有关。柴胡疏肝散加减治疗脂肪肝的临床效果显著。

第二节　降气剂

降气剂，适用于气机上逆的病证。气逆证主要分为肺气上逆和胃气上逆。若属肺气上

逆而咳嗽、气喘者，常用降气祛痰、止咳平喘药，如苏子、杏仁、款冬花等药物为主组成方剂，代表方如苏子降气汤、定喘汤。若属胃气上逆而呕吐、呃逆、嗳气者，常用和胃止呕药，如旋覆花、代赭石等药组成方剂，代表方如旋覆花代赭汤。

苏子降气汤
《太平惠民和剂局方》

【方歌】苏子降气半夏归，前胡桂朴草姜随，

上实下虚咳痰喘，或加沉香去肉桂。

【组成】紫苏子　半夏汤洗七次，各二两半（75g）　川当归去芦，两半（45g）　甘草爁，二两（60g）　前胡去芦　厚朴去粗皮，姜汁拌炒，各一两（各30g）　肉桂去皮，一两半（45g）　一方有陈皮去白，一两半（45g）

【用法】上为细末，每服二大钱（6g），水一盏半，入生姜二片，枣子一个，苏叶五叶，同煎至八分，去渣热服，不拘时候（现代用法：加生姜二片，枣子一个，苏叶2g，水煎服，用量按原方比例酌定）。

【功效】降气平喘，祛痰止咳。

【主治】上实下虚喘咳证。咳嗽痰多，胸膈满闷，喘咳短气，呼多吸少，或腰痛脚弱，肢体倦怠，或肢体浮肿，舌苔白滑或白腻，脉弦滑。

【方解】本方所治之咳喘证，其病机为痰涎壅盛，肾阳不足。"上实"是指痰涎上壅于肺，"下虚"是指肾阳虚衰于下。痰涎壅肺，肺失宣降，故见胸膈满闷，喘咳短气。肾阳虚衰，故见腰痛脚弱，喘咳短气，呼多吸少，肢体浮肿等。本方证虽属上实下虚，但以上实为主，下虚为辅，治宜降气平喘，祛痰止咳，兼顾补肾。

方中苏子降气化痰，止咳平喘，为君药。半夏燥湿化痰，降逆散结；前胡降气化痰，宣肺止咳；厚朴下气宽胸，燥湿化痰；三药助苏子降气化痰，止咳平喘，共为臣药。君臣相配，以治上实。肉桂温肾祛寒，纳气平喘；当归既治咳逆上气，又养血润燥，制约诸药之燥，与肉桂共补下虚；加生姜、苏叶宣肺散寒，共为佐药。大枣、炙甘草健脾和中，调和诸药，共为使药。诸药合用，标本兼顾，上下并治，以治上实为主，则气降痰消，咳喘自平。

【运用】

1. 辨证要点　本方以胸膈满闷，咳喘痰多，苔白脉滑为辨证要点。

2. 加减变化　若痰涎壅盛，喘咳气逆难卧者，加沉香、白芥子增强化痰平喘之力；兼有表证者，加麻黄、杏仁疏散外邪，宣肺平喘；兼气虚者，加人参等益气。

3. 使用注意　本方药性偏温燥，对于肺肾阴虚的咳喘及肺热痰喘之证，不宜服用。

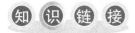

　　经临床观察，苏子降气汤治疗慢性支气管炎疗效较好，能明显改善咳嗽、咳痰、喘息症状。对毛细支气管炎、慢性喘息性支气管炎也有较好的治疗效果。

定喘汤
《摄生众妙方》

【方歌】定喘白果与麻黄，款冬半夏白皮桑，

　　　　苏子黄芩甘草杏，宣肺平喘效力彰。

【组成】白果去壳，砸碎炒黄，二十一枚（9g）　麻黄三钱（9g）　苏子二钱（6g）　甘草一钱（3g）　款冬花三钱（9g）　杏仁去皮、尖，一钱五分（4.5g）　桑白皮蜜炙，三钱（9g）　黄芩微炒，一钱五分（4.5g）　法半夏三钱（9g）

【用法】水三盅，煎二盅，作二服，每服一盅，不用姜，不拘时候，徐徐服（现代用法：水煎服）。

【功效】宣肺降气，清热化痰。

【主治】哮喘。咳嗽痰多气急，质稠色黄，或微恶风寒，舌苔黄腻，脉滑数者。

【方解】本方所治哮喘，是由于素体多痰，复感外寒，肺气壅闭，不得宣降，郁而化热所致。风寒束表，故恶寒发热。肺有痰热，故咳喘气急，痰多黄稠。舌苔黄腻，脉滑数乃内有痰热之征象。治宜宣降肺气，清热化痰。

　　方中麻黄发汗解表，宣肺平喘；白果敛肺定喘，化痰止咳，共为君药。二药相配，一散一收，既能加强平喘之力，又可防麻黄耗散肺气。半夏、款冬花降逆化痰；杏仁、苏子止咳平喘，共为臣药。桑白皮泻肺止咳；黄芩清泻肺热，共为佐药。甘草调和诸药，为使药。诸药合用，风寒得解，痰热得清，肺气得降，则诸症自愈。

【运用】

1.辨证要点　本方以哮喘咳嗽，痰多色黄，微恶风寒，苔黄腻，脉滑数为辨证要点。

2.加减变化　若痰多难咳者，加瓜蒌、胆南星以助清热化痰之力；肺热重者，加石膏、鱼腥草以清肺热；若胸闷者，加厚朴、枳壳行气宽胸。若无表证者，麻黄用量酌减。

3.使用注意　若新感风寒，虽恶寒发热、无汗而喘，但内无痰热者；或哮喘日久，肺肾阴虚者，皆不宜用。

知 识 链 接

苏子降气汤与定喘汤都有降气平喘的作用，均可治疗咳喘证，但二方所治病性有寒热之分。苏子降气汤用于治疗肺实肾虚，痰涎壅盛之寒痰咳喘，以咳喘短气、痰多色白质稀、或腰痛脚软浮肿、舌苔白腻等症为主；定喘汤用于治疗痰热内蕴，风寒外束所致的咳喘，以咳喘气急哮鸣、痰多黄稠、或恶寒发热、舌苔黄腻等症为主。

旋覆代赭汤
《伤寒杂病论》

【方歌】仲景旋覆代赭汤，半夏参草大枣姜，

噫气不除心下痞，健脾祛痰治相当。

【组成】旋覆花三两（9g）　人参二两（6g）　生姜五两（15g）　　代赭石一两（3g）　甘草炙，二两（6g）　半夏洗，半升（9g）　大枣十二枚，擘（4枚）

【用法】以水一斗，煮取六升，去滓再煎，取三升，温服一升，日三服（现代用法：水煎服）。

【功效】降逆化痰，益气和胃。

【主治】胃虚痰阻气逆证。心下痞满，噫气不除，呃逆频作，反胃呕吐，吐涎沫，舌淡，苔白滑，脉弦而虚。

【方解】本方所治之证是由于胃虚痰阻，气逆不降所致。胃虚气逆，故噫气、呃逆、呕吐。痰阻气滞，故心下痞满，吐涎沫。舌淡，苔白滑，脉弦而虚是胃虚有痰之征象，治宜降逆化痰，益气和胃。

方中旋覆花降气化痰，止呕除噫，为君药。代赭石重镇降逆，助旋覆花降上逆之胃气，为臣药。生姜和中化痰，降逆止呕；半夏燥湿化痰，降逆和胃，二药合用，助君臣药降逆止呕；人参、炙甘草、大枣补气和中，扶助已伤之胃气，此五味共为佐药。炙甘草调和诸药，兼有使药之用。诸药配伍，胃虚得补，痰浊得化，逆气得降，则病症可愈。

【运用】

1.辨证要点　本方以心下痞满，噫气频作，呕呃，舌苔白滑，脉弦而虚为辨证要点。

2.加减变化　若胃气不虚者，可去人参、大枣，且加重代赭石用量，以增强重镇降逆之效；若痰多者加茯苓、陈皮助化痰之力。

3.使用注意　本方补虚化痰降逆，若脾胃湿热引起痞满呕吐、呃逆者不宜使用。

知 识 链 接

胃神经官能症，又称胃肠功能紊乱，是在没有器质性病变的前提下，精神因素引起的胃肠道功能障碍。如精神紧张、焦虑、生活与工作上的困难及意外不幸等因素，影响到胃肠功能正常活动，从而引起反酸、嗳气、厌食、恶心呕吐、烧心、胃胀满、疼痛等症状。

同步训练

1. 越鞠丸的组成中不含有（　　　）

　A. 香附　　　　　B. 白术　　　　　C. 神曲　　　　　D. 川芎　　　　　E. 栀子

2. 半夏厚朴汤的组成药物中含有（　　　）

　A. 白术　　　　　B. 杏仁　　　　　C. 茯苓　　　　　D. 陈皮　　　　　E. 前胡

3. 瓜蒌薤白白酒汤的功效是（　　　）

　A. 行气解郁，降逆化痰　　　　　　B. 通阳散结，行气祛痰

　C. 疏肝解郁，行气止痛　　　　　　D. 降气平喘，祛痰止咳

　E. 宣肺降气，清热化痰

4. 具有疏肝解郁，行气止痛功效的方剂是（　　　）

　A. 越鞠丸　　　　B. 柴胡疏肝散　　C. 半夏厚朴汤　　D. 天台乌药散　　E. 橘核丸

5. 下列中不属于苏子降气汤组成药物的是（　　　）

　A. 生姜、苏叶　　B. 前胡、甘草　　C. 杏仁、白前

　D. 半夏、厚朴　　E. 当归、肉桂

6. 旋覆代赭汤的功效是（　　　）

　A. 行气疏肝，散寒止痛　　　　　　B. 行气消痞，降逆止呕

　C. 降逆和胃，行气止痛　　　　　　D. 降逆化痰，益气和胃

　E. 温中止呕，降逆和胃

7. 苏子降气汤中肉桂的主要作用是（　　　）

　A. 温阳散寒　　　B. 温通经脉　　　C. 温阳益气　　　D. 温肾纳气　　　E. 散寒止痛

第十二章

理血剂

案例导入

刘某，女，65岁。半月前与别人争吵后，出现头痛，第二天发现左侧上下肢活动不利，走路站立不稳，说话含糊不清。去医院就诊，经检查，诊断为脑梗死。经住院治疗，效果不显，求中医治疗。病人体胖，自觉乏力，左半身麻木，小便频数，舌暗淡，苔白，脉缓无力。中医辨证属于什么证？用什么方法治疗？

请思考：

1. 理血剂的适用范围是什么？本章方剂根据功效可分为几类？

2. 血府逐瘀汤主治什么证？其配伍特点是什么？

3. 补阳还五汤中为什么重用黄芪？

4. 咳血方的配伍特点是什么？方中为什么没有用止血药？

凡以理血药为主组成，具有活血化瘀或止血作用，治疗瘀血或出血的方剂，统称为理血剂。

血是人体内重要的营养物质，正常情况下，血液在脉中循行，灌溉五脏六腑，濡养四肢百骸。《难经·二十二》曰："血主濡之。"一旦某种原因致使血行不畅；或血不循经，离经妄行；或亏损不足，可导致血瘀、出血或血虚之证。血瘀宜活血化瘀，出血宜止血，血虚宜补血，而补血剂在补益中已有论述，故本章方剂根据功效，分为活血祛瘀剂和止血剂两类。

使用理血剂时，首先辨清导致血瘀或出血的病因，分清标本缓急，正确运用急则治其标，缓则治其本，或标本兼顾的法则。其次应该注意，逐瘀过猛或久用逐瘀，均易耗血伤正气，在使用活血祛瘀剂时，常配伍养血益气之品，使祛瘀而不伤正；在使用止血剂时，应注意血止留瘀之弊，必要时，在止血剂中适当配伍活血之品或选用活血止血药，使血止而不留瘀；至于瘀血内阻，血不循经所致的出血，当祛瘀为先，因瘀血不去则出血不止。

此外，活血祛瘀剂性多破泄，易于动血、伤胎，故凡妇女经期、月经过多及孕妇均当慎用或禁用。

第一节　活血祛瘀剂

活血祛瘀剂，适用于各种血瘀证，如胸腹疼痛、癥瘕积聚、痛经、经闭、半身不遂、外伤瘀痛等。临床表现以刺痛，痛有定处，腹中或其他部位有肿块，疼痛拒按，按之坚硬，固定不移，舌紫黯或有青紫斑紫点为特点。

活血祛瘀剂，常用川芎、桃仁、红花、赤芍、丹参等为主组成方剂。因气为血之帅，气行则血行，所以本类方剂常配理气药，以加强活血祛瘀的作用。此外，还要根据寒、热、虚、实不同的病性配伍不同的药物。若因寒致瘀者，需配伍温经散寒药；若因热致瘀者，需配伍清热活血药；正虚有瘀者，需配伍益气养血药；水瘀相结者，利水渗湿药与活血化瘀药同用；孕妇有瘀血者，当小量缓图，使祛瘀而不伤胎气。代表方剂有桃核承气汤、血府逐瘀汤、补阳还五汤、温经汤、生化汤。

桃核承气汤
《伤寒论》

【方歌】桃核承气用硝黄，桂枝甘草合成方，
　　　　下焦蓄血急煎服，解除夜热烦如狂。

【组成】桃仁去皮尖，五十个（12g）　大黄四两（12g）　桂枝去皮，二两（6g）　甘草炙，二两（6g）　芒硝二两（6g）

【用法】上四味，以水七升，煮取二升半，去滓，纳芒硝，更上火，微沸，下火，先食，温服五合，日三服，当微利（现代用法：作汤剂，水煎前4味，芒硝冲服）。

【功效】逐瘀泻热。

【主治】下焦蓄血证。少腹急结，小便自利，神志如狂，甚则烦躁谵语，至夜发热；以及血瘀经闭，痛经，脉沉实而涩者。

【方解】本方由调胃承气汤减芒硝之量，加桃仁、桂枝而成。下焦蓄血证，其病机是由于表邪不解，循经传里化热，与血搏结于下焦所致。瘀热互结下焦，气机不利，故少腹急结、痛经、经闭。热在血分，未影响膀胱气化，故小便自利。血在里属阴，热在血分，故至夜发热。瘀热上扰，心神不宁，故烦燥谵语、神志如狂。瘀热结于下焦，当因势利导，使邪从下而去，治宜逐瘀泻热。

方中桃仁活血祛瘀，润肠通便；大黄泻下攻积，活血祛瘀，二药合用，使瘀热从下而解，共为君药。桂枝温通血脉，既助桃仁活血祛瘀，又可防芒硝、大黄寒凉凝血之弊；芒硝清热软坚，助大黄下瘀泻热，使瘀热从下而去，二者共为臣药。甘草护胃和中，并缓和诸药峻烈之性，为佐使药。诸药合用，蓄血得去，瘀热得清，诸症自平。

【运用】

1. 辨证要点　本方以少腹急结，小便自利，脉沉实而涩为辨证要点。

2. 加减变化　妇人血瘀经闭、痛经及恶露不下者，加当归、益母草、红花以活血调经；跌打瘀血留滞，疼痛不已者，加三七、当归、赤芍、苏木以活血止痛；火旺而血郁于上，吐血、衄血者，加生地、丹皮、栀子以清热凉血。

3. 使用注意　本方为破血下瘀之剂，孕妇禁用。

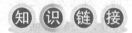

子宫内膜异位症，是有生长功能的内膜细胞种植在子宫内膜以外的位置而形成的一种常见妇科疾病。临床观察桃核承气汤治疗子宫内膜异位症89例，2个月经周期为一疗程。显效37例，有效16例，无效5例，总有效率94.4%，对属气滞血瘀型者疗效较好。

血府逐瘀汤
《医林改错》

【方歌】血府当归生地桃，红花赤芍草枳壳，
柴胡芎桔牛膝等，血化下行不作痨。

【组成】桃仁四钱（12g）　红花三钱（9g）　当归三钱（9g）　生地黄三钱（9g）　川芎一钱半（4.5g）　赤芍二钱（6g）　牛膝三钱（9g）　桔梗一钱半（4.5g）　柴胡一钱（3g）　枳壳二钱（6g）　甘草二钱（6g）

【用法】水煎服。

【功效】活血祛瘀，行气止痛。

【主治】胸中血瘀证。胸痛，头痛，日久不愈，痛如针刺而有定处，或呃逆日久不止，或饮水即呛，干呕，或内热瞀闷，或心悸怔忡，失眠多梦，急躁易怒，入暮潮热，唇暗或两目暗黑，舌质暗红，或舌有瘀斑、瘀点，脉涩或弦紧。

【方解】本方是由桃红四物汤合四逆汤再加桔梗、牛膝而成。本方所治血瘀证，是由于瘀血内阻胸中，气机郁滞所致。血府系指胸中，胸中血瘀，气机阻滞，则胸痛、头痛日久不愈，痛如针刺，且有定处。胸中血瘀，影响胃气不降，故呃逆干呕，甚者水入即呛。瘀久化热则内热瞀闷，入暮潮热。瘀热扰心，则心悸怔忡，失眠多梦。血瘀气滞，肝失条达，则急躁易怒。唇舌暗或有瘀斑，脉涩或弦紧皆为内有瘀血征象。治宜活血化瘀，行气止痛。

方中桃仁破血活血，红花活血止痛，二药相伍，增强活血祛瘀之力，共为君药。赤芍、川芎活血止痛；牛膝活血通经，引血下行，共为臣药。生地、当归养血活血，祛瘀而不伤血；桔梗、枳壳一升一降，宽胸理气；柴胡疏肝解郁，升达清阳，以上均为佐药。桔梗载药上行入胸，甘草调和诸药，共为使药。全方配伍，特点有三：一是行气与活血同用，增强行气活血之力；二是活血补血同用，活血而无耗血之虑；三是升降同用，升达清阳，引血下行，升降气机，调和气血。诸药配伍，瘀血可化，气机可达，则诸症自愈。

【运用】

1. 辨证要点 本方以胸痛、头痛，痛有定处，舌暗红或瘀斑，脉涩或弦紧为辨证要点。

2. 加减变化 若瘀血阻络，可加三棱、莪术、全蝎、地龙以破血通络止痛；气滞较重者，加香附、青皮、川楝子以行气止痛；血瘀经闭、痛经者，可加香附、益母草、泽兰活血调经；胁下有血瘀痞块者，加丹参、郁金、水蛭、蟅虫以活血消癥。

3. 使用注意 本方活血祛瘀药较多，孕妇禁用。

【附方】

1. 通窍活血汤（《医林改错》） 赤芍、川芎各一钱，桃仁、红花各三钱，老葱切碎三根，鲜姜三钱，切碎，红枣去核七个，麝香绢包五厘，黄酒半斤，前七味煎一盅，去滓，将麝香入酒内再煎二沸，临卧服。功用：活血通窍。主治：瘀阻头面证。头痛昏晕，或耳聋，脱发，面色青紫，或酒渣鼻，或白癜风，以及妇女干血痨，小儿疳积见肌肉消瘦、腹大青筋、潮热等。

2. 膈下逐瘀汤（《医林改错》） 五灵脂炒二钱，当归三钱，川芎二钱，桃仁研泥一钱，丹皮、赤芍、乌药各二钱，延胡索一钱，甘草三钱，香附一钱半，红花三钱，枳壳一钱半，水煎服。功用：活血祛瘀，行气止痛。主治：瘀血阻滞膈下证。膈下瘀血蓄积，或腹中胁下有痞块，或肚腹疼痛，痛处不移，或卧则腹坠似有物者。

3.少腹逐瘀汤（《医林改错》） 小茴香炒，七粒，干姜炒，二分，延胡索一钱，没药二钱，当归三钱，川芎二钱，官桂一钱，赤芍二钱，蒲黄三钱，五灵脂炒，二钱，水煎服。功用：活血祛瘀，温经止痛。主治：寒凝血瘀证。少腹瘀血积块疼痛或不痛，或痛而无积块，或少腹胀满，或经期腰酸，少腹作胀，或月经一月见三五次，接连不断，断而又来，其色或紫或黑，或有瘀块，或崩漏兼少腹疼痛者。

4.身痛逐瘀汤（《医林改错》） 秦艽一钱，川芎二钱，桃仁、红花各三钱，甘草二钱，羌活一钱，没药二钱，当归三钱，五灵脂炒，二钱，香附一钱，牛膝三钱，地龙去土，二钱，水煎服。功用：活血行气，祛风除湿，通痹止痛。主治：瘀血痹阻经络证。肩痛，臂痛，腰痛，腿痛，或周身疼痛经久不愈。

以上各方均为王清任创制的活血化瘀名方，常称五逐瘀汤，各方均以桃仁、红花、川芎、赤芍、当归等为基础药物，都有活血化瘀止痛作用，主治瘀血所致的病证，但各方的作用稍有不同。血府逐瘀汤中配伍行气宽胸的枳壳、桔梗、柴胡及引血下行的牛膝，故宣通胸胁气滞，引血下行之力较好，主治胸中瘀阻之证；通窍活血汤配有通阳开窍的麝香、老葱、生姜等，故辛香通窍作用较好，主治瘀阻头面之证；膈下逐瘀汤配有香附、延胡索、乌药、枳壳等疏肝行气止痛药，故行气止痛作用较好，主治瘀阻膈下，肝郁气滞之两胁及腹中胀痛；少腹逐瘀汤配有温里散寒之小茴香、官桂、干姜，故温经止痛作用较好，主治血瘀少腹而致的月经不调、痛经等；身痛逐瘀汤配有通络宣痹止痛的秦艽、羌活、地龙等，活血宣痹止痛作用较好，故多用于瘀血阻滞经络导致的肢体疼痛或周身疼痛。

知识链接

　　胸痹，根据其临床表现与现代医学所指的冠心病相类似。血府逐瘀汤具有扩张冠状动脉，改善心功能，提高心肌缺氧耐受能力，改善血流，降低血液黏稠度，预防血栓和促进血栓溶解功能，对心血瘀阻型冠心病心绞痛有较好的效果。

补阳还五汤
《医林改错》

【方歌】补阳还五芪归芎，桃红赤芍加地龙，
　　　　半身不遂中风证，益气活血经络通。

【组成】黄芪生，四两（120g） 当归尾二钱（6g） 赤芍一钱半（5g） 地龙去土，一钱（3g） 川芎一钱（3g） 红花一钱（3g） 桃仁一钱（3g）

【用法】水煎服。

【功效】补气，活血，通络。

【主治】中风之气虚血瘀证。半身不遂，口眼㖞斜，语言謇涩，口角流涎，小便频数或遗尿失禁，舌暗淡，苔白，脉缓无力。

【方解】本方由桃红四物汤去生地加黄芪、地龙而成。本主所治之证，是由于中风之后，正气亏虚，不能行血，脉络瘀阻所致。气虚不能行血，脉络瘀阻，筋脉肌肉失去濡养，故半身不遂，口眼㖞斜。气虚血瘀，舌本失养，故语言謇涩。气虚失于固摄，故口角流涎，小便频数或遗尿。苔白，脉缓无力为气虚之征象。本方证以气虚为本，血瘀为标，治宜补气为主，活血通络为辅。

方中重用黄芪大补元气，使气旺血行，瘀去则络通，为君药。当归尾补血活血，活血而不伤血，为臣药。赤芍、川芎、桃仁、红花活血祛瘀，助归尾活血；地龙长于通行经络，共为佐药。本方的配伍特点有二：一是标本兼顾，大量补气药与少量活血药相配，补气行血治其本，活血通络治其标；二是补行同用，补气而不壅滞，行血而不伤正。合而用之，气旺血行络通，则诸症可愈。

【运用】

1. 辨证要点 本方以半身不遂，口眼㖞斜，苔白，脉缓无力为辨证要点。

2. 加减变化 本方生黄芪宜重，但开始先用小剂量，效果不佳时，再逐渐增加（一般从 30～60g 开始）。原方祛瘀药较轻，使用时，可根据病情适当加大。若偏阳虚者，加制附子温阳散寒；若脾胃气虚者，加党参、白术益气健脾；若半身不遂以上肢为主者，加桑枝、桂枝引药上行，温通经脉；下肢为主者，加牛膝、杜仲引药下行，补益肝肾；若语言不利者，加石菖蒲、远志开窍化痰。

3. 使用注意 若中风后半身不遂属阴虚阳亢，见舌红苔黄、脉洪大有力者，非本方所宜。

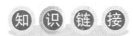

半身不遂，也叫偏瘫，多因脑血管病变所致，如脑血管破裂、栓塞等。经临床观察，补阳还五汤治疗缺血中风（脑梗死）效果显著，对脑出血的恢复期及后遗症期，也有较好的效果。本方能扩张血管，改善微循环，抗血小板聚集，促进出血和渗出物的吸收，抗血栓形成及预防血栓再发；可促进脑内源性神经干细胞的生长、存活和神经元及胶质细胞的分化，并与神经功能恢复呈正相关。

温经汤

《金匮要略》

【方歌】温经汤用桂萸芎，归芍丹皮姜夏冬，

参草益脾胶养血，调经重在暖胞宫。

【组成】吴茱萸三两（9g）　当归一两（6g）　芍药二两（6g）　川芎二两（6g）　人参二两（6g）　桂枝二两（6g）　阿胶二两（6g）　牡丹皮去心，二两（6g）　生姜二两（6g）　甘草二两（6g）　半夏半升（6g）　麦冬去心，一升（9g）

【用法】上十二味，以水一斗，煮取三升，分温三服（现代用法：水煎服，阿胶烊冲）。

【功效】温经散寒，养血祛瘀。

【主治】冲任虚寒，瘀血阻滞证。漏下不止，血色暗而有块，淋漓不畅，或月经超前或延后，或逾期不止，或一月再行，或经停不至，而见少腹里急、腹满、傍晚发热、手心发热、唇口干燥、舌质暗红、脉细而涩。亦治妇人宫冷，久不受孕。

【方解】本方所治之证，其病机为冲任虚寒，瘀血阻滞。寒凝血瘀，气血不畅，故少腹里急，腹满，月经不调，甚或久不受孕。瘀血阻滞，血不循经，故月经先期，或经停不至，或崩中漏下。阴血不足，虚热内生，故唇口干燥，傍晚发热，手心发热。本方证虽然寒热虚实错杂，然以冲任虚寒，瘀血阻滞为主，治宜温经散寒，养血祛瘀，兼清虚热。

方中吴茱萸温经散寒，行气止痛；桂枝温通经脉，二者共为君药。当归补血活血，调经止痛；丹皮活血散瘀，又能退虚热；川芎活血祛瘀，共为臣药。阿胶养血止血，滋阴润燥；芍药养血敛阴，柔肝止痛；麦冬养阴清热，三药合用，既能滋阴退虚热，又能制吴茱萸、桂枝之温燥。人参、甘草益气健脾，以资生化之源，化血充足；半夏降逆止呕，通降胃气，有助于祛瘀调经；生姜温中散寒，既助参、草健脾，又助吴、桂温经，均为佐药。甘草调和诸药，兼为使药。诸药合用，血虚得补，寒瘀得散，虚热得退，则诸症可愈。

【运用】

1. 辨证要点　本方是妇科调经常用方剂。以月经不调，小腹冷痛，经有瘀血，时有烦热，舌质暗红，脉细涩为辨证要点。

2. 加减变化　若小腹冷痛甚者，去丹皮、麦冬，加干姜、小茴香以增强散寒止痛；寒凝气滞者，加香附、乌药以行气止痛；漏下不止而血色暗淡者，去丹皮，加艾叶、炮姜温经止血；傍晚发热甚者，加银柴胡、地骨皮以清虚热。

3. 使用注意　月经不调属实热或无瘀血内阻者忌服。

知 识 链 接

功能性子宫出血，是由于卵巢功能失调引起的子宫出血，简称"宫血"。用温经汤治疗功能性子宫出血104例，经过2～6个月经周期的治疗，治愈38例，占36.5%；显效40例，占38.5%；有效22例，占21.2%；无效4例，占3.8%。总有效率为96.2%，临床效果显著。

生化汤
《傅青主女科》

【方歌】生化汤宜产后尝，归芎桃草加炮姜，

恶露不行少腹痛，温经活血最见长。

【组成】全当归八钱（24g） 川芎二钱（6g） 桃仁去皮尖，研，十四枚（6g） 干姜炮黑，五分（2g） 甘草炙，五分（2g）

【用法】黄酒、童便各半煎（现代用法：水煎服，或酌加黄酒同煎）。

【功效】化瘀生新，温经止痛。

【主治】血虚寒凝，瘀血阻滞证。产后恶露不行，小腹冷痛。

【方解】本方所治之证，其病机为产后血虚受寒，瘀血内阻。妇人产后，血虚受寒，寒凝血脉，故恶露不行。寒凝血瘀，气血不通，不通则痛，故小腹冷痛。产后血虚，本应补血，但寒凝血瘀，瘀血不去则新血不生，治宜化瘀生新，温经止痛。

方中重用全当归补血活血，化瘀生新，行血止痛，为君药。川芎活血祛瘀，行气止痛；桃仁活血祛瘀，共为臣药。炮姜温经止痛，黄酒温通血脉以助药力，共为佐药。炙甘草和中缓急，调和诸药，为使药。童便同煎，是取其益阴化瘀，引败血下行之意。诸药配伍，瘀血得化，新血得生，诸症痊愈。

【运用】

1.辨证要点 本方为妇女产后常用方。以产后恶露不行，产后腹痛为辨证要点。

2.加减变化 若瘀重痛剧者，加蒲黄、五灵脂、延胡索以祛瘀止痛；若小腹冷痛甚者，加肉桂、小茴香温经散寒止痛；若气滞甚者，加木香、乌药、香附以行气止痛。

3.使用注意 产后血热而有瘀滞者不宜使用。若恶露过多，出血不上，甚者汗出气短神疲者，禁用。

知 识 链 接

产后子宫复旧不良，属于中医"恶露不尽""恶露不下"的范畴，是指产后

6 周子宫仍未能恢复到非孕状态。经药理研究发现，生化汤能促进子宫收缩，可显著缩短出血和凝血时间，有利于产后子宫复旧及止血，可防治产后病。

第二节　止血剂

止血剂，适用于血溢脉外而出现的吐血、衄血、咳血、便血、尿血、崩漏等各种出血证。

出血证较为复杂，病因有寒热虚实之分，部位有上下内外之别，病情有轻重缓急之异。所以，止血剂的应用，要根据病情配伍，正确把握好标本兼顾、急则治其标、缓则治其本的原则。慢性出血，则应重在治本；若突然大出血，则应重在止血，急则治其标。若血热妄行者，治宜凉血止血，常用侧柏叶、小蓟、白茅根、槐花等为主组成方剂。若阳虚不能摄血，常用灶心黄土、炮姜、艾叶等为主组成方剂。上部出血者，可酌情配伍牛膝、大黄等引血下行，上部出血者，可酌情配伍黑芥穗、黄芪等帮助升举。代表方剂有咳血方、小蓟饮子、槐花散、黄土汤。

咳血方
《丹溪心法》

【方歌】咳血方中诃子收，海石栀子共瓜蒌，
　　　　青黛泻肝又凉血，咳嗽痰血此方优。

【组成】青黛水飞（6g）　瓜蒌仁去油（9g）　海粉（9g）　山栀子炒黑（9g）　诃子（6g）

【用法】上为末，以蜜同姜汁为丸，嚼化（现代用法：共研末为丸，每服 9g；亦可作汤剂，水煎服，用量按原方比例酌定）。

【功效】清肝宁肺，止咳止血。

【主治】肝火犯肺咳血证。咳嗽痰稠带血，咯吐不爽，心烦易怒，胸胁作痛，咽干口苦，颊赤便秘，舌红苔黄，脉弦数。

【方解】本方所治之咳血证为肝火犯肺，灼伤肺络所致。木火刑金，灼津为痰，则咳嗽痰稠，咯吐不爽。肝火灼伤肺络，则痰中带血。肝火内扰，则心烦易怒，胸胁作痛，口苦咽干，颊赤便秘。舌红苔黄，脉弦数，为肝火内盛之征象。本方所治咳血，病位虽在肺，但病本在肝，按治病求本的原则，治宜清肝宁肺，止咳止血。

方中青黛清肝泻火，凉血止血；栀子清热凉血，泻火除烦，炒黑可入血分而止血，二药共清肝火，为君药。痰不除则咳不止，咳不止则血难宁，故用瓜蒌仁清热化痰，宽胸止咳；海浮石清肺化痰，共为臣药。诃子敛肺止咳，为佐药。蜜可润肺止咳；姜汁辛温制约

诸药寒凉之性。诸药配伍，肝火得清，热痰得化，咳嗽得平，咳血自止。

【运用】

1. 辨证要点　本方以咳痰带血，胸胁作痛，舌红苔黄，脉弦数为辨证要点。

2. 加减变化　若咳甚痰多者，加川贝、杏仁、天竺黄等清肺化痰止咳；热伤肺阴者，加沙参、麦冬等养阴润肺。

3. 现代运用　本方常用于支气管扩张、肺结核等咳血属肝火犯肺者。

4. 使用注意　本方属寒凉之剂，肺肾阴虚及脾虚便溏者不宜用。

知 识 链 接

临床报道，用咳血方治疗支气管扩张咯血患者78例，5天为一疗程。服药期间卧床休息，避免大便用力，忌辛辣食品。服用一疗程后，显效52例，有效17例，无效9例，总有效率88.5%。咳血方治疗支气管扩张，临床疗效显著。

小蓟饮子
《济生方》

【方歌】小蓟饮子藕蒲黄，木通滑石生地襄，

归草黑栀淡竹叶，血淋热结服之康。

【组成】生地黄　小蓟　滑石　木通　蒲黄　藕节　淡竹叶　当归　山栀子　甘草各等分（各9g）

【用法】上㕮咀，每服半两（15g），水煎，空腹服（现代用法：作汤剂，水煎服，用量根据病情酌定）。

【功效】凉血止血，利水通淋。

【主治】血淋、尿血。尿中带血，小便频数，赤涩热痛，舌红，脉数。

【方解】本方所治血淋、尿血，是由于下焦瘀热，损伤膀胱血络，膀胱气化失司所致。下焦瘀热，损伤膀胱血络，故尿中带血。小便痛者为血淋，不痛者为尿血。瘀热影响膀胱气化，故小便频数，赤涩热痛。舌红，脉数为热结之征象。治宜凉血止血，利水通淋。

方中用小蓟凉血止血，利尿通淋，为君药。蒲黄、藕节凉血止血，活血消瘀，可使血止而不留瘀；生地凉血止血，养阴清热，共为臣药。栀子清泄三焦之火；滑石、竹叶、木通利水通淋，使湿热从下而出；当归养血活血，引血归经，并可防诸药寒凉太过，共为佐药。炙甘草和中调药，为使药。本方的配伍特点是：止血之中寓以化瘀，清利之中寓以养阴，诸药配伍，瘀热得清则诸症皆愈。

【运用】

1. 辨证要点 本方以小便赤涩热痛，尿中带血，舌红，脉数为辨证要点。

2. 加减变化 方中甘草应以生甘草为宜，以增强清热泻火之力；若尿道刺痛者，加琥珀、海金沙以通淋止血。

3. 使用注意 方中多用寒凉通利之品，适宜于实热证。若血淋、尿血日久兼寒或阴虚火旺、气虚不摄者，不宜使用。

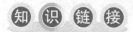

　　血淋，是以尿中带血、小便灼热刺痛、小腹急满为主要症状，属于急性泌尿系感染的临床表现。经临床观察，小蓟饮子治疗血淋30例，5日为一疗程，有效率达98%，以膀胱湿热型效果较好。

槐花散
《普济本事方》

【方歌】槐花散治大便血，芥穗枳壳侧柏叶，

　　　　等分为末米汤下，凉血疏风又清热。

【组成】槐花炒　柏叶杵, 焙　荆芥穗　枳壳麸炒各等分（各9g）

【用法】上为细末，用清米饮调下二钱，空心食前服（现代用法：为细末，每服6g，开水或米汤调下；亦可作汤剂，水煎服，用量按原方比例酌定）。

【功效】清肠止血，疏风行气。

【主治】肠风脏毒下血。便前出血，或便后出血，或粪中带血，以及痔疮出血，血色鲜红或晦暗，舌红苔黄脉数。

【方解】大便下血，血在粪前，血色鲜红者为肠风；血在粪后，血色晦暗者为脏毒。本方所治肠风、脏毒，是由于风热或湿热毒邪，壅遏肠道，损伤血络，血溢脉外所致。治宜清肠凉血为主，兼以疏风行气。

　　方中槐花凉血止血，善清大肠湿热，为君药。侧柏叶清热凉血，燥湿收敛，可增强槐花凉血止血的作用，为臣药。荆芥穗辛散疏风，炒用入血分而止血；枳壳行气宽肠，共为佐药。诸药合用，风热得疏，湿热得清，则便血可止。

【运用】

1. 辨证要点 本方以便血，血色鲜红，舌红，脉数为辨证要点。

2. 加减变化 若大肠热甚者，加黄连、黄芩等以清肠中湿热；若便血多者，加黄芩

炭、地榆炭、棕榈炭等，以加强止血之力。

3.使用注意 方中药性寒凉，不可久服。便血属于气虚或阴虚者，均不宜用。

知识链接

便血，是指血液从肛门排出，粪便颜色呈鲜红、暗红或柏油样便。便血多见于下消化道出血，亦可见于上消化道出血。槐花散临床用于治疗便血360例，其中便前下鲜血56例，便后下鲜血274例，便时带鲜血30例，服药期间，忌辛辣、油腻之品。结果：显效102例，有效256例，无效2例，总有效率达99.4%。

黄土汤
《金匮要略》

【方歌】黄土汤用芩地黄，术附阿胶甘草襄，
　　　　温阳健脾能摄血，便血崩漏服之康。

【组成】甘草 干地黄 白术 附子炮 阿胶 黄芩各三两（9g） 灶心黄土半斤（30g）

【用法】上七味，以水八升，煮取三升，分温二服（现代用法：先将灶心黄土水煎过滤取汤，再煎余药，阿胶烊化冲服）。

【功效】温阳健脾，养血止血。

【主治】脾阳不足，脾不统血证。大便下血，先便后血，以及吐血、衄血、妇人崩漏，血色暗淡，四肢不温，面色萎黄，舌淡苔白，脉沉细无力。

【方解】本方所治的各种出血，是由于脾阳不足，不能统血所致。脾阳不足，脾不统血，血从上溢则为吐血、衄血；血从下走则为便血、崩漏。阳虚失血，则四肢不温，面色萎黄。舌淡苔白，脉沉细无力皆是阳虚血弱之征。治宜标本兼顾，既要温阳止血，还需健脾养血。

方中灶心黄土温阳散寒，温中止血，为君药。白术、附子温阳健脾，恢复脾气统摄功能，为臣药。生地、阿胶滋阴养血，可补已伤之血；再配伍苦寒之黄芩，可制约术、附辛燥动血之弊，共为佐药。甘草调和诸药，为使药。诸药合用，寒热并用，标本兼顾，阳气得补，血得固摄，则诸症可愈。

【运用】

1.辨证要点 本方为治疗脾阳不足所致各种出血的常用方。以血色暗淡，舌淡苔白，脉沉细无力为辨证要点。

167

2. 加减变化　若气虚甚者，加人参、黄芪益气摄血；脾胃虚寒甚者，加炮姜炭以温中止血；出血多者，加三七、白及以增强止血之力。方中灶心黄土缺时，可用赤石脂替代。

3. 使用注意　本方温热，热盛迫血妄行所致出血者忌用。

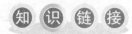

　　黄土汤与归脾汤均治脾不统血之便血、崩漏。黄土汤以灶心黄土合炮附子、白术为主，配伍生地黄、阿胶、黄芩以温阳健脾而摄血，滋阴养血而止血，适用于脾阳不足，统摄无权之出血证；归脾汤重用黄芪、龙眼肉，配伍人参、白术、当归、茯神、酸枣仁、远志补气健脾，养心安神，适用于脾气不足，气不摄血之证。

同步训练

1. 桃核承气汤的组成药物，除桃仁、大黄外，其余是（　　　　）

　　A. 芒硝、桂枝、炙甘草　　　　　B. 川芎、当归、炙甘草

　　C. 桂枝、当归、炮干姜　　　　　D. 桂枝、红花、炮干姜

　　E. 川芎、桂枝、炙甘草

2. 血府逐瘀汤的组成药物除"桃红四物"和甘草外，其余的是（　　　　）

　　A. 官桂、干姜、蒲黄、五灵脂

　　B. 乌药、香附、枳壳、延胡索

　　C. 柴胡、桔梗、枳壳、牛膝

　　D. 香附、牛膝、没药、五灵脂

　　E. 麝香、没药、葱白、鲜生姜

3. 补阳还五汤中重用黄芪为君，意在（　　　　）

　　A. 补气利水　　　B. 补气行血　　　C. 补气生血

　　D. 补气升阳　　　E. 补气固表

4. 温经汤的功用是（　　　　）

　　A. 温经散寒，活血祛瘀　　　　　B. 活血化瘀，温经止痛

　　C. 活血祛瘀，散结止痛　　　　　D. 温经散寒，养血祛瘀

　　E. 温经散寒，养血通脉

5. 生化汤重用当归为君，意在（　　　　）

　　A. 养血补肝　　　B. 养血润肠　　　C. 养血润燥　　　D. 化瘀生新　　　E. 和血止血

6. 下例何药不是咳血方的组成药物（　　　）

　　A. 青黛　　　　　　B. 瓜蒌仁　　　　　C. 海粉　　　　　D. 栀子　　　　　E. 浙贝

7. 小蓟饮子的组成药物中不包含（　　　）

　　A. 当归、蒲黄　　B. 生地、滑石　　C. 藕节、木通

　　D. 大黄、车前子　E. 栀子、淡竹叶

8. 槐花散适用于（　　　）

　　A. 大便下血，血色黯淡，四肢不温，舌淡苔白，脉沉细无力

　　B. 大便下血，血色鲜红，舌红苔黄，脉弦数

　　C. 咳痰带血，咯吐不爽，心烦易怒，颊赤便秘，舌红苔黄，脉弦数

　　D. 呕血、吐血或衄血，血色鲜红，舌红脉数

　　E. 妊娠下血，血色紫暗，腹痛拒按，胎动不安

9. 黄土汤的功用是（　　　）

　　A. 温脾散寒，涩肠止泻　　　　　B. 温阳健脾，养血止血

　　C. 温肾暖脾，渗湿止泻　　　　　D. 温中散寒，益气健脾

　　E. 温阳健脾，益气摄血

第十三章

治风剂

【学习目标】

1. 治风剂的适用范围及应用注意事项。

2. 消风散、天麻钩藤饮的药物组成、功用、主治证候、配伍意义及配伍特点。

3. 川芎茶调散、牵正散、羚角钩藤汤、镇肝息风汤的药物组成、功用、主治证候和配伍意义。

4. 大秦艽汤、大定风珠、地黄饮子、玉真散、小活络丹的药物组成、功用和主治证候。

案例导入

刘某，女，39岁。自诉经前头痛20余年，呈阵发性发作。患者自初次月经来潮时前2日即感头痛，起初痛较轻，尚能忍受，以后逐渐加重，头痛待月经来潮即消失，疼痛部位局限在两眉间及两眉棱骨处，既往疼痛发作时服用解热止痛片，每日服用1～2片疼痛缓解，近2年虽每次服3片亦不能止痛。诊时正值经前2日，头痛已作，病人痛苦异常。舌淡，苔白，脉弦。

请思考：

1. 试区分外风证与内风证病因、病证、治法的不同特点？

2. 试从组方用药分析川芎茶调散、用治诸经头痛的道理，并理解重用薄荷之意？

3. 理解羚羊钩藤汤方中应用白芍的意义，与其在芍药汤、桂枝汤、小建中汤中的作用有何不同？

4. 理解镇肝息风汤的治证、病机特点，方中应用茵陈、川楝子、麦芽的意义何在？

凡以辛散祛风或息风止痉药为主组成，具有疏散外风或平息内风作用，治疗风病的方剂，统称治风剂。

风病的范围很广，病情也比较复杂，但根据其成因，概括起来可分为外风和内风两大类。风从外来者，名外风，是指风邪外袭人体，留着于肌表、经络、筋肉、骨节等所致的病证。其他如皮肉破伤、风毒之邪从伤处侵入人体所致的破伤风，亦属外风的范围。其主要表现为头痛，恶风，肌肤瘙痒，肢体麻木，筋骨挛痛，关节屈伸不利，或口眼㖞斜，甚则角弓反张等。风从内生者，名内风，是由脏腑功能失调所致的风病，如热极生风、肝阳化风、阴虚风动以及血虚生风等。常表现为眩晕，震颤，四肢抽搐，口眼㖞斜，语言謇涩，半身不遂，甚或突然昏倒，不省人事等。风病的治法为外风宜疏散、内风宜平息，故治风剂分为疏散外风剂和平息内风剂两类。

治风剂的运用，首先应辨清风病之属内、属外。外风治宜疏散，而不宜平息；内风治宜平息，而忌用疏散。但外风与内风之间，亦可相互影响，外风可以引动内风，内风亦可兼感外风。对这种错综复杂的证候，应分清主次，或以疏散为主兼以平息，或以平息为主兼以疏散。其次，宜分清病邪的兼夹以及病情的虚实，进行相应的配伍，如兼寒、兼热、兼湿，或夹痰、夹瘀等，则应与散寒、清热、祛湿、化痰以及活血化瘀等法配合运用，以切合具体的病情。

第一节　疏散外风剂

疏散外风剂，适用于外风所致病证。风为六淫之首，风邪致病，多兼夹寒，或夹热，或夹湿，故有风寒、风热、风湿等不同证型。且风邪散漫，不拘一经，病变范围亦较广泛。若外感风邪，邪在肌表，以表证为主者，治当疏风解表，其方剂已在解表剂中论述。本节所治之外风，是指风邪外袭，侵入肌肉、经络、筋骨、关节等处所致的病证。如风邪上犯头部所致的头痛、眩晕，风邪郁于肌腠所致的风疹、湿疹，风中经络所致的口眼㖞斜、半身不遂，风邪着于肌肉、筋骨、关节所致的关节疼痛、麻木不仁、屈伸不利，以及风毒之邪从破伤之处侵入所致之破伤风等。常以辛散祛风药，如羌活、独活、荆芥、防风、川芎、白芷、白附子等为主组方。代表方如川芎茶调散、大秦艽汤、小活络丹、牵正散、消风散。

川芎茶调散
《太平惠民和剂局方》

【方歌】川芎茶调有荆防，辛芷薄荷甘草羌，
　　　　目昏鼻塞风攻上，偏正头痛悉能康。

【组成】薄荷叶_{不见火，八两（240g）} 川芎 荆芥_{去梗，各四两（各120g）} 细辛_{去芦，一两}（30g） 防风_{去芦，一两半（45g）} 白芷 羌活 甘草_{炙，各二两（各60g）}

【用法】上为细末。每服二钱（6g），食后，茶清调下（现代用法：共为细末，每次6g，每日2次，饭后清茶调服；亦可作汤剂，用量按原方比例酌减）。

【功效】疏风止痛。

【主治】外感风邪头痛。偏正头痛，或颠顶作痛，目眩鼻塞，或恶风发热，舌苔薄白，脉浮。

【方解】本方证是由外感风邪，上攻头目所致。风邪袭表，循经上犯头目，阻遏清阳之气，故见头痛、眩晕；风邪袭表，邪正相争，故见恶寒发热、鼻塞、脉浮等症；若风邪留而不走，头痛日久不愈，其痛或偏或正，时发时止，即为头风。治宜疏风止痛。

方中川芎善治少阳、厥阴经头痛（两侧头痛或头顶痛）；羌活善治太阳经头痛（后头痛牵连项部）；白芷善治阳明经头痛（前额及眉棱骨痛），均为君药。细辛散寒止痛，并善治少阴经头痛（脑痛连齿），并能宣通鼻窍；荆芥、薄荷、防风又善疏风解表，清利头目，均为臣药，甘草调和诸药，缓和风药燥性；清茶善清头目，而且性味苦寒，清上降下，使升中有降，升散不致太过，均为佐使药。以上诸药，皆为祛散风邪之品，因颠顶之上，唯风药可到。综观全方，药证相当，合而用之，以奏疏风止痛之效。

【运用】

1. 辨证要点 本方是治疗外感风邪头痛之常用方。临床应用以头痛，鼻塞，舌苔薄白，脉浮为辨证要点。

2. 加减变化 风为百病之长，外感风邪，多有兼夹。若属外感风寒头痛，宜减薄荷用量，酌加苏叶、生姜以加强祛风散寒之功；外感风热头痛，加菊花、僵蚕、蔓荆子以疏散风热；外感风湿头痛，加苍术、藁本以散风祛湿；头风头痛，宜重用川芎，并酌加桃仁、红花、全蝎、地龙等以活血祛瘀，搜风通络。

3. 使用注意 导致头痛的原因很多，有外感与内伤的不同，对于气虚、血虚，或肝肾阴虚、肝阳上亢、肝风内动等引起的头痛，均不宜使用。

大秦艽汤
《素问病机气宜保命集》

【方歌】大秦艽汤羌独防，辛芷芎芍二地当，

　　　　苓术石膏黄芩草，风邪初中经络康。

【组成】秦艽_{三两（90g）} 甘草_{二两（60g）} 川芎_{二两（60g）} 当归_{二两（60）} 白芍药_{二两（60g）} 细辛_{半两（15g）} 川羌活 防风 黄芩_{各一两（各30g）} 石膏_{二两（60g）} 白芷_{一两（30g）} 白术_{一两（30g）} 生地黄_{一两（30g）} 熟地黄_{一两（30g）} 茯苓_{一两（30g）} 独活_{二两（60g）}

【用法】上十六味，锉。每服一两（30g），水煎去滓，温服（现代用法：上药用量按比例酌减，水煎，温服，不拘时候）。

【功效】疏风清热，养血活血。

【主治】风邪初中经络证。口眼㖞斜，舌强不能言语，手足不能运动，或恶寒发热，苔白或黄，脉浮数或弦细。

【方解】本方主治风邪初中经络之证。中风每多正气先虚，而后风邪乘虚入中，气血痹阻，络道不通，故口眼㖞斜，"血弱不能养筋，故手足不能运动，舌强不能言语"。治宜祛风通络为主，兼用血药气药以调里，使风邪外解，气血调和，则手足健运，舌体柔和。

方中以秦艽为君药，祛风而通行经络；羌活、独活、防风、白芷、细辛，均为辛温之品，能祛风散邪，均为臣药。另外，语言与手足运动障碍，除经络痹阻外，与血虚不能养筋有关，且风药多燥，易伤阴血，故配伍熟地、当归、白芍养血柔筋，使风祛而不伤津；复用川芎和归、芍相协，以血通络，"血活则风散而舌本柔矣"。又因气能生血，故用白术、茯苓益气健脾，以助生化之源。生地、石膏、黄芩凉血清热，是为风邪郁而化热者设，以上共为方中佐药。甘草调和诸药，兼使药之用。本方用药，合而成方，共奏祛风清热，养血通络之效。

【运用】

1. 辨证要点　本方是治风邪初中经络之常用方。临床应用以口眼㖞斜，舌强不能言语，手足不能运动，微恶风发热，苔薄微黄，脉浮数为辨证要点。

2. 加减变化　若无内热，可去黄芩、石膏等清热之品，专以疏风养血通络为治。原方有"如遇天阴，加生姜煎七八片；如心下痞，每两加枳实一钱同煎"的用法，可资参考。

小活络丹
《太平惠民和剂局方》

【方歌】小活络丹天南星，二乌乳没地龙并，
　　　　寒湿瘀血成痹痛，搜风活血经络通。

【组成】川乌炮，去皮、脐　草乌炮，去皮、脐　地龙去土　天南星炮，各六两（各180g）　乳香研　没药研，各二两二钱（66g）

【用法】上为细末，入研药和匀，酒面糊为丸，如梧桐子大。每服二十丸（3g），空心，日午冷酒送下，荆芥汤送下亦可（现代用法：以上6味，粉碎成细末，过筛，加炼蜜制成大蜜丸，每丸重3g，每次1丸，每日2次，用陈酒或温开水送服；亦可作汤剂，剂量按比例酌减，川乌、草乌先煎30分钟）。

【功效】祛风除湿，化痰通络，活血止痛。

【主治】风寒湿痹。肢体筋脉疼痛，麻木拘挛，关节屈伸不利，疼痛游走不定，舌淡

紫，苔白，脉沉弦或涩。亦治中风手足不仁，日久不愈，经络中有湿痰瘀血，而见腰腿沉重，或腿臂间作痛。

【方解】本方证是由于风寒湿邪，或瘀血湿痰留滞经络，致使气血不得宣通，营卫失其舒畅，而见肢体麻木疼痛等症。由于经络中有湿痰瘀血，故治宜祛风除湿，通络止痛。

方中川乌、草乌温经活络，散络中风寒湿邪，且具有较强的止痛作用，共为君药。天南星燥湿活络，以祛络中之痰湿，并能祛风，为臣药。佐以乳香、没药行气活血，以化络中之瘀血，并能止痛。使以地龙通经活络；并加黄酒以助药势，引诸药直达病所。诸药合用，则风寒湿邪与痰浊、瘀血均能祛除，从而使血活络通，故方名"活络"。

【运用】

1. 辨证要点　本方是治疗风寒湿痰瘀血留滞经络的常用方。临床应用以肢体筋脉挛痛，关节屈伸不利，舌淡紫，苔白为辨证要点。

2. 现代运用　本方常用于慢性风湿性关节炎、类风湿性关节炎、骨质增生症以及坐骨神经痛、肩周炎以及中风后遗症等属于风寒湿痰瘀血留滞经络者。

3. 使用注意　本方药性温燥，药力较峻猛，宜于体实气壮者，对阴虚有热及孕妇慎用，且川乌、草乌为大毒之品，不宜过量，慎防中毒。

牵正散
《杨氏家藏方》

【方歌】牵正散是杨家方，全蝎僵蚕白附襄，

　　　　服用少量热酒下，口眼㖞斜疗效彰。

【组成】白附子　白僵蚕　全蝎去毒，各等分，并生用

【用法】上为细末。每服一钱（3g），热酒调下，不拘时候（现代用法：共为细末，每次服3g，日服2～3次，温酒送服；亦可作汤剂，用量按原方比例酌定）。

【功效】祛风化痰，通络止痉。

【主治】风中头面经络。口眼㖞斜，或面肌抽动，舌淡红，苔白。

【方解】本方证是由风痰阻滞头面经络所致。足阳明之脉夹口环唇，足太阳之脉起于目内眦。阳明内蓄痰浊，太阳外中于风，风痰阻于头面经络，则经隧不利，筋肉失养，故迟缓不用。无邪之处，气血尚能运行，相对而急，缓者为急者牵引，故口眼㖞斜。治宜祛风化痰止痉。

方中白附子辛散，祛风化痰，并善祛头面之风；僵蚕有化痰作用；全蝎善于通络，僵蚕、全蝎合用均能祛风止痉。热酒调下，宣通血脉，并能引药入络，直达病所。三药合用，以奏祛风化痰，通经络，治痉挛之效，可使已㖞斜之口眼牵正而恢复正常，故名"牵正"。

【运用】

1. 辨证要点　本方是治疗风痰阻于头面经络之常用方。临床应用以卒然口眼㖞斜，舌淡苔白为辨证要点。

2. 加减变化　初起风邪重者，宜加羌活、防风、白芷等以辛散风邪；病久不愈者，酌加蜈蚣、地龙、天麻、桃仁、红花等搜风化瘀通络。

3. 使用注意　若属气虚血瘀，或肝风内动之口眼㖞斜、半身不遂，不宜使用。方中白附子和全蝎有一定的毒性，用量宜慎。

玉真散
《外科正宗》

【方歌】玉真散治破伤风，牙关紧闭反张弓，

　　　　星麻白附羌防芷，外敷内服一方通。

【组成】南星　防风　天麻　羌活　白附子　白芷各等分（各6g）

【用法】上细末，每服二钱（6g），热酒一盏调服，更敷伤处。若牙关紧急，腰背反张者，每服三钱（9g），用热通便调服（现代用法：共为细末，每次3～6g，每日3次，用热酒或童便调服；外用适量，敷患处。亦可作汤剂，用量酌定。服药后须盖被取汗，并宜避风）。

【功效】祛风化痰，定搐止痉。

【主治】破伤风。牙关紧急，口撮唇紧，身体强直，角弓反张，甚则咬牙缩舌，脉弦紧。

【方解】本方证是由于风邪侵入破伤之处，窜扰经络所致。由于风邪侵入破伤之处，窜扰经络，渐转入里或引动内风，故发生牙光紧闭，身体强直，角弓反张之惊风症状。治宜祛风化痰，定搐止痉。

方中白附子、天南星善于祛风化痰，并能解痉定搐，共为君药。羌活、防风、白芷协助君药疏散经络中之风邪，导邪外出；天麻助君药息风解痉，均为臣药。热酒或童便又能行药势，通经脉，为佐使药。诸药相合，相辅相成，可使风散搐定，诸症可解。

【运用】

1. 辨证要点　本方为治疗破伤风之常用方。临床应用以创伤史，牙关紧急，身体强直，角弓反张，脉弦紧为辨证要点。

2. 加减变化　本方祛风化痰之功较强，而解痉之力不足，运用时常加入蜈蚣、全蝎、蝉蜕等以增强解痉定搐之力；若痰多，可加贝母、竹沥以化痰。

3. 现代运用　本方常用于破伤风、面神经麻痹、三叉神经痛等属于风邪袭于经络者。

4. 使用注意　方中药性偏于温燥，易耗气伤津，破伤风而见津气两虚者，不宜使用；

肝经热盛动风者忌用。此外，白附子、天南星均有毒性，用量宜慎，孕妇忌服。

消风散
《外科正宗》

【方歌】消风散内有荆防，蝉蜕胡麻苦参苍，

知膏蒡通归地草，风疹湿疹服之消。

【组成】当归　生地　防风　蝉蜕　知母　苦参　胡麻　荆芥　苍术　牛蒡子　石膏
各一钱（各6g）　甘草　木通各五分（各3g）

【用法】水二盅，煎至八分，食远服（现代用法：水煎服）。

【功效】疏风除湿，清热养血。

【主治】风疹、湿疹。皮肤瘙痒，疹出色红，或遍身云片斑点，抓破后渗出津水，苔白或黄，脉浮数。

【方解】本方所治各证是由于风毒之邪侵袭人体，与湿热相搏，郁于肌肤腠理之间所致。故见皮肤疹出瘙痒，或津水流溢。治宜疏风为主，辅以清热除湿。

方中荆芥、防风、牛蒡子、蝉蜕开发腠理，疏风止痒，祛在表之风邪，是为君药。苍术祛风燥湿，苦参清热燥湿，木通渗利湿热，是为湿邪而设；石膏、知母清热泻火，是为热邪而用，以上俱为臣药。由于风邪浸淫血脉，损伤阴血，故以当归、生地、胡麻仁养血活血，滋阴润燥，共为佐药。甘草清热解毒，调和诸药，为使药。诸药合用，共奏疏风止痒，清热除湿之效。

【运用】

1. 辨证要点　本方是治疗风疹、湿疹的常用方。临床应用以皮肤瘙痒，疹出色红，脉浮为辨证要点。

2. 加减变化　若风热偏盛而见身热、口渴者，宜重用石膏，加银花、连翘以疏风清热解毒；湿热偏盛而兼胸脘痞满、舌苔黄腻者，加地肤子、车前子以清热利湿；血分热重，皮疹红赤，烦热，舌红或绛者，宜重用生地黄，或加赤芍、紫草以清热凉血。

3. 现代运用　本方常用于急性荨麻疹、过敏性皮炎、稻田性皮炎、神经性皮炎等属于风热或风湿所致者。

4. 使用注意　服药期间，应忌食辛辣、鱼腥、烟酒、浓茶等，以免影响疗效。

第二节　平息内风剂

平息内风剂，适用于内风病证，即《素问·至真要大论》谓："诸风掉眩，皆属于肝。"内风的产生主要与肝有关，其病证又有虚实之分。内风之实证，或因热盛生风，如

肝经热盛，热极生风所致的高热不退、抽搐、痉厥；或因肝阳偏亢，风阳上扰所致的眩晕、头部热痛、面红如醉，甚或卒然昏倒、不省人事、口眼㖞斜、半身不遂等，治宜平肝息风。常用平肝息风药，如羚羊角、钩藤、天麻、石决明、代赭石、龙骨、牡蛎等为主组方；由于热盛又易伤津灼液，或炼液为痰，故常配清热、滋阴、化痰之品。代表方如羚角钩藤汤、镇肝息风汤、天麻钩藤饮等。内风之虚证，是指阴虚血亏生风，如温病后期，阴液亏虚，虚风内动所致的筋脉挛急、手足蠕动等，治宜滋阴息风。常用滋阴养血药如地黄、阿胶、白芍、鸡子黄、麦冬、龟板等为主组方；因阴虚多阳浮，故又常配平肝潜阳之品。代表方如大定风珠。

羚角钩藤汤
《通俗伤寒论》

【方歌】俞氏羚角钩藤汤，桑菊茯神鲜地黄，
　　　　贝草竹茹同芍药，肝风内动急煎尝。

【组成】羚角片钱半（4.5g），先煎　霜桑叶二钱（6g）　京川贝四钱（12g），去心　鲜生地五钱（15g）　双钩藤三钱（9g），后入　滁菊花三钱（9g）　茯神木三钱（9g）　生白芍三钱（9g）　生甘草八分（2.4g）　淡竹茹五钱（15g），鲜刮，与羚角先煎代水

【用法】水煎服。

【功效】凉肝息风，增液舒筋。

【主治】热盛动风证。高热不退，烦闷躁扰，手足抽搐，发为痉厥，甚则神昏，舌绛而干，或舌焦起刺，脉弦而数；以及肝热风阳上逆，头晕胀痛，耳鸣心悸，面红如醉，或手足躁扰，甚则瘛疭，舌红，脉弦数。

【方解】本方证为邪热传入厥阴，肝经热盛，热极生风所致。邪热内盛，则见高热不退；热扰心神，则烦闷躁扰，甚则神昏；热盛动风，风火相煽，故见手足抽搐、痉厥；至于舌绛、脉弦数，为肝经热盛之征。治宜凉肝息风，增液舒筋。

方中羚羊角、钩藤凉肝息风，清热止痉，为君药。桑叶、菊花以加强君药凉肝息风之效，为臣药。风火相煽，易耗阴灼液，故用白芍、地黄养阴增液，以柔肝疏筋；邪热亢盛，每易灼津液为痰，故用川贝母、竹茹清热化痰；热扰心神，又以茯神木宁心安神，均为佐药。甘草缓急调药，为使药。诸药合用，可使热清阴复，痉止风定，诸症自可缓解。

【运用】

1. 辨证要点　本方是治疗肝经热盛动风的常用方。临床应用以高热烦躁，手足抽搐，舌绛而干，脉弦数为辨证要点。

2. 加减变化　若邪热内必，神昏谵语者，宜配合紫雪或安宫牛黄丸以清热开窍；抽搐甚者，可配伍止痉散以加强息风止痉之效；便秘者，加大黄、芒硝通腑泄热。本方清热凉

血解毒之力不足，运用时可酌加水牛角、丹皮等。

3. 使用注意 若温病后期，热势已衰，阴液大亏，虚风内动者，不宜应用。

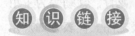

　　钩藤饮与羚角钩藤汤均属清热息风之剂，均为钩藤、羚羊角为君药。但前者配伍全蝎、天麻、人参息风止痉之力强，且有益气扶正之功，故宜于肝热动风而抽搐较甚之小儿天钓；后者配生地黄、白芍兼能增液舒筋，宜于热盛动风而有阴伤之高热抽搐。

镇肝息风汤
《医学衷中参西录》

【方歌】镇肝息风芍天冬，玄参牡蛎赭茵共，
　　　　麦龟膝草龙川楝，肝风内动有奇功。

【组成】怀牛膝一两（30g）　生赭石一两（30g），轧细　生龙骨五钱（15g），捣碎　鲜牡蛎五钱（15g）　生龟板五钱（15g），捣碎　生杭芍五钱（15g）　玄参五钱（15g）　天冬五钱（15g）　川楝子二钱（6g），捣碎　生麦芽二钱（6g）　茵陈二钱（6g）　甘草钱半（4.5g）

【用法】水煎服。

【功效】镇肝息风，滋阴潜阳。

【主治】类中风。头目眩晕，目胀耳鸣，脑部热痛，面色如醉，心中烦热，或时常噫气，或肢体渐觉不利，口眼渐形㖞斜；甚或眩晕颠仆，昏不知人，移时始醒，或醒后不能复元，脉弦长有力。

【方解】本方所治之类中风，张锡纯称之为内中风。本方证是由肝肾阴虚，肝阳亢盛，甚者肝阳化风，上扰清窍，以致头目眩晕、目胀耳鸣；由于肝阳上升太过，则脏腑之气随之而上，气血逆乱并走于上，则见面红如醉、脑部热痛；若阻塞经络，或蒙蔽清窍，则见眩晕颠仆、不知人事或肢体活动不利、半身不遂等中风症状；其脉弦长而有力，为肝阳亢盛之象。治宜镇肝息风，滋阴潜阳。

　　方中重用怀牛膝引血下行，折其阳亢，并能滋养肝肾；代赭石重镇降逆，并能平肝潜阳，使甚者先平，共为君药。生龙骨、生牡蛎潜阳降逆；生龟板、玄参、天门冬、白芍滋养阴血，柔肝息风，共同协助君药以制阳亢，均为臣药。佐以茵陈、川楝子、生麦芽以协助君药清泻肝阳之余，条达肝气之郁滞，以便有利于肝阳之平降。甘草调和诸药，与生麦芽合用可和胃调中，以防金石、介类药物碍胃为使。全方重用潜镇诸药，配伍滋阴、疏肝

之品，共成标本兼治，而以治标为主的良方。

【运用】

1.辨证要点　本方是治疗类中风之常用方。无论是中风之前，还是中风之时，抑或中风之后，皆可运用。临床应用以头目眩晕，脑部热痛，面色如醉，脉弦长有力为辨证要点。

2.加减变化　心中烦热甚者，加石膏、栀子以清热除烦；痰多者，加胆南星、竹沥水以清热化痰；尺脉重按虚者，加熟地黄、山茱萸以补肝肾；中风后遗有半身不遂、口眼㖞斜等不能复元者，可加桃仁、红花、丹参、地龙等活血通络。

3.现代运用　常用于高血压、脑血栓形成、脑溢血、血管神经头痛等属于肝肾阴虚，肝风内动者。

天麻钩藤饮
《中医内科杂病证治新义》

【方歌】天麻钩藤石决明，杜仲牛膝桑寄生，
　　　　栀子黄芩益母草，茯神夜交安神宁。

【组成】天麻（9g）　钩藤（12g）　生决明（18g）　山栀　黄芩（各9g）　川牛膝（12g）　杜仲　益母草　桑寄生　夜交藤　朱茯神（各9g）

【用法】水煎服，分2～3次服。

【功效】平肝息风，清热活血，补益肝肾。

【主治】肝阳偏亢，肝风上扰证。头痛，眩晕，失眠多梦，或口苦面红，舌红苔黄，脉弦或数。

【方解】本方证为肝阳偏亢，生风化热所致。风阳上扰，以致头部胀痛，眩晕；阳亢扰心，故夜寐多梦，甚至失眠。治宜平肝息风为主，配合清热活血，补益肝肾。

方中天麻、钩藤、石决明均有平肝息风之效，用以为君。山栀、黄芩清热泻火，使肝经之热不致偏亢，是为臣药。益母草活血利水，配合杜仲、桑寄生能补益肝肾；夜交藤、茯神安神定志，均为佐使药。如病重者，加羚羊角以清热息风。

【运用】

1.辨证要点　本方是治疗肝阳偏亢，肝风上扰的常用方。临床应用以头痛，眩晕，失眠，舌红苔黄，脉弦为辨证要点。

2.加减变化　眩晕头痛剧者，可酌加羚羊角、龙骨、牡蛎等，以增强平肝潜阳息风之力；若肝火盛，口苦面赤，心烦易怒，加龙胆草、夏枯草以加强清肝泻火之功；脉弦而细者，宜加生地黄、枸杞子、何首乌以滋补肝肾。

3.现代运用　本方常用于高血压病、急性脑血管病、内耳性眩晕等属于肝阳上亢，肝

179

风上扰者。

大风定珠

《温病条辨》

【方歌】大定风珠鸡子黄，再合加减复脉汤，

三甲并同五味子，滋阴息风是妙方。

【组成】生白芍六钱（18g） 阿胶三钱（9g） 生龟板四钱（12g） 干地黄六钱（18g） 麻仁二钱（6g） 五味子二钱（6g） 生牡蛎四钱（12g） 麦冬连心，六钱（18g） 炙甘草四钱（12g） 鸡子黄生，二枚（2个） 鳖甲生，四钱（12g）

【用法】水八杯，煮取三杯，去滓，再入鸡子黄，搅令相得，分三次服（现代用法：水煎，去渣，入阿胶烊化，再入鸡子黄，搅匀，分三次温服）。

【功效】滋阴息风。

【主治】阴虚风动证。手足瘛疭，形消神倦，舌绛少苔，脉气弱，时时欲脱者。

【方解】本方证是由温病时久，邪热灼伤真阴，或因误汗、妄攻，重伤阴液所致。此时因真阴大亏，故见神倦脉虚、舌绛苔少，有时时欲脱之势；虚风内动，故手足瘛疭，治宜滋阴息风。

方中鸡子黄、阿胶滋阴养液以息风，共为君药。地黄、麦冬、白芍滋阴柔肝；龟板、鳖甲、牡蛎滋阴潜阳，共为臣药。麻仁养阴润燥；五味子收敛气阴，共为佐药。炙甘草益气和中，调和诸药，且炙甘草与白芍、五味子相合，即可酸甘化阴，柔肝缓急，更可收敛气阴，以防虚脱，是为使药。诸药合用，共奏滋阴息风之效。

【运用】

1. 辨证要点 本方是治疗温病后期，真阴大亏，虚风内动之常用方。临床应用以神倦瘛疭，舌绛苔少，脉虚弱为辨证要点。

2. 加减变化 若兼气虚喘急，加人参补气定喘；气虚自汗，加人参、龙骨、小麦补气敛汗；气虚心悸，加人参、小麦、茯神补气宁神定悸；若低热不退，加地骨皮、白薇以退虚热。

✎ 同步练习

1. 川芎茶调散中长于治疗少阳、厥阴经头痛药物是（　　　）

　　A. 细辛　　　　　B. 荆芥　　　　　C. 川芎　　　　　D. 白芷　　　　　E. 羌活

2. 口眼㖞斜，舌强不能言语，手足不能运动，微恶风发热，苔薄微黄，脉浮数者宜选用（　　　）

　　A. 玉真散　　　　B. 大秦艽汤　　　　C. 镇肝息风汤

D. 消风散　　　　E. 天麻钩藤饮

3. 功能疏风养血，清热除湿的方剂是（　　　）

　　A. 川芎茶调散　　B. 独活寄生汤　　C. 牵正散

　　D. 消风散　　　　E. 天麻钩藤饮

4. 功能凉肝息风，增液舒筋的方剂为（　　　）

　　A. 牵正散　　　　B. 大秦艽汤　　　C. 镇肝息风汤

　　D. 羚角钩藤汤　　E. 天麻钩藤饮

5. 镇肝息风汤的君药是（　　　）

　　A. 代赭石　　　　B. 龙骨　　　　C. 牡蛎　　　　D. 龟板　　　　E. 怀牛膝

6. 主治类中风的方剂是（　　　）

　　A. 镇肝息风汤　　B. 羚角钩藤汤　　C. 天麻钩藤饮　　D. 大定风珠　　E. 牵正散

7. 主治肝阳偏亢，肝风上扰证的方剂是（　　　）

　　A. 天麻钩藤饮　　B. 大定风珠　　C. 镇肝息风汤　　D. 羚角钩藤汤

　　E. 独活寄生汤

8. 大定风珠中包含的基础方是（　　　）

　　A. 四君子汤　　　B. 增液汤　　　C. 生脉散　　　D. 加减复脉汤　　E. 四物汤

第十四章

治燥剂

【学习目标】

1. 治燥剂的适用范围及应用注意事项。

2. 增液汤、养阴清肺汤的药物组成、功用、主治证候、配伍意义及配伍特点。

3. 杏苏散、桑杏汤、清燥救肺汤、麦门冬汤、百合固金汤的药物组成、功用、主治证候和配伍意义。

4. 益胃汤的药物组成、功用和主治证候。

案例导入

某男，45岁。久咳不已，咯痰带血，咽喉燥痛，手足心热，骨蒸盗汗，舌红少苔，脉细数。

请思考：

1. 治燥剂的适用范围是什么？怎样正确使用？

2. 桑杏汤与清燥救肺汤均治温燥伤肺，试述其证治之异同？

3. 百合固金汤与咳血方均治咳嗽痰血证，如何区别使用？

凡以轻宣辛散或甘凉滋润药为主组成，具有轻宣外燥或滋阴润燥等作用，治疗燥证的方剂，统称治燥剂。

燥证有外燥与内燥之分。外燥是感受秋令燥邪所致的病证，因秋令气候有偏寒、偏热之异，故感邪后所表现的证候又有凉燥、温燥之分。内燥是属于脏腑津亏液耗所致的病证，发病部位有上燥、中燥、下燥之分，累及脏腑有肺、胃、肾、大肠之别。一般而言，燥在上者，多责之于肺；燥在中者，多责之于胃；燥在下者，多责之于肾。在治疗上，外燥宜清宣，内燥宜滋润，故本章方剂分为轻宣外燥剂和滋阴润燥剂两类。

治疗燥证，首先要分清外燥和内燥，外燥中又需分清是凉燥还是温燥。然而人体内外、脏腑之间相互联系，故临床上所见燥证亦多内外相兼，上下互见，治法亦须随证而施。如外感温燥，不仅有发热、头痛等表证，而且兼有咽干鼻燥、咳嗽少痰等上燥证，治疗时当以清宣燥热与凉润肺金并用；而咽喉燥痛、干咳少痰或痰中带血等上燥证，每与肾阴不足，虚火上炎有关，治宜养阴润肺，金水并调。因此，必须根据具体病情，灵活运用。

燥邪最易化热，伤津耗气，故运用治燥剂有时还须酌情配伍清热泻火或益气生津之品，但总以甘寒或咸寒者为宜。至于辛香耗津、苦寒化燥之品，均非燥证所宜。此外，甘凉滋润药物易于助湿滞气，脾虚便溏或素体湿盛者忌用。

第一节 轻宣外燥剂

轻宣外燥剂，适用于外感凉燥或温燥之证。凉燥是因深秋气凉，感受凉燥，肺气不宣，津液凝聚不布所致；症见头痛恶寒，咳嗽痰稀，鼻塞咽干，舌苔薄白；本证性质近于风寒，故有"次寒""小寒"之称；治宜清宣温润，临证常用杏仁、苏叶等苦辛温润药物为主组方；代表方如杏苏散。温燥是由初秋燥热，或久晴无雨，燥热伤肺，肺失清肃所致；症见头痛身热，干咳少痰，或气逆而喘，口渴鼻燥，舌边尖红，苔薄白而燥或薄黄；治宜清润肺，临证常用桑叶、豆豉、杏仁、沙参等辛凉甘润药物为主组方，燥热重者，可酌配石膏、麦冬等甘寒清热润燥之品；代表方如桑杏汤、清燥救肺汤。

杏苏散
《温病条辨》

【方歌】杏苏散内夏陈前，枳桔苓草姜枣研，

　　　　轻宣温润治凉燥，咳止痰化病自痊。

【组成】苏叶（9g） 半夏（9g） 茯苓（9g） 前胡（9g） 苦桔梗（6g） 枳壳（6g） 甘草（3g） 生姜（3片） 大枣（3枚） 杏仁（9g） 橘皮（6g）

【用法】水煎温服。

【功效】轻宣凉燥，理肺化痰。

【主治】外感凉燥证。恶寒无汗，头微痛，咳嗽痰稀，鼻塞咽干，苔白脉弦。

【方解】本方证为外感凉燥之邪，邪伤肺卫，肺失宣降所致。肺合皮毛。凉燥伤表，则见恶寒无汗、头痛等表证；肺气不宣，则见咳嗽鼻塞；舌苔薄白，脉浮弦，均为外感凉燥之象。治宜辛宣温润，止咳化痰。

方中紫苏味辛发散，微发其汗，使凉燥之邪从表而解；杏仁性降而润，降气止咳，二

183

者共为君药。前胡助紫苏疏风散邪，止咳化痰，为臣药。半夏、橘皮、茯苓、枳壳化痰渗湿理气，为佐药。生姜、大枣调和营卫，甘草调和诸药，合桔梗宣肺利咽，共为使药。诸药合用，辛散宣肺而使凉燥得解，化痰理气而咳止。

【运用】

1. 辨证要点　本方是治疗清宣凉燥的代表方，亦是治疗风寒咳嗽的常用方。临床应用以恶寒无汗，咳嗽痰稀，咽干，苔白，脉弦为辨证要点。

2. 加减变化　若无汗，脉弦甚或紧，加羌活以解表发汗；汗后咳不止，去苏叶、羌活，加苏梗以降肺气；兼泄泻腹满者，加苍术、厚朴以化湿除满；头痛兼眉棱骨痛者，加白芷以祛风止痛；热甚者，加黄芩以清解肺热。

3. 现代运用　本方常用于上呼吸道感染、慢性支气管炎、肺气肿等证外感凉燥（或外感风寒轻证），肺失宣降，痰湿内阻者。

桑杏汤
《温病条辨》

【方歌】桑杏汤中象贝宜，沙参栀豉与梨皮，

　　　　干咳鼻燥右脉大，辛凉甘润燥能医。

【组成】桑叶一钱（3g）　杏仁一钱五分（4.5g）　沙参二钱（6g）　象贝一钱（3g）　香豉一钱（3g）　栀皮一钱（3g）　梨皮一钱（3g）

【用法】水二杯，煮取一杯，顿服之，重者再作服（现代用法：水煎服）。

【功效】清宣温燥，润肺止咳。

【主治】外感温燥证。身热不甚，口渴，咽干鼻燥，干咳无痰或痰少而黏，舌红，苔薄白而干，脉浮数而右脉大者。

【方解】本方证为外感温燥之邪，肺阴受灼所致。外感温燥，肺先受之，肺合皮毛，故见发热头痛；肺失清肃，肺阴受灼，则干咳无痰，或痰少而粘；燥热伤津，则咽干口渴，舌红苔燥。治宜辛宣凉润，止咳化痰。

方中桑叶辛凉解表，杏仁降气止咳，二药相配，清宣凉润，共为君药。豆豉助桑叶透散表邪；贝母清热化痰止咳；沙参养阴生津，俱为臣药。梨皮生津润燥；栀子皮清泻上焦肺热，均为佐药。诸药合用，辛凉宣肺而表证解，生津润燥而燥热除，则温燥诸症自愈。

【运用】

1. 辨证要点　本方是治疗温燥伤津轻证的常用方。临床应用以身热不甚，干咳无痰或痰少而黏，右脉数大为辨证要点。

2. 现代运用　本方常用于上呼吸道感染、急慢性支气管炎、支气管扩张咯血、百日咳

等证属外感温燥，邪犯肺卫者。

清燥救肺汤
《医门法律》

【方歌】清燥救肺参草杷，石膏胶杏麦胡麻，

　　　　经霜收下冬桑叶，清燥润肺效可夸。

【组成】桑叶经霜者，去枝、梗，净叶三钱（9g）　石膏煅，二钱五分（8g）　甘草一钱（3g）　人参七分（2g）　胡麻仁炒，研，一钱（3g）　阿胶八分（3g）　麦门冬去心，一钱二分（4g）　杏仁泡，去皮尖，炒黄，七分（2g）　枇杷叶一片，刷去毛，蜜涂，炙黄（3g）

【用法】水一碗，煎六分，频频二三次，滚热服（现代用法：水煎，频频热服）。

【功效】清燥润肺，养阴益气。

【主治】温燥伤肺，气阴两伤证。身热不头痛，干咳无痰，气逆而喘，咽喉干燥，鼻燥，心烦口渴，胸满胁痛，舌干少苔，脉虚大而数。

【方解】本方证为外感燥热，气阴两伤，肺失清肃所致。燥热外感，肺先受之，肺合皮毛，故见发热头痛，脉浮数；温燥伤肺，气阴两伤，清肃失常，故见干咳无痰，气逆而喘；燥热伤津，故见鼻燥咽干，心烦口渴，舌干无苔等症。治宜清燥润肺，益气生津。

方中桑叶轻宣燥邪为君药。石膏清热生津；麦冬润肺生津，为臣药。阿胶、胡麻仁助麦冬滋阴润肺；人参益气生津；杏仁、枇杷叶肃降肺气，均为佐药。甘草调和诸药，为使药。诸药合用，清宣滋润，使燥热得清，肺阴得滋，肺气肃降，温燥伤阴诸症可愈。

【运用】

1. 辨证要点　本方是治疗温燥伤肺重证的常用方。临床应用以身热，干咳无痰气逆而喘，舌红少苔，脉虚大而数为辨证要点。

2. 加减变化　若痰多，加川贝、瓜蒌以润燥化痰；热甚者，加羚羊角、水牛角以清热凉血。

知 识 链 接

　　清燥救肺汤与桑杏汤同治温燥伤肺，但邪气有深浅，病证有轻重。桑杏汤证属温燥邪伤肺卫，肺津受灼之轻证，症见身热、咳嗽不甚、右脉数大者，治以轻宣清透合以凉润为法；清燥救肺汤为燥热伤肺，卫气同病而气阴两伤之重证，症见身热较高、咳嗽较频，甚则气逆而喘、胸膈满闷、脉虚大而数者，治以轻宣润肺与养阴益气并进。

第二节 滋阴润燥剂

滋阴润燥剂，适用于脏腑津伤液耗所致的内燥证。症见干咳少痰，咽干鼻燥，口中燥渴，干呕食少，消渴，便秘。常用沙参、麦冬、生地黄、熟地黄、玄参等药为主组方。必要时，可根据燥热程度酌配甘寒清热泻火之品。燥热耗气而兼气虚者，酌配益气药物。代表方如增液汤、麦门冬汤、益胃汤、养阴清肺汤和百合固金汤。

增液汤
《温病条辨》

【方歌】增液玄参与地冬，热病津枯便不通，

补药之体作泻剂，但非重用不为功。

【组成】玄参一两（30g）麦冬连心，八钱（24g）细生地八钱（24g）

【用法】水八杯，煮取三杯，口干则与饮令尽；不便，再作服（现代用法：水煎服）。

【功效】增液润燥。

【主治】阳明温病，津亏便秘证。大便秘结，口渴，舌干红，脉细数或沉而无力。

【方解】本方证是由热病津亏，或素体阴虚，肠失滋润所致。由于肠中津液亏少，形成"无水舟停"之状，而致大便秘结。治宜滋阴清热，润燥通便。

方中重用玄参养阴生津，清热润燥，为君药。麦门冬生津润燥；生地黄滋阴清热，共为臣药。三药均为质润多液之品，而有生津润燥之功，津复肠润，便秘自通。

【运用】

1. 辨证要点 本方是治疗津亏肠燥所致大便秘结之常用方，又是治疗多种内伤阴虚液亏病证的基础方。临床应用以便秘，口渴，舌干红，脉细数或沉而无力为辨证要点。

2. 现代运用 本方适用于温热病津亏肠燥便秘，以及习惯性便秘、慢性咽喉炎、复发性口腔溃疡、糖尿病、皮肤干燥综合征、肛裂、慢性牙周炎等证属阴津不足者。

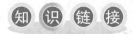

增液汤与增液承气汤均是吴氏治疗温病阴亏，"无水舟停"不大便的方剂，旨在增水行舟。《温病条辨》指出，阳明温病，大便不通，若属津液枯竭，水不足以行舟而燥结不下者，可间服增液汤以增其津液；若再不下，是燥结太甚，宜予增液承气汤缓缓服之。故增液汤是以滋润为主，为津液大伤，燥结不甚者设；增液承气汤是润下合方，为津液大伤，燥结已甚者设。缓急有别，临证必须斟酌。

麦门冬汤
《金匮要略》

【方歌】麦门冬汤用人参，枣草粳米半夏存，

肺痿咳逆因虚火，清胃生津此方珍。

【组成】麦门冬七升（42g）　半夏一升（6g）　人参三两（9g）　甘草二两（6g）　粳米三合（3g）　大枣十二枚（4枚）

【用法】上六味，以水一斗二升，煮取六升，温服一升，日三夜一服（现代用法：水煎服）。

【功效】滋养肺胃，降逆下气。

【主治】

1.虚热肺痿　咳嗽气喘，咽喉不利，咯痰不爽，或咳唾涎沫，口干咽燥，手足心热，舌红少苔，脉虚数。

2.胃阴不足证　呕吐，纳少，呃逆，口渴咽干，舌红少苔，脉虚数。

【方解】本方证因胃有虚热，津液不足，虚火上炎，肺失濡养所致。肺为娇脏，喜润泽而恶燥热，由于阴虚内热，虚火上炎，肺津被灼，肺失濡润，故发肺痿；虚火灼肺，炼液为痰，故咳唾涎沫；肺失清肃之常，故咳喘短气；舌红少苔，脉虚数，均为虚热津亏之象。治宜益胃生津，降逆下气。

方中重用麦门冬生津润燥，滋养肺胃阴液，为君药。人参益气生津，为臣药。粳米、大枣补养脾胃，益气生津，可使化源充足，肺胃得养；半夏降逆化痰，性虽温燥，但与大剂量麦门冬相配，则燥性减而降逆之性存，且又使麦门冬滋而不腻，共为佐药。甘草调和诸药，为使药。诸药合用，可使胃阴得养，虚火下降，肺得滋润，则肺痿诸症可愈。

【运用】

1.辨证要点　本方是治疗肺胃阴虚，气机上逆所致咳嗽或呕吐之常用方。临床应用以咳唾涎沫，短气喘促，或口干呕逆，舌干红少苔，脉虚数为辨证要点。

2.加减变化　若津伤甚者，可加沙参、玉竹以养阴液；若阴虚胃痛、脘腹灼热者，可加石斛、白芍以增加养阴益胃止痛之功。

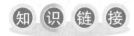

知识链接

麦门冬汤配伍特点有二：一是体现"培土生金"法；二是于大量甘润剂中少佐辛燥之品，主从有序，润燥得宜，滋而不腻，燥不伤津。

养阴清肺汤
《重楼玉钥》

【方歌】养阴清肺是妙方，玄参草芍麦地黄，

薄荷贝母丹皮入，时疫白喉急煎尝。

【组方】大生地二钱（6g） 麦冬一钱二分（9g） 生甘草五分（3g） 元参钱半（9g） 贝母去心，八分（5g） 丹皮八分（5g） 薄荷五分（3g） 白芍炒，八分（5g）

【用法】水煎服。一般日服1剂，重证可日服2剂。

【功效】养阴清肺，解毒利咽。

【主治】白喉之阴虚燥热证。喉间起白如腐，不易拭去，并逐渐扩展，病变甚速，咽喉肿痛，初起或发热或不发热，鼻干唇燥，或咳或不咳，呼吸有声，似喘非喘，脉数无力或细数。

【方解】本方证为素体阴虚，上焦蕴热，复感疫毒所致。喉为肺系，肾脉循喉咙，夹舌本，与喉相通，由于肺肾阴虚，虚火上炎，加之疫毒上犯，故见发热，咽喉肿，起白如腐；肺失清润，故见咳嗽声嘶；舌红、脉数，均为阴虚热盛之象。治宜养阴清肺，解毒利咽。

方中重用生地为君，甘寒滋阴，清热凉血。玄参清热凉血，解毒利咽；麦门冬养阴清肺，共为臣药。丹皮清热凉血；白芍敛阴和营；薄荷疏散风热，清利咽喉；贝母清热化痰，润肺止咳，以上共为佐药。甘草泻火解毒，又能调和诸药。诸药合用，可使阴液滋养，疫毒清解，咽喉清利，白喉可愈。

【运用】

1.辨证要点 本方是治疗阴虚白喉的常用方。临床应用以喉间起白如腐，不易拭去，咽喉肿痛，鼻干唇燥，脉数无力为辨证要点。

2.加减变化 若阴虚甚者，加熟地黄滋阴补肾；热毒甚者，加银花、连翘以清热解毒；燥热甚者，加天冬、鲜石斛以养阴润燥。

3.使用注意 白喉忌表，尤忌辛温发汗，据原方后记载："如有内热及发热，不必投表药，照方服去，其热自除。"

益胃汤
《温病条辨》

【方歌】温病条辨益胃汤，沙参麦地合成方，

玉竹冰糖同煎服，温病须虑把津伤。

【组方】沙参三钱（9g）　麦冬五钱（6g）　冰糖一钱（3g）　细生地五钱（15g）　玉竹炒香，一钱五分（4.5g）

【用法】水五杯，煮取二杯，分二次服，渣再煮一杯服（现代用法：水煎2次分服）。

【功效】养阴益胃。

【主治】胃阴损伤证。胃脘灼热隐痛，饥不欲食，口干咽燥，大便干结，或干呕、呃逆，舌红少津，脉细数者。

【方解】温病易从热化伤津，热结腑实，应用泻下剂后，热结虽解，但胃阴损伤已甚，故食欲不振，口干咽燥。胃为水谷之海，十二经皆禀气于胃，胃阴复则气降能食，故治宜甘凉生津，养阴益胃。

本方重用生地、麦冬为君，味甘性寒，功擅养阴清热，生津润燥，为甘凉益胃之上品。北沙参、玉竹为臣，养阴生津，加强生地、麦冬益胃养阴之力。冰糖为使，濡养肺胃，调和诸药。本方药简力专，共奏养阴益胃之效。

【运用】

1.辨证要点　本方为滋养胃阴的常用方。临床应用以饥不欲食，口干咽燥，舌红少津，脉细数为辨证要点。

2.加减变化　若汗多、气短，兼有气虚者，加党参、五味子（与生脉散合用）以益气敛汗；食后脘胀者，加陈皮、神曲以理气消食。

3.现代运用　本方常用于慢性胃炎、糖尿病、小儿厌食等证属胃阴亏损者。

同步训练

1.杏苏散组成是（　　　）

A.苏叶、橘皮、半夏、桔梗、枳壳、前胡、茯苓、生姜、大枣、甘草

B.杏仁、橘皮、半夏、桔梗、枳壳、前胡、茯苓、生姜、大枣、甘草

C.杏仁、苏叶、橘皮、半夏、桔梗、枳壳、茯苓、生姜、大枣、甘草

D.杏仁、苏叶、橘皮、半夏、桔梗、枳实、前胡、茯苓、干姜、大枣、甘草

E.杏仁、苏叶、橘皮、半夏、桔梗、枳壳、前胡、茯苓、生姜、大枣、甘草

2.桑杏汤中与桑菊饮中共有的药味是（　　　）

A.桑叶、杏仁　　B.桑叶、桔梗　　C.桑叶、甘草

D.桑叶、薄荷　　E.桑叶、豆豉

3.桑杏汤与清燥救肺汤中共有的药味是（　　　）

A.桑叶、杏仁　　B.桑叶、桔梗　　C.桑叶、甘草

D.桑叶、薄荷　　E.桑叶、豆豉

4.清燥救肺汤中"清宣润肺"的主要结构是（　　　）

　　A.桑叶、石膏、麦冬　　　　　　B.桑叶、黄芩、麦冬

　　C.桑叶、黄芩、阿胶　　　　　　D.桑叶、石膏、阿胶

　　E.桑叶、黄芩、麻仁

5.麦门冬汤所治咳嗽、呕吐之病机是（　　　）

　　A.胃虚有热，气逆不降　　　　　B.胃气虚弱，痰浊内阻

　　C.肺胃阴虚，气火上逆　　　　　D.风寒外束，痰热内蕴

　　E.痰涎壅肺，肺气失宣

6.麦门冬汤的功效是（　　　）

　　A.清养肺胃，降逆下气　　　　　B.清燥润肺，养阴益气

　　C.滋阴肺肾，止咳化痰　　　　　D.清宣肺燥，润肺止咳

　　E.养阴清肺，解毒利咽

第十五章

祛湿剂

【学习要点】

1. 祛湿剂的适用范围及应用注意事项。

2. 藿香正气散、茵陈蒿汤、独活寄生汤的药物组成、功用、主治证候、配伍意义及配伍特点。

3. 平胃散、八正散、三仁汤、五苓散、猪苓汤、实脾散、真武汤、羌活胜湿汤的药物组成、功用、主治证候和配伍意义。

4. 防己黄芪汤、苓桂术甘汤的药物组成、功用和主治证候。

案例导入

马某，女，70岁，2009年4月17日初诊。高血压3年，时有头晕头痛，耳鸣不聪，劳累则加重，曾服用平肝息风类中药无甚疗效。近一年来，形体日渐发胖，小便时或失禁，晚间尿频。刻下：血压230/118mmHg。形肿尿少，畏寒肢冷，饮水后腹胀，喜温饮食，痰多稀白。舌偏淡，苔水滑，六脉沉细右甚。

请思考：

1. 祛湿剂的适用范围是什么？怎样正确使用？

2. 试分析平胃散、藿香正气散两方的配伍特点是什么？

3. 三仁汤如何体现三焦分消？

4. 羌活胜湿汤与独活寄生汤均能祛风除湿，如何区别使用？

凡以祛湿药为主组成，具有化湿利水、通淋泄浊等作用，治疗水湿病证的方剂，统称为祛湿剂。本类方剂属"十剂"中的"燥剂"，属于"八法"中的"消法"范畴。

湿邪为病，有内湿、外湿之分。外湿者，每因居处潮湿、阴雨湿蒸，冒雾涉水，汗出沾衣，人久处之，则邪从外侵，常伤及肌表经络，其发病则有恶寒发热、头身重痛、肢节酸痛，或面目浮肿等见症。内湿者，每因恣啖生冷、过饮酒酪、肥甘失节，则湿从中生，多伤及脏腑，其发病则有脘腹胀满、呕恶泄利、水肿淋浊、黄疸、痿痹等见症。然肌表与脏腑表里相关，外湿可以内传脏腑，内湿亦可外溢肌肤，故外湿、内湿又常相兼并见。

湿邪伤人，常与风、寒、暑、热相兼，而人体又有虚实强弱之分，邪犯部位又有表里上下之别，病情亦有寒化、热化之异。因此，湿邪为病较为复杂，祛湿之法亦种类繁多。一般而言，湿邪在外在上者，可解表发汗以散之；在内在下者，可芳香苦燥以化之，或淡渗利湿以除之；水湿壅盛，形气俱实者，又可攻下以逐之；从寒化者，宜温阳化湿；从热化者，宜清热祛湿；体虚湿盛者，又当祛湿与扶正兼顾；根据湿邪所在部位、兼夹病邪、病情变化、正气强弱的不同，祛湿剂分为化湿和胃剂、清热祛湿剂、利水渗湿剂、温化寒湿剂、祛风胜湿剂五类。至于攻逐水湿的方剂，在泻下剂中已有叙述。

湿与水异名同类，湿聚为水，水散为湿。人体脏腑之中，主水在肾、制水在脾、调水在肺，故水湿为病，与肺脾肾关系最为密切。脾虚运化无力则生湿，肾虚主水无力则水泛，肺失宣降则水津不布，所以对湿邪为病当紧密联系相关脏腑，辨证施治。而三焦、膀胱的功能亦与水湿有关，若三焦决渎无权，或膀胱气化不利都会导致小便不通、水湿停留，因此，畅三焦气机、化膀胱之气，亦可使体内水湿有出路，而达到祛湿的治疗效果。

湿属阴邪，其性黏滞重着，最易阻滞气机，而气滞不行，又使湿邪不得运化，故使用祛湿剂时，方中常常配伍理气之品，以使气行则水行，气动有助湿化，达到"气化则湿亦化"的目的。祛湿剂多由芳香温燥或甘淡渗利之药组成，易耗伤阴津，故对素体阴虚津亏、病久体弱及孕妇等，均当慎用。

第一节 化湿和胃剂

化湿和胃剂，适用于湿浊内阻，脾胃失和证。常见脘腹痞满，嗳气吞酸，呕吐泄泻，食少体倦等症。常以苦温燥湿药与芳香化湿药，如苍术、厚朴、藿香、白豆蔻等为主组成方剂。代表方有平胃散、藿香正气散等。

平胃散
《简要济众方》

【方歌】平胃散用朴陈皮，苍术甘草姜枣齐，
　　　　燥湿运脾除胀满，调胃和中此方宜。

【组成】苍术去黑皮，捣为粗末，炒黄色，四两（120g）　厚朴去粗皮，涂生姜汁，炙令香熟，三两

（90g） 陈橘皮洗令净，焙干，二两（60g） 甘草炙黄，一两（30g）

【用法】上为散。每服二钱（6g），水一中盏，加生姜二片，大枣二枚，同煎至六分，去滓，食前温服（现代用法：共为细末，每服6g，姜枣煎汤送下；或作汤剂，水煎服，用量按原方比例酌减）。

【功效】燥湿运脾，行气和胃。

【主治】湿滞脾胃证。脘腹胀满，不思饮食，口淡无味，恶心呕吐，嗳气吞酸，肢体沉重，怠惰嗜卧，常多自利，舌苔白腻而厚，脉缓。

【方解】本方证为湿阻脾胃，运化无力所致。脾为太阴湿土，居中州而主运化，其性喜燥恶湿，湿邪滞于中焦，则脾运不健，且气机受阻，故见脘腹胀满、食少无味；胃失和降，胃气上逆则恶心呕吐、嗳气吞酸；湿为阴邪，其性重着黏腻，故见肢体沉重、怠惰嗜卧；湿邪中阻，下注肠道，则为泄泻；苔白腻，脉缓为湿阻之象。治宜燥湿运脾为主，兼以行气和胃，使气行则湿化。方中苍术燥湿健脾，使湿去则脾运有权，脾健则湿邪得化，为君药。厚朴行气除满，且可化湿，为臣药。与苍术相伍，燥湿以运脾，行气兼化湿，湿去气行则脾胃运化得以恢复。陈皮理气和胃，燥湿醒脾，助苍术、厚朴燥湿、行气、健脾之力，为佐药。甘草和中调药，为使药。煎加姜、枣，更增调和脾胃之功。综合全方，燥湿与行气并用，而以燥湿为主，使湿浊得化，气机调畅，脾健胃和，则诸症得消。

【运用】

1. 辨证要点 本方是治疗湿滞脾胃证之基础方。临床应用以脘腹胀满，不思饮食，舌苔厚腻为辨证要点。

2. 加减变化 证属湿热者，宜加黄连、黄芩以清热燥湿；属寒湿者，宜加干姜、草豆蔻以温化寒湿；湿盛泄泻者，宜加茯苓、泽泻以利湿止泻；兼有表证，加藿香、苏叶以解表化湿；兼有食积，加山楂、神曲以消食化积；兼胃失和降呕吐者，加半夏以降逆止呕；兼腹痛者，加木香行气止痛。

3. 使用注意 因本方辛苦温燥，阴虚气滞，脾胃虚弱者不宜使用。

知 识 拓 展

平胃散与藿香正气散均用厚朴、陈皮、甘草、生姜、大枣；皆能芳香化湿，理气和中；主治湿阻中焦病症。平胃散以辛温香燥苍术配伍厚朴，佐以陈皮，具有燥湿健脾、行气化痰之效，主治湿滞脾胃证。藿香正气散以辛温芳香的藿香配伍紫苏、白芷解表化湿，具有外散风寒、内化湿浊之效，且配伍厚朴、大腹皮等行气化湿作用增强，主治外感风寒、内伤湿滞之证。

藿香正气散

《太平惠民和剂局方》

【方歌】藿香正气大腹苏，甘桔陈苓术朴俱，
夏曲白芷加姜枣，感伤岚瘴并能驱。

【组成】大腹皮　白芷　紫苏　茯苓去皮各一两（30g）　半夏曲　白术　陈皮去白　厚朴去粗皮，姜汁炙　苦桔梗各二两（各60g）　藿香去土，三两（90g）　甘草炙，二两半（75g）

【用法】上为细末，每服二钱（6g），水一盏，姜三片，枣一枚，同煎至七分，热服。如欲出汗，衣被盖，再煎并服（现代用法：散剂，每服9g，生姜、大枣煎汤送服；或作汤剂，加生姜、大枣，水煎服，用量按原方比例酌定）。

【功效】解表化湿，理气和中。

【主治】外感风寒，内伤湿滞证。恶寒发热，头痛，胸膈满闷，脘腹疼痛，恶心呕吐，肠鸣泄泻，舌苔白腻，以及山岚瘴疟等。

【方解】本方证为外感风寒，内伤湿滞所致。风寒外束，卫阳郁遏，故见恶寒发热等表证；内伤湿滞，湿浊中阻，脾胃不和，升降失常，则为上吐下泻；湿阻气滞，则胸膈满闷、脘腹疼痛。治宜外散风寒，内化湿浊，兼以理气和中。

方中藿香用量偏重，其辛温之性解在表之风寒，其芳香之味化在里之湿浊，以达辟秽和中、升清降浊之效，为君药。半夏曲、陈皮燥湿和胃，降逆止呕；白术、茯苓健脾助运，和中止泻，共为臣药。厚朴、大腹皮行气调中，燥湿除满；紫苏、白芷辛香发散，助藿香外散风寒；桔梗开宣肺气以助解表，畅利胸膈又助化湿；煎用生姜、大枣，内调脾胃，外和营卫，共为佐药。使以甘草调和药性，并协姜、枣以和中。全方外散风寒与内化湿滞相伍，健脾利湿与理气和胃共施，使风寒外散，湿浊内化，气机通畅，脾胃调和，清升浊降，则霍乱自已。感受山岚瘴气及水土不服者，亦可用本方辟秽化浊，和中悦脾而治之。

【运用】

1. 辨证要点　本方是治疗外感风寒，内伤湿滞证的常用方。临床应用以恶寒发热，上吐下泻，舌苔白腻为辨证要点。

2. 加减变化　若表邪偏重，寒热无汗者，可加香薷以助解表；舌苔厚腻为湿偏重，白术易为苍术，或两者共用，再加佩兰以芳香化湿；兼气滞脘腹胀痛者，加木香、延胡索以行气止痛。

3. 现代运用　本方常用于急性胃肠炎或四时感冒属湿滞脾胃，外感风寒者。

4. 使用注意　本方重在化湿和胃，解表散寒之力较弱，故服后宜温覆以助解表。湿热霍乱之吐泻，则非本方所宜。

第二节　清热祛湿剂

清热祛湿剂，适用于湿热外感，或湿热内盛，以及湿热下注所致的湿温、黄疸、霍乱、热淋、痢疾、泄泻、痿痹等。常用清热利湿药如茵陈、滑石、薏苡仁等，或清热燥湿药如黄连、黄柏、黄芩等为主组成方剂。代表方如茵陈蒿汤、八正散、三仁汤等。

茵陈蒿汤
《伤寒论》

【方歌】茵陈蒿汤治阳黄，栀子大黄组成方，

栀子柏皮加甘草，茵陈四逆治阴黄。

【组成】茵陈六两（18g）　栀子十四枚（12g）　大黄二两（6g）去皮

【用法】上三味，以水一斗二升，先煮茵陈，减六升，内二味，煮取三升，去滓，分三服（现代用法：水煎服）。

【功效】清热，利湿，退黄。

【主治】湿热黄疸。一身面目俱黄，黄色鲜明，发热，无汗或但汗出，口渴欲饮，恶心呕吐，腹微满，小便短赤，大便不爽或秘结，舌红苔黄腻，脉沉数或滑数有力。

【方解】本方证为湿热交蒸，使热不得外越，湿不得下泄，湿与瘀热蕴结肝胆所致。湿热壅结，气机受阻，故腹微满、恶心呕吐、大便不爽甚或秘结；无汗而热不得外越，小便不利则湿不得下泄，以致湿热熏蒸肝胆，胆汁外溢，浸渍肌肤，则一身面目俱黄、黄色鲜明；湿热内郁，津液不化，则口中渴。舌苔黄腻，脉沉数为湿热内蕴之象。治宜清热，利湿，退黄。方中重用茵陈清利湿热退黄，为君药。栀子清利湿热，通泻三焦，引湿热病邪从小便而去，为臣药。大黄泻热逐瘀，通利大便，导瘀热由大便而下，并能助茵陈退黄，为佐药。全方利湿与泻热并行，使二便通利，前后分消，湿热得下，瘀热得解，则黄疸可退。

【运用】

1.辨证要点　本方是治疗湿热黄疸的常用方。临床应用以一身面目俱黄，黄色鲜明，舌苔黄腻，脉沉数或滑数有力为辨证要点。

2.加减变化　若湿重于热者，可加茯苓、泽泻、猪苓以利水渗湿；热重于湿者，可加黄芩、黄柏、龙胆草以清热燥湿；气滞胁痛明显者，可加柴胡、川楝子以疏肝理气止痛；小便短少涩痛者，可加车前子、滑石、金钱草以利湿通淋。

3.使用注意　阴黄证不宜使用本方。

知 识 拓 展

茵陈蒿汤与茵陈四逆汤都是治疗黄疸证的常用方剂。但茵陈蒿汤所治黄疸为阳黄证，是由湿热壅滞中焦，熏蒸肝胆，胆汁外溢肌肤，以身目俱黄、黄色鲜明为特征，用药也以清热利湿退黄之品为主组方；茵陈四逆汤所治黄疸为阴黄证，是由寒湿壅滞而致，以黄色晦暗、皮肤冷、背恶寒、手足不温为特征，用药也以温里助阳和退黄之品为主组方。

八正散
《太平惠民和剂局方》

【方歌】八正木通与车前，萹蓄大黄滑石研，

草梢瞿麦兼栀子，兼加灯草痛淋蠲。

【组成】车前子　瞿麦　萹蓄　滑石　山栀子仁　甘草炙　木通　大黄面裹煨,去面,切,焙,各一斤（各9g）

【用法】上为散，每服二钱（6g），水一盏，入灯心，煎至七分，去滓，温服，食后临卧。小儿量力，少少与之（现代用法：散剂，每服6～10g，灯心煎汤送服；或作汤剂，加灯心，水煎服，用量根据病情酌定）。

【功效】清热泻火，利水通淋。

【主治】湿热淋证。尿频尿急，溺时涩痛，淋沥不畅，尿色浑赤，甚则癃闭不通，小腹急满，口燥咽干，舌苔黄腻，脉滑数。

【方解】本方证为湿热下注膀胱，气化不利所致。湿热下注蕴结膀胱，水道不利，故尿频尿急、溺时涩痛、淋沥不畅，甚则癃闭不通；湿热蕴蒸，故尿色浑赤；湿热郁遏，气机不畅，则少腹急满；津液不布，则口燥咽干。苔黄腻，脉滑数均为湿热蕴结之象。治宜清热利水通淋。

方中瞿麦、萹蓄清利膀胱湿热，为君药。滑石、木通、车前子助君药清利湿热，利水通淋，为臣药。栀子仁、大黄苦寒泻火，清泻三焦，使湿热自大小便而下，为佐药。炙甘草调和诸药，缓急止痛为使药。煎加灯心以增利水通淋之力。全方集大队清热利尿通淋药于一体，并配伍清热泻火药，利水与通腑并行，使湿热之邪从二便而去，共成清热泻火、利水通淋之剂。

【运用】

1. 辨证要点　本方是治疗湿热淋证的常用方。临床应用以尿频尿急，溺时涩痛，舌苔

黄腻，脉滑数为辨证要点。

2.加减变化 若治血淋，加生地、小蓟、白茅根以凉血止血；治石淋涩痛，加金钱草、海金沙、石韦等以化石通淋；治膏淋浑浊，加草薢、菖蒲以分清化浊。热毒重者，加蒲公英、金银花、连翘以清热解毒。

3.现代运用 常用于膀胱炎、尿道炎、急性前列腺炎、泌尿系结石、肾盂肾炎、术后或产后尿潴留等属湿热下注者。

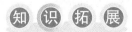

　　八正散与五淋散所治之证，均属湿热蕴结膀胱。五淋散中重用栀子、赤芍，意在清热凉血，故以治血淋为主；八正散虽亦用栀子，但用量较轻，且与木通、滑石相伍，意在清热通淋，故以治热淋为主。八正散与小蓟饮子均有滑石、木通、栀子清热泻火，利水通淋，均可用于热淋证。但八正散配伍车前子、瞿麦、萹蓄、灯心草偏重清热利尿通淋，并佐以大黄泻热通便，引湿热从大便而解；主治湿热蕴结膀胱的湿热淋证，病变部位主要在气分。小蓟饮子用生地黄、小蓟、藕节、蒲黄凉血止血，兼能养阴；主治下焦瘀热，热伤血络的血淋、尿血症，病变部位主要在血分。

三仁汤
《温病条辨》

【方歌】三仁杏蔻薏苡仁，朴夏白通滑竹伦，

　　　　水用甘澜扬百遍，湿温初起法堪遵。

【组成】杏仁五钱（15g） 飞滑石六钱（18g） 白通草二钱（6g） 白蔻仁二钱（6g） 竹叶二钱（6g） 厚朴二钱（6g） 生薏苡仁六钱（18g） 半夏五钱（15g）

【用法】甘澜水八碗，煮取三碗，每服一碗，日三服（现代用法：水煎服）。

【功效】宣畅气机，清利湿热。

【主治】湿温初起及暑温夹湿之湿重于热证。头痛恶寒，身重疼痛，肢体倦怠，面色淡黄，胸闷不饥，午后身热，苔白不渴，脉弦细而濡。

【方解】本方证为湿温初起，邪在气分，湿重于热所致。湿温初起，湿阻卫阳，则见头痛恶寒；湿性重浊黏滞，故身重体倦；湿热蕴脾，气机运化失司，则胸闷不思饮食；湿邪旺于申西，正邪交争，故午后身热；苔白不渴，脉玄细而濡皆为湿热内蕴，湿重于热之象。治当以宣畅气机，利湿清热为主。

　　方中杏仁、白豆蔻、薏苡仁共为君药，取杏仁苦辛之性，宣通上焦肺气；白豆蔻芳

香，醒脾化湿，宣畅中焦；薏苡仁性寒甘淡，渗湿清热，疏通下焦。臣以通草、滑石、竹叶清热利湿。佐以半夏、厚朴行气除满。诸药合用，宣畅气机，清热利湿。

【运用】

1. 辨证要点　本方是治疗湿温初起，湿重于热的常用方剂。临床应用以头痛恶寒，身重疼痛，午后身热，苔白不渴为辨证要点。

2. 加减变化　若湿温初起，卫分症状较明显者，可加藿香、香薷以解表化湿；若寒热往来者，可加青蒿、草果以和解化湿。兼夹秽浊之邪，加佩兰、石菖蒲以化浊辟秽。

3. 使用注意　舌苔黄腻，热重于湿者，不宜使用。

知 识 拓 展

　　三仁汤、藿朴夏苓汤二方均为治疗湿温之常用方。但藿朴夏苓汤以三仁、二苓配伍藿香，于化气利湿之中兼以疏表，故偏治湿温初起表证明显者；三仁汤以三仁配伍滑石、竹叶，于化气利湿之中佐以祛暑湿热，故偏主湿温初起湿重热轻之证。

第三节　利水渗湿剂

　　利水渗湿剂，适用于水湿壅盛所致的水肿、泄泻等证。本类方剂具有通利小便，使水湿自小便而下的作用，顺应水湿病邪自然下趋的特点，因势利导，体现"治湿不利小便，非其治也"的思想。常用甘淡利水渗湿药，如茯苓、泽泻、猪苓等为主组成方剂。代表方有五苓散、猪苓汤、防己黄芪汤等。

五苓散
《伤寒论》

【方歌】五苓散治太阳腑，泽泻白术与二苓，

　　　　温阳化气添桂枝，利便解表治水停。

【组成】猪苓去皮，十八铢（9g）　泽泻一两六铢（15g）　白术十八铢（9g）　茯苓十八铢（9g）　桂枝去皮，半两（6g）

【用法】捣为散，以白饮和服方寸匕，日三服，多饮暖水，汗出愈，如法将息（现代用法：散剂，每服6～10g；作汤剂，水煎服，多饮热水，取微汗，用量按原方比例酌定）。

【功效】利水渗湿，温阳化气。

【主治】膀胱气化不利之蓄水证。小便不利，头痛微热，烦渴欲饮，甚则水入即吐；或脐下动悸，吐涎沫而头目眩晕；或短气而咳；或水肿，泄泻。舌苔白，脉浮。

【方解】本方证为太阳表邪不解，循经传腑，膀胱气化不利，水湿内盛所致。太阳表邪未解，故头痛微热；膀胱气化失司，故小便不利；水蓄不化，郁遏阳气，气不化津，津液不得上承，故渴欲饮水；水蓄下焦，饮入之水不得输布而上逆，致水入即吐；水湿内盛，泛溢肌肤，则为水肿；下注大肠，则为泄泻；水饮停于下焦，水气内动，则脐下动悸；水饮上犯，阻遏清阳，则吐涎沫而头眩；水饮凌肺，肺气不利，则短气而咳。治宜利水渗湿，温阳化气。

方中重用泽泻，甘淡性寒，直达膀胱，利水渗湿，为君药。茯苓、猪苓淡渗利湿，增强其利水渗湿之力，为臣药。白术健脾燥湿，培土制水；桂枝温阳化气以助利水，解表散邪以祛表邪，共为佐药。全方之用，体现了"治湿不利小便，非其治也"的思想，使气得阳化而助行水，辛温解表而兼运脾。诸药相伍，甘淡渗利为主，佐以温阳化气，使水湿之邪从小便而去。

【运用】

1. 辨证要点　本方是治疗膀胱气化不利之蓄水证的常用方剂。临床应用以小便不利，舌苔白，脉浮为辨证要点。

2. 加减变化　若水肿兼有表证者，可与越婢汤合用；水湿壅盛者，可与五皮散合用；治泄泻偏于热者，须去桂枝，可加车前子、木通以利水清热。

3. 使用注意　本方药性偏于渗利，故脾虚或肾气不足者慎用，湿热者忌用。

知 识 拓 展

四苓散、胃苓汤、茵陈五苓散三方都是五苓散附方，均系在五苓散的基础上变化而来，都有渗湿利水功用。四苓散即五苓散去桂枝，功专淡渗利水，主治水湿内停、小便不利诸证。胃苓汤乃平胃散合五苓散而成，功可利水祛湿、行气和胃，最宜用于夏秋之季水湿内盛的泄泻、水肿。茵陈五苓散由五苓散加入倍量之茵陈而成，具有利湿清热退黄作用，适用于黄疸病属湿多热少，小便不利者。

猪苓汤
《伤寒论》

【方歌】猪苓汤用猪茯苓，泽泻滑石阿胶并，
　　　　小便不利兼烦渴，利水养阴热亦平。

【组成】猪苓去皮　茯苓　泽泻　阿胶　滑石碎，各一两（各10g）

【用法】以水四升，先煮四味，取二升，去滓，内阿胶烊消，温服七合，日三服（现

代用法：水煎服，阿胶分二次烊化）。

【功效】利水，清热，养阴。

【主治】水热互结证。小便不利，发热，口渴欲饮，或心烦不寐，或兼有咳嗽，呕恶，下利等，舌红苔白或微黄，脉细数。

【方解】本方证为伤寒之邪内传阳明或少阴，化热与水相搏所致。水热互结，气化不利，热灼阴津，津不上承，故小便不利、发热、口渴欲饮；阴虚生热，内扰心神，则心烦不寐；水气上逆于肺则为咳嗽，流于胃脘则为呕恶，注于肠间则为下利；舌红苔白或微黄，脉细数为里热阴虚之征。治宜利水清热养阴。

方中以猪苓淡渗利水，为君药。泽泻、茯苓助君药利水渗湿，为臣药。滑石清热利湿；阿胶滋阴润燥，共为佐药。全方利水渗湿与清热养阴并进，利水而不伤阴，滋阴而不碍湿。诸药合用，共奏利水渗湿、清热养阴之功。

【运用】

1. 辨证要点　本方是治疗水热互结而兼阴虚之证的常用方剂。临床应用以小便不利，口渴，身热，舌红，脉细数为辨证要点。

2. 加减变化　治热淋，加栀子、车前子以清热利尿；治血淋，加白茅根、大蓟、小蓟以凉血止血；排尿涩痛不畅，加石韦、乌药以化石通淋；兼肾阴亏者，加玄参以滋肾水。

3. 现代运用　本方可用于治疗泌尿系感染、肾炎、产后尿潴留等水热互结兼阴虚者。

4. 使用注意　内热炽盛，阴津大亏者忌用。

知识拓展

猪苓汤与五苓散同为利水渗湿之剂，皆治小便不利、口渴、身热等证，但两方病因病机迥然有别。五苓散证系表邪未尽，内传太阳之腑，膀胱气化不利，故用泽泻、猪苓、茯苓之利水，配伍桂枝外散表邪，温阳化气，而成为温阳化气利水之剂。猪苓汤证则为邪入里化热，水热互结，热伤阴津，故用猪苓、泽泻、茯苓利水渗湿，并佐以滑石清热，阿胶养阴，而成利水清热养阴之剂。

防己黄芪汤
《金匮要略》

【方歌】防己黄芪金匮方，白术甘草枣生姜，

汗出恶风兼身重，表虚湿盛服之康。

【组成】防己一两（12g）　黄芪一两一分（15g）　甘草炒，半两（6g）　白术七钱半（9g）

【用法】上锉麻豆大，每服五钱匕（15g），生姜四片，大枣一枚，水盏半，煎八分，去滓温服，良久再服。服后当如虫行皮中，以腰以下如冰，后坐被中，又以一被绕腰以下，温令微汗，瘥（现代用法：作汤剂，加生姜、大枣，水煎服，用量按原方比例酌定）。

【功效】益气祛风，健脾利水。

【主治】表虚不固之风水或风湿证。汗出恶风，身重微肿，或肢节疼痛，小便不利，舌淡苔白，脉浮。

【方解】本方证为表虚卫气不固，风湿之邪伤于肌表，水湿郁于肌腠所致。风性开泄，表虚不固，营阴外泄则汗出，卫外不密则恶风；湿性重浊，水湿郁于肌腠，则身体重着，或微有浮肿；内湿郁于肌肉、筋骨，则肢节疼痛。舌淡苔白，脉浮为风邪在表之象。治宜益气祛风，健脾利水。

方中防己祛风行水；黄芪益气固表，且能利水消肿。两者相使，祛风除湿而不伤正，益气固表而不恋邪，共为君药。白术补气健脾燥湿，助君药实卫固表，兼除水湿为臣药。炒甘草培土和中，调和诸药；煎加姜、枣调和营卫，共为佐使药。诸药相伍，祛风与除湿健脾并用，扶正与祛邪兼顾，使风湿俱去，诸症自除。

【运用】

1.辨证要点　本方是治疗风湿、风水属表虚证之常用方。临床应用以汗出恶风，小便不利，苔白脉浮为辨证要点。

2.加减变化　若兼喘者，加麻黄以宣肺平喘；腹痛者，加芍药以缓急止痛；冲气上逆者，加桂枝以平冲降逆；水湿偏盛，腰膝肿者，加茯苓、泽泻以利水退肿；胸腹胀满者，加陈皮、枳壳以理气宽胸。

3.使用注意　若水湿壅盛肿甚者，非本方所宜。

知 识 链 接

据临床报道，选取符合中医诊断标准和西医诊断标准的心力衰竭患者60例，随机分为对照组30例和治疗组30例，对照组采用常规西药治疗，治疗组在对照组基础上加服防己黄芪汤合真武汤加减方，疗程为2周。观察两组患者心率、左室收缩末期内径（LVIDs）、左室舒张末期内径（LVIDd）、左室射血分数（EF）的变化。结果：治疗组总有效率为83.33%，对照组为60.00%，两组比较无显著差异；但治疗组在改善心率、LVIDs、LVIDd、EF方面及不良反应发生率、疾病复发率方面均明显优于对照组。提示西医常规治疗法与防己黄芪汤合真武汤加减，可以提高心力衰竭的疗效。

第四节 温化寒湿剂

温化寒湿剂，适用于阳虚不化水湿，湿从寒化所致的痰饮、水肿等。常用温阳药和健脾祛湿药如干姜、附子、桂枝、茯苓、白术等为主组成方剂。代表方如苓桂术甘汤、真武汤、实脾散等。

苓桂术甘汤
《金匮要略》

【方歌】苓桂术甘化饮剂，温阳化饮又健脾，

　　　　饮邪上逆胸胁满，水饮下行悸眩去。

【组成】茯苓四两（12g）　桂枝去皮，三两（9g）　白术二两（6g）　甘草炙，二两（6g）

【用法】上四味，以水六升，煮取三升，去滓，分温三服（现代用法：水煎服）。

【功效】温阳化饮，健脾利湿。

【主治】中阳不足之痰饮。胸胁支满，目眩心悸，短气而咳，舌苔白滑，脉弦滑或沉紧。

【方解】本方证为中阳素虚，脾失健运，气化不利，水湿内停所致。脾阳不足，健运失职，水湿内停，湿聚为痰为饮，停于胸胁，则胸胁支满；阻滞中焦，清阳不升，则头晕目眩；上凌心肺，则致心悸、短气而咳；舌苔白滑，脉沉滑或沉紧皆为痰饮内停之象。治宜温阳化饮，健脾利湿。

方中茯苓健脾渗湿，祛痰化饮为君药。桂枝温阳化气，平冲降逆为臣药。白术健脾燥湿，助脾运化为佐药。炙甘草益气和中，调和诸药为使药。四药合用，温阳健脾以助化饮，淡渗利湿以平冲逆，全方温而不燥，利而不峻，标本兼顾，体现了《金匮要略》"病痰饮者，归以温药和之"的治法。

【鉴别】本方与五苓散均为温阳化饮之常用方，组成中同有茯苓、桂枝、白术。五苓散以泽泻为君，臣以茯苓、猪苓直达下焦，利水渗湿为主，主治饮停下焦之头眩、脐下悸、或吐涎沫等症；苓桂术甘汤以茯苓为君，臣以桂枝温阳化饮为主，四药皆入中焦脾胃，主治饮停中焦之胸胁支满、头眩、心下悸等症。

【运用】

1. 辨证要点　本方是治疗中阳不足痰饮病之代表方。临床应用以胸胁支满，目眩心悸，舌苔白滑为辨证要点。

2. 加减变化　咳嗽痰多者，加半夏、陈皮以燥湿化痰；心下痞或腹中有水声者，可加枳实、生姜以消痰散水；脾气虚甚者，加党参、黄芪以益气健脾。

3. 使用注意　若饮邪化热，咳痰黏稠者，非本方所宜。

知 识 链 接

现代药理实验研究发现，苓桂术甘汤具有抗心肌缺氧缺血，心律失常及正性肌力作用，对于对异丙肾上腺素所致大鼠心肌缺血、四氯化碳所致小鼠室颤有明显保护作用；能促进家兔衰竭心脏的恢复；具有调节异丙肾上腺素，增加心肌耗氧量的作用。同时还具有利尿，祛痰止咳，镇静镇痛，改善消化系统功能及抗炎抗过敏作用。

真武汤
《伤寒论》

【方歌】真武汤壮肾中阳，茯苓术芍附生姜，
　　　　少阴腹痛有水气，悸眩瞤惕保安康。

【组成】茯苓三两（9g）　芍药三两（9g）　白术二两（6g）　生姜切，三两（9g）　附子炮，去皮，破八片一枚（9g）

【用法】以水八升，煮取三升，去滓，温服七合，日三服（现代用法：水煎服）。

【功效】温阳利水。

【主治】阳虚水泛证。畏寒肢厥，小便不利，心下悸动不宁，头目眩晕，身体筋肉瞤动，站立不稳，四肢沉重疼痛，浮肿，腰以下为甚；或腹痛，泄泻；或咳喘呕逆。舌质淡胖，边有齿痕，舌苔白滑，脉沉细。

【方解】本方证为脾肾阳虚，水湿泛溢所致。盖水之制在脾，水之主在肾，脾阳虚则湿难运化，肾阳虚则气不化水而致水湿内停，故见小便不利、畏寒肢厥；水湿泛溢于全身，则四肢沉重疼痛、浮肿、腰以下为甚；水湿流于肠间，则腹痛泄泻；上逆肺胃，则或咳或呕；水气凌心，则心悸；水湿中阻，清阳不升，则头目眩晕。若由太阳病发汗太过，耗阴伤阳，阳失温煦，加之水渍筋肉，则身体筋肉瞤动、站立不稳。治宜温阳利水。

方中附子温肾助阳，化气行水，兼暖脾土，以温运水湿为君药。茯苓、白术健脾利湿，使水气从小便而出为臣药。生姜辛散温通，既助附子以温阳散寒，又助茯苓、白术宣散水湿为佐药。白芍亦为佐药，其义有四：一者利小便以行水气；二者柔肝缓急以止腹痛；三者敛阴舒筋以解筋肉瞤动；四者可防止附子燥热伤阴，以利于久服缓治。全方温脾肾，利水湿，具有温阳而不亢，护阴不敛邪的特点，体现了温阳利水法。

【运用】

1. 辨证要点　本方是治疗阳虚水泛证的基础方。临床应用以小便不利、肢体沉重或浮肿，舌质淡胖，苔白脉沉为辨证要点。

2. 加减变化　若水寒射肺而咳者，加干姜、细辛、五味子以温肺化饮，敛肺止咳；腹泻较重者，去芍药，加干姜、益智仁以温阳止泻；水寒犯胃而呕者，加吴茱萸、半夏以温中止呕。

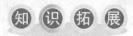

真武汤与附子汤都是温化水湿之剂，在药物组成上相比，附子汤和真武汤仅一味之差，但附子汤中的白术、附子用量是真武汤中的两倍，且去生姜加人参，意在温补而祛寒湿，主治阳虚寒湿内侵所致的身体关节疼痛。而真武汤用生姜不用人参，意在温散而化气行水，主治阳虚水肿。两方温阳虽同，但主治有别。

实脾散
《重订严氏济生方》

【方歌】实脾苓术与木瓜，甘草木香大腹加，

　　　　草果附姜兼厚朴，虚寒阴水效堪夸。

【组方】厚朴去皮，姜制　炒白术　木瓜去瓣　木香不见火　草果仁　大腹子　附子炮，去皮脐　白茯苓去皮　干姜炮，各一两（各30g）　甘草炙，半两（15g）

【用法】上㕮咀，每服四钱（12g），水一盏半，生姜五片，大枣一枚，煎至七分，去滓，温服，不拘时服（现代用法：加生姜、大枣，水煎服，用量按原方比例酌减）。

【功效】温阳健脾，行气利水。

【主治】脾肾阳虚，水气内停之阴水。身半以下肿甚，手足不温，口中不渴，胸腹胀满，大便溏薄，舌苔白腻，脉沉弦而迟者。

【方解】本方证为脾肾阳虚，阳不化水，水气内停所致。水湿内盛，泛溢肌肤，则肢体浮肿；水为阴邪，其性下趋，故身半以下肿甚；脾肾阳虚，失于温煦，则手足不温；水气内阻，气机不畅，则胸腹胀满；脾阳不足，腐熟无权则便溏；口中不渴，舌苔白腻，脉沉弦而迟为阳虚水停之象。治宜温阳健脾，行气利水。

方中附子温肾阳而助气化以行水；干姜温脾阳而助运化以制水。二药温肾暖脾，扶阳抑阴，共为君药。茯苓、白术渗湿健脾，使水湿从小便去为臣药。木瓜、厚朴、木香、大腹子（槟榔）、草果行气导滞，令气化则湿化，气顺则胀消，且草果、厚朴兼可燥湿，槟

椰且能利水，共为佐药。甘草、生姜、大枣益脾和中，调和诸药，为佐使药。诸药相伍，脾肾同治，而以温脾阳为主，寓行气于温利之中，令气行则湿化。

【鉴别】真武汤与实脾散均治阳虚水肿，具温补脾肾、利水渗湿之功。前者以附子为君，不用干姜，故偏于温肾，温阳利水之中又佐以芍药敛阴柔筋、缓急止痛，故其主治阳虚水肿见腹痛下利、四肢沉重疼痛等；实脾散以附子、干姜共为君药，故温脾之力胜于真武汤，且佐入木香、厚朴、槟榔、草果等行气导滞之品，主治阳虚水肿兼有胸腹胀满等气滞见症者。

【运用】

1.辨证要点　本方是治疗脾肾阳虚水肿之常用方。临床应用以身半以下肿甚，胸腹胀满，舌淡苔腻，脉沉迟为辨证要点。

2.加减变化　若气短乏力，倦怠懒言者，加黄芪补气以助行水；尿少肿甚者，加猪苓、泽泻以利水消肿；大便溏泻者，将大腹子换成大腹皮以行气利水；大便秘结者，加牵牛子以泻下通便。

3.现代运用　本方常用于慢性肾小球肾炎、心源性水肿、肝硬化腹水等属于脾肾阳虚气滞者。

4.使用注意　若属阳水者，非本方所宜。

知识拓展

实脾散与真武汤功用和主治相近，均能温补脾肾、助阳利水，用于治疗阳虚阴水证。实脾散的组成即真武汤去芍药，减生姜之量，加炮干姜、厚朴、木香、草果、槟榔、甘草、大枣，又以附子、干姜共同为君，其温脾之功较胜，且能行气化滞，主治阳虚水肿，兼有胸腹胀满者，故实脾散重在暖脾。真武汤则有温阳利水，能敛阴柔筋、缓急止痛之功，主治阳虚水停兼有腹痛或身眮动者，故真武汤偏于温肾。

第五节　祛风胜湿剂

祛风胜湿剂，适用于风寒湿邪在表所致的头痛身痛，或风湿侵袭痹阻经络所致的腰膝顽麻痛痹等证。常用祛风湿药如羌活、独活、防风、秦艽、桑寄生等组成方剂。代表方如羌活胜湿汤、独活寄生汤等。

独活寄生汤
《备急千金要方》

【方剂】独活寄生艽防辛，归芎地芍桂苓均，

　　　　杜仲牛膝人参草，冷风顽痹屈能伸。

【组成】独活三两（9g）　桑寄生　杜仲　牛膝　细辛　秦艽　茯苓　肉桂心　防风　川芎　人参　甘草　当归　芍药　干地黄各二两（各6g）

【用法】上㕮咀，以水一斗，煮取三升，分三服，温身勿冷也（现代用法：水煎服）。

【功效】祛风湿，止痹痛，益肝肾，补气血。

【主治】痹证日久，肝肾两虚，气血不足证。腰膝疼痛、痿软，肢节屈伸不利，或麻木不仁，畏寒喜温，心悸气短，舌淡苔白，脉细弱。

【方解】本方证为风寒湿三气痹着日久，累及肝肾，耗伤气血所致。风寒湿邪客于肢体关节，气血运行不畅，故见腰膝疼痛，久则肢节屈伸不利，或麻木不仁。痹证日久，损伤肝肾，耗伤气血。肝肾不足，则腰膝痿软。气血耗伤，则心悸气短。舌淡苔白，脉细弱均为肝肾两虚，气血不足之象。治宜扶正与祛邪兼顾，既应祛散风寒湿邪，又当补益肝肾气血。

方中独活祛风散寒，除湿止痛，善祛下焦与筋骨间的风寒湿邪，为君药。秦艽、防风祛风胜湿而舒筋；桂心温阳祛寒，通利血脉；细辛祛风散寒止痛，共为臣药。桑寄生、杜仲、牛膝补肝肾，强筋骨，祛风湿；当归、川芎、地黄、白芍养血和血；人参、茯苓、甘草健脾益气，扶正固本，共为佐药。甘草调和诸药，兼使药之用。综合全方，以祛风寒湿邪为主，辅以补肝肾、益气血之品，邪正兼顾，祛邪不伤正，扶正不留邪。

【运用】

1. 辨证要点　本方是治疗久痹而致肝肾两虚，气血不足证之常用方。临床应用以腰膝冷痛，肢节屈伸不利，心悸气短，脉细弱为辨证要点。

2. 加减变化　痹证疼痛较剧者，可酌加制川乌、制草乌、白花蛇等以助搜风通络，活血止痛；寒邪偏盛者，酌加附子、干姜以温阳散寒；湿邪偏盛者，去地黄，酌加防己、薏苡仁、苍术以祛湿消肿；正虚不甚者，可减地黄、人参。

3. 使用注意　痹证之属湿热实证者忌用。

知识链接

　　临床报道，研究独活寄生汤加减治疗椎间盘源性腰痛的临床疗效。196例椎间盘源性腰痛患者随机分为观察组和对照组各98例，观察组采用独活寄生汤进行治疗，1剂/天，分早、中、晚3次口服；对照组采用布洛芬进行治疗，0.39/次，

2 次 / 天。两组患者均治疗 14 天，比较其临床疗效差异。结果观察组总有效率 95.9%，显著高于对照组 77.6%（$P < 0.01$）。结论：独活寄生汤加减治疗腰椎间盘源性腰痛的临床疗效显著。

羌活胜湿汤
《脾胃论》

【方歌】羌活胜湿草独芎，蔓荆藁本加防风，

湿邪在表头腰痛，发汗升阳经络通。

【组成】羌活　独活各一钱（各6g）　藁本　防风　甘草炙,各五分（各3g）　蔓荆子三分（2g）　川芎二分（1.5g）

【用法】上㕮咀，都作一服；水二盏，煎至一盏，去滓，食后温服（现代用法：作汤剂，水煎服）。

【功用】祛风，胜湿，止痛。

【主治】风湿在表之痹证。肩背痛不可回顾，头痛身重，或腰脊疼痛，难以转侧，苔白，脉浮。

【方解】本方证为风湿之邪侵袭肌表所致。风湿之邪客于太阳经脉，经气不畅，致头痛身重，或腰脊疼痛、难以转侧。苔白，脉浮为风湿在表之象。治宜祛风胜湿止痛。

方中羌活、独活祛风散寒，除湿止痛。其中羌活善祛上部风湿，独活善祛下部风湿，两药相合，能散一身上下之风湿，通利关节而止痹痛。防风、藁本祛风胜湿止痛为臣药。川芎活血行气，祛风止痛；蔓荆子祛风止痛，共为佐药。甘草调和诸药为使药。综合全方，以辛苦温散之品为主组方，共奏祛风胜湿之效，使客于肌表之风湿随汗而解。

【鉴别】本方与九味羌活汤均可祛风胜湿，止头身痛。但九味羌活汤解表之力较本方为著，且辛散温燥之中佐以寒凉清热之品，故主治外感风寒湿邪兼有里热之证，以恶寒发热为主，兼口苦微渴；本方善祛一身上下之风湿，而解表之力较弱，故主治风湿客表之证，以头身重痛为主，表证不著。

【运用】

辨证要点　本方是治疗风湿在表之头身重痛而表证不明显者。临床应用以头身重痛或腰脊疼痛，苔白脉浮为辨证要点。

知 识 拓 展

羌活胜湿汤与九味羌活汤均用羌活、防风、川芎、甘草祛风除湿，散寒止痛；主治外感风寒湿所致的头身疼痛。但九味羌活汤配伍细辛、苍术、白芷及生

地黄、黄芩解表发汗之力较强，且兼清泄里热，主治外感风寒湿表证兼有里热证。症见恶寒发热、头痛无汗、肢体酸楚疼痛而兼有口苦微渴者。羌活胜湿汤配伍独活、藁本、蔓荆子偏于祛除上下周身之风寒湿邪而治风湿表证；症见头项肩背腰脊重痛，苔白，脉浮者。

同步训练

1. 平胃散的组成药物是（　　）

    A. 苍术、厚朴、砂仁、甘草、生姜、大枣

    B. 苍术、茯苓、白术、甘草、生姜、大枣

    C. 白术、厚朴、陈皮、甘草、生姜、大枣

    D. 苍术、厚朴、陈皮、甘草、生姜、大枣

    E. 苍术、厚朴、苡仁、甘草、生姜、大枣

2. 藿香正气散的功效是（　　）

    A. 燥湿健脾，行气和胃   B. 宣畅气机，清热利湿

    C. 解表化湿，理气和中   D. 利湿化浊，清热和中

    E. 以上都不是

3. 三仁汤中的"三仁"是（　　）

    A. 冬瓜仁、苡仁、蔻仁   B. 砂仁、蔻仁、杏仁

    C. 杏仁、蔻仁、苡仁   D. 苡仁、冬瓜仁、瓜蒌仁

    E. 以上都不是

4. 茵陈蒿汤主治病证的特征性症状是（　　）

    A. 舌苔黄腻   B. 腹满痛   C. 一身面目发黄，黄色鲜明

    D. 小便不利   E. 口渴

5. 八正散中利水通淋的药物是（　　）

    A. 萹蓄、瞿麦、泽泻、大腹皮、茯苓皮

    B. 猪苓、木通、瞿麦、泽泻、萹蓄

    C. 木通、瞿麦、滑石、萹蓄

    D. 木通、瞿麦、滑石、萹蓄、车前子

    E. 瞿麦、萹蓄、滑石、猪苓、车前子

6. 五苓散的组成中不含有（　　）

    A. 桂枝、茯苓   B. 茯苓、猪苓   C. 猪苓、白术

    D. 白术、泽泻   E. 泽泻、甘草

7.猪苓汤的组成药物中含有（　　　）

   A.泽泻、阿胶、白术　　　　　　　B.泽泻、阿胶、滑石

   C.泽泻、前仁、滑石　　　　　　　D.白术、前仁、滑石

   E.泽泻、桂枝、白术

8.真武汤的组成药物是（　　　）

   A.附子、茯苓、人参、白术、芍药

   B.附子、茯苓、生姜、白术、芍药

   C.附子、茯苓、生姜、党参、芍药

   D.附子、茯苓、干姜、白术、芍药

   E.附子、茯苓、人参、白术、芍药

9.实脾散的功效是（　　　）

   A.温中补虚，降逆止痛　　　　　　B.温阳健脾，行气利水

   C.温中祛寒，补气健脾　　　　　　D.温中健脾，理气止痛

   E.温中祛寒，健脾止泻

10.独活寄生汤的功效是（　　　）

   A.散寒除湿，通络止痛　　　　　　B.祛风湿，止痹痛，益肝肾，补气血

   C.散寒除湿，祛风通络　　　　　　D.祛风散寒，除湿宣痹

   E.补益胆肾，祛风除湿

第 十 六 章

祛痰剂

【学习目标】

1. 祛痰剂的适用范围、分类及应用注意事项。

2. 二陈汤、温胆汤、半夏白术天麻汤的药物组成、功用、主治证候及配伍意义。

3. 清气化痰丸、苓甘五味姜辛汤的药物组成、功用及主治证候。

案例导入

黄某，女，41岁，会计人员。2010年6月18日求诊。主诉其周身乏力，肢体倦怠，嗜睡，不论场合，安静三五分钟即可呼呼入睡，喉中痰鸣，呼噜频频。平时工作注意力不集中，效率不高，算账经常出错。曾经医院检查，无异常发现。饮食尚可，二便正常，舌淡苔白腻，脉滑。

请思考：

1. 怎样确定痰病的性质以及相应的治法？

2. 二陈汤中"二陈"的配伍意义，方中配用酸敛的乌梅意义？

3. 二陈汤临证如何加减变化？

痰是机体水液代谢失常的产物，痰分为有形之痰和无形之痰之分，多由水湿凝聚而成。人体水液代谢与肺、脾、肾、三焦的功能密切相关，肺为水之上源，主通调水道，脾主运化，健运水湿。脾为生痰之源，肺为储痰之器。肾为水之下源，通调水道。

凡以祛痰药为主组成，具有祛除痰饮的作用，治疗各种痰病的方剂，统称祛痰剂。属于"八法"中的"消法"。

痰邪致病范围广泛，症状变化多端。古人有"百病多由痰作祟""怪病多由痰作祟"

之说。痰随气流，脏腑经络无处不到，脏腑经络皆可有之：阻于肺则咳喘；阻于心则表现为胸闷、心悸；停于胃则恶心呕吐；阻于脑则头痛眩晕，壅滞于经络肌肉骨节则发为痰核、瘰疬，造成肢体麻木、疼痛等证。

痰邪就性质而言可分为：湿痰、热痰、燥痰、寒痰、寒饮、风痰等。在对证治疗中应分别采取燥湿化痰、清热化痰、润燥化痰、温化寒痰、温阳化饮、息风化痰等方法。痰为水液代谢的失司，气行则水行，气顺则痰消，所以祛痰剂常配伍理气药。但祛痰剂多数行消之品，易伤正气，不宜久服。脾主运化水湿，故祛痰剂常配伍健脾化湿之品，有时还要调理肺肾，疏畅三焦以杜生痰之源。

第一节　燥湿化痰剂

燥湿化痰剂，用治湿痰证。湿痰多由脾失健运，脾气亏虚推动无力，脾阳不振，运化失职，水湿停留，凝聚为痰，痰浊上壅于肺，肺失肃降。证见苔白滑而腻，胸痞恶心，肢体困倦，咳嗽痰多等。常用燥湿化痰药如半夏、天南星等为主，配伍理气药及温中健脾药如厚朴、陈皮及白术、茯苓、砂仁等。

二陈汤
《太平惠民和剂局方》

【方歌】二陈汤中半夏陈，益以茯苓甘草陈；

利气和中燥湿痰，煎加生姜与乌梅。

【组成】半夏汤洗七次　橘红各（15g）　白茯苓（9g）　甘草炙（4.5g）

【用法】上药㕮咀，每服四钱（12g），用水一盏，生姜七片，乌梅一个，同煎六分，去滓，热服，不拘时候（现代用法：加生姜7片，乌梅1个，水煎温服）。

【功效】燥湿化痰，理气和中。

【主治】湿痰证。咳嗽痰多，色白易咯，恶心呕吐，胸膈痞闷，肢体困重，或头眩心悸，舌苔白滑或腻，脉滑。

【方解】本方证为脾失健运，聚湿生痰所致。脾为生痰之源，肺为贮痰之器，脾失健运，则聚湿生痰，痰湿上犯于肺，致肺失宣降，则咳嗽痰多；痰湿停胃，致胃失和降，则恶心呕吐；痰湿阻碍清阳，故头晕目眩；痰涎湿浊凌心，则见心悸；痰湿困脾，运化失司，故见肢体倦怠，不欲饮食，舌苔滑腻。治宜燥湿化痰，理气和中。

方中半夏为君，取其辛温之性，燥湿化痰，和胃降逆。臣以橘红理气，助半夏化痰之力。茯苓健脾渗湿，以绝生痰之源；生姜和中，降逆止呕，既可解半夏之毒，又能助半夏化痰；乌梅收敛肺气，与半夏合用，驱邪而不伤正，以上共为佐药。甘草为使，调和诸药。诸药合用，共奏燥湿化痰，理气和中之功。

【运用】

1. 辨证要点　本方为燥湿化痰的基础方。临床应用以咳嗽，呕恶，痰多色白易咯，舌苔白腻，脉滑为辨证要点。

2. 加减变化　本方加减化裁，可用于多种痰证。治湿痰，可加苍术、厚朴以增燥湿化痰之力；治热痰，可加胆星、瓜蒌以清热化痰；治寒痰，可加干姜、细辛以温化寒痰；治风痰眩晕，可加天麻、僵蚕以化痰息风；治食痰，可加莱菔子、麦芽以消食化痰；治郁痰，可加香附、青皮、郁金以解郁化痰；治痰流经络之瘰疬、痰核，可加海藻、昆布、牡蛎以软坚化痰。

3. 使用注意　因本方性燥，故燥痰者慎用；吐血、消渴、阴虚、血虚者忌用本方。

【附方】

导痰汤（《济生方》）　半夏四两（12g），制南星、橘红、炒枳实、赤茯苓各一两（3g），炙甘草半两，生姜10片。水煎，食后温服。功用：燥湿祛痰，行气开郁。主治：痰厥证。症见头目眩晕，时发晕厥，胸膈痞满，胁肋胀满，头痛吐逆，坐卧不安，舌苔白腻，脉滑。

知 识 链 接

　　观察二陈汤加减（清半夏、陈皮、冬瓜仁、生白术、炙枇杷叶、桔梗、杏仁、生姜、细辛、甘草）治疗感冒后咳嗽的疗效。方法：全部病例来源于中牟县中医院门诊2014年8月至2016年8月，诊断为感冒后咳嗽患者，共110例，随机分为治疗组55例和对照组55例。对照组用罗红霉素胶囊、氨溴索颗粒治疗，治疗组给予二陈汤加减中药汤剂治疗。结果：治疗组总有效率96.36%，对照组85.45%，两组比较差异有统计学意义（$P < 0.05$）。结论：二陈汤加减中药汤剂治疗感冒后咳嗽疗效确切，可显著改善患者临床症状，为临床提供依据，值得推广应用。[蒋正强.二陈汤加减治疗感冒后咳嗽的临床观察.中医临床研究，2017，9（6）：21-23]

温胆汤
《三因极一病症方》

【方歌】温胆汤中苓半草，枳竹陈皮加姜枣，
　　　　虚烦不眠证多端，此系胆虚痰热扰。

【组成】半夏汤洗七次　竹茹　枳实麸炒，去瓤（各6g）　陈皮（9g）甘草（3g），炙　茯苓一两半（4.5g）

【用法】上锉为散。每服四大钱（12g），水一盏半，加生姜五片，大枣一枚，煎七分，去滓，食前服（现代用法：加生姜5片，大枣1枚，水煎服，用量按原方比例酌减）。

【功用】理气化痰，和胃利胆。

【主治】胆郁痰扰证。胆怯易惊，头眩心悸，心烦不眠，夜多异梦；或呕恶呃逆，眩晕，癫痫。苔白腻，脉弦滑。

【方解】本方证多因素体胆气虚，胆失疏泄，胃失和降，二者不和，痰热内扰所致。痰热内扰，则胆怯易惊，虚烦不眠，惊悸不宁，呕吐呃逆等。治当清胆和胃，理气化痰。

方中半夏为君，燥湿化痰，和胃降逆。臣以竹茹止呕除烦，清胆和胃。佐以陈皮、枳实、茯苓，理气健脾，渗湿化痰。甘草调和诸药，为使药。全方配伍，不寒不燥，温凉兼具。

【运用】

1. 辨证要点　本方为治疗胆郁痰扰所致不眠、惊悸、呕吐以及眩晕、癫痫证的常用方。临床应用以心烦不寐，眩悸呕恶，苔白腻，脉弦滑为辨证要点。

2. 加减变化　若心热烦甚者，加黄连、山栀、豆豉以清热除烦；失眠者，加琥珀粉、远志以宁心安神；惊悸者，加珍珠母、生牡蛎、生龙齿以重镇定惊；呕吐呃逆者，酌加苏叶或梗、枇杷叶、旋覆花以降逆止呕；眩晕，可加天麻、钩藤以平肝息风；癫痫抽搐，可加胆星、钩藤、全蝎以息风止痉。

知 识 拓 展

观察温胆汤对肥胖SD大鼠模型各项肥胖评价指标以及血糖血脂的影响。通过灌胃方式干预高脂饲料喂养肥胖大鼠模型；比较药物干预前后肥胖率、体质量、增量体质量、腹腔脂肪湿重、脂体比、Lee's指数及血糖、血脂的变化。结果：高脂饲料喂养可以成功制作肥胖模型，造模后肥胖率大于20%，体质量、增量体质量、腹腔脂肪湿重、脂体比、Lee's指数以及血清总胆固醇和甘油三酯均明显高于正常大鼠，具有统计学差异；温胆汤的干预能减轻肥胖率，对增量体质量、腹腔脂肪湿重有明显影响，但不能降低外周血甘油三酯的水平。结论：温胆汤可减轻肥胖，其作用机制可能与减少腹腔脂肪的堆积，促进脂质的利用有关。

[杨海燕，王萍，喻松仁.温胆汤对大鼠肥胖评价指标及血糖血脂水平的影响.中华中医药学刊，2017，35（3）：545]

第二节 清热化痰剂

清热化痰剂，用治热痰证。症见咳痰黄稠，胸闷烦热，舌红苔黄，脉滑数。此外，还可用于痰火郁结而致的惊悸、癫狂和瘰疬等病。其病因病理为邪热内盛，不得清解，煎熬津液，郁而生痰，甚至郁久化火成痰火。治法宜清热化痰。常用清热化痰药如瓜蒌、贝母、胆南星等为主，配伍清热泻火之品如石膏、黄芩、桑白皮等，行气之品如陈皮、枳壳等。

清气化痰丸
《医考方》

【方剂】清气化痰星夏橘，杏仁枳实瓜蒌实；

芩苓姜汁糊为丸，气顺火消痰自失。

【组成】陈皮去白　杏仁去皮尖　枳实麸炒　黄芩酒炒　瓜蒌仁去油　茯苓（各30g）　胆南星　制半夏　（各45g）

【用法】姜汁为丸。每服6g，温开水送下（现代用法：以上8味，除瓜蒌仁霜外，其余黄芩等7味药粉碎成细粉，与瓜蒌仁霜混匀，过筛。另取生姜100g，捣碎加水适量，压榨取汁，与上述粉末泛丸，干燥即得。每服6～9g，一日2次，小儿酌减；亦可作汤剂，加生姜水煎服，用量按原方比例酌减）。

【功用】清热化痰，理气止咳。

【主治】痰热咳嗽。咳嗽气喘，咯痰黄稠，胸膈痞闷，甚则气急呕恶，烦躁不宁，舌质红，苔黄腻，脉滑数。

【方解】本方证为气机不利，痰热壅肺所致。痰热壅肺，肺失宣降，故见咳嗽；痰阻气机，故胸闷痞满。舌红苔黄，脉滑数，均为热痰之征象。治疗应以清热化痰为主。

方中胆南星苦凉，清热化痰；取瓜蒌仁甘寒之性，清肺化痰，二者共为君药。半夏燥湿化痰散结；黄芩善能清肺泻火，共为臣药。枳实破气除痞；橘红理气化痰；茯苓健脾渗湿，气顺湿去痰自消；杏仁可宣肺，以上为佐药。姜汁化痰和胃，为佐使。诸药合用，共奏清热化痰，理气止咳之效。

【运用】

1. 辨证要点　本方为治疗痰热咳嗽的常用方。临床应用以咯痰黄稠，胸膈痞闷，舌红苔黄腻，脉滑数为辨证要点。

2. 加减变化　若痰多气急者，可加鱼腥草、桑白皮；痰稠胶黏难咯者，可减半夏用量，加青黛、蛤粉；恶心呕吐明显者，加竹茹；烦躁不眠者，可去黄芩，加清热除烦之黄连、山栀，并酌加琥珀粉、远志等宁心安神之品。

【附方】

清金化痰汤（《医学统旨》）　黄芩、山栀子各 12g，知母、桑白皮、瓜蒌仁各 15g，贝母、麦门冬、橘红、茯苓、桔梗各 9g，甘草 3g。功用：清肺化痰。主治：热痰壅肺。症见：咳嗽，咯痰黄稠，舌质红，苔黄腻，脉濡数。

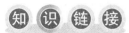

　　观察在西医常规治疗基础上，清气化痰汤治疗慢性阻塞性肺疾病（COPD）急性加重期患者的临床疗效，并从炎症细胞因子角度研究清气化痰汤的作用机制。方法：将 COPD 急性加重期患者随机分为治疗组和对照组各 40 例，两组均采用西医常规治疗，治疗组在此基础上加服清气化痰汤，疗程 10 天。观察治疗前后两组临床疗效及相关炎症细胞因子白细胞介素 -8（IL-8）、肿瘤坏死因子 -α（TNF-α）水平。结果两组经治疗后，血浆炎症细胞因子 IL-8、TNF-α 水平下降，与治疗前比较，差异有统计学意义（$P < 0.01$）；治疗后组间比较，差异有统计学意义（$P < 0.01$）。治疗组临床疗效优于对照组（$P < 0.01$）。结论：在西医常规治疗基础上加用清气化痰汤治疗 COPD 急性加重期患者，可改善临床症状及体征，其作用机制之一可能在于通过降低炎症细胞因子水平来减轻气道炎症。[李树强，何启扬，蔡阳娥.从炎症细胞因子研究清气化痰汤对慢性阻塞性肺疾病急性加重期的作用机制.中国中医药信息杂志，2013，20（5）：16-18]

小陷胸汤
《伤寒论》

【方歌】小陷胸汤连夏蒌，宽胸开结涤痰优，

　　　　膈上热痰痞满痛，舌苔黄腻服之优。

【组成】黄连一两（6g）　半夏半升（12g），洗　瓜蒌实大者一枚（20g）

【用法】上三味，以水六升，先煮瓜蒌，取三升，去滓，内诸药，煮取二升，去滓，分温三服（现代用法：先煮瓜蒌，后纳他药，水煎温服）。

【功用】清热化痰，宽胸散结。

【主治】痰热互结证。胸脘痞闷，按之则痛，或心胸闷痛，或咳痰黄稠，舌红苔黄腻，脉滑数。

【方解】本方证为邪热内陷，痰热互结，气机郁滞所致。痰热互结，气郁于心下，故

见胸满痞闷；痰热壅肺，故咳吐黄痰；痰热上扰，则胸脘烦热。舌苔黄腻，脉象滑数，均为痰热内蕴之象。治宜清热化痰，理气散结。

方中瓜蒌为君，取其甘寒滑润之性，理气宽胸，清热化痰。黄连苦寒清热；半夏降逆化痰，二者共用为臣，辛开苦降，清热涤痰。全方三药相配，是治疗痰热互结，胸脘痞痛之良方。

【运用】

1. 辨证要点　本方为治疗痰热结胸的常用方。临床应用以胸脘痞闷，按之则痛，舌红苔黄腻，脉滑数为辨证要点。

2. 加减变化　方中加入破气除痞之枳实，可提高疗效。若心胸闷痛者，加柴胡、桔梗、郁金、赤芍等以行气活血止痛；咳痰黄稠难咯者，可减半夏用量，加胆南星、杏仁、贝母等以清润化痰。

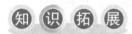

　　　　探讨小陷胸汤对动脉粥样硬化模型大鼠的血脂、血液流变学及炎性标志物影响：方法：84 只雄性 Wistar 大鼠随机分为 6 组，正常对照组喂普通饲料，其余各组腹腔一次性 60 万 IU/kg 维生素 D_3 注射液联合喂饲高脂饲料建立模型，小陷胸汤高、中、低剂量组分别灌以生药量为 2.1、4.2 及 8.4g/kg 的小陷胸汤提取物溶液，洛伐他汀组灌以洛伐他汀 2.5mg/kg，各组按规定方案预防给药 84 天后，测定血清血脂水平、血液流变学及炎性标志物指标。结果：2.1、4.2 及 8.4g/kg 的小陷胸汤能显著降低大鼠动脉粥样硬化的发生率，明显降低动脉粥样硬化大鼠总胆固醇、三酰甘油、低密度脂蛋白胆固醇、载脂蛋白 B100、氧化低密度脂蛋白、白介素 −6、白介素 −8、血管细胞粘附分子 −1、细胞间粘附分子 −1 及 C−反应蛋白水平，升高载脂蛋白 A I 和高密度脂蛋白胆固醇含量；显著降低血液黏度，维持红细胞变形性。结论：小陷胸汤能有效改善动脉粥样硬化大鼠脂代谢紊乱，逆转血液流变学指标异常，抑制炎性介质的产生。

第三节　润燥化痰剂

润燥化痰剂，用治燥痰证。常用润燥化痰药如川贝母、天花粉、鲜竹沥、枇杷叶等为主，配伍滋阴润燥药如南沙参、麦冬、芦根等。

贝母瓜蒌散
《医学心悟》

【方剂】贝母瓜蒌花粉研，橘红桔梗茯苓添，

　　　　呛咳咽干痰难咯，清肺润燥化痰涎。

【组成】贝母一钱五分（9g）　瓜蒌一钱（6g）　花粉　茯苓　橘红　桔梗各八分（各5g）

【用法】水煎服。

【功用】润肺清热，理气化痰。

【主治】燥痰咳嗽。咳嗽呛急，咯痰不爽，涩而难出，咽喉干燥哽痛，苔白而干。

【方解】本方证多因燥热之邪伤肺，烧灼津液成痰所致。肺为娇脏，不耐寒热，若外感燥邪，肺失清肃，则咳嗽少痰；燥热伤津，则咽喉干痛，口鼻干燥。治当以润肺，清热，化痰为主。

方中贝母清热润肺，化痰止咳；瓜蒌清热润肺，理气化痰，共为君药。天花粉生津润燥，清热化痰，为臣药。橘红理气，气顺则痰消；茯苓健脾渗湿，绝生痰之源，以上共为佐药。桔梗宣利肺气，化痰利咽，引药入经，兼为佐使。诸药合用，共奏清热化痰，润肺理气之功。

【鉴别】本方与清燥救肺汤、麦门冬汤同治燥咳，但主治病机不尽相同，因而立法、用药亦随之而异。本方证为燥热伤肺，灼津为痰所致，故方中以贝母、瓜蒌为主，旨在润燥化痰，主治燥痰咳嗽、痰稠难咯；清燥救肺汤证为新感温燥，耗气伤阴，故方中以桑叶宣肺，配伍石膏清热、麦冬润燥、人参益气，旨在清宣燥热，主治温燥伤肺、身热头痛、干咳少痰、口渴等；麦门冬汤证为肺胃阴虚，气火上逆，故方中以大量麦冬配伍半夏、人参，旨在滋阴润肺，降逆下气，主治虚热肺痿、咳唾涎沫等。

《医学心悟》卷3类中风篇中另有一贝母瓜蒌散，较本方少花粉、茯苓、桔梗，多胆南星、黄芩、黄连、黑山栀、甘草，主治痰火壅肺的类中风证，其证虽亦卒然昏倒、喉中痰鸣，但无㖞斜偏废之候。

【运用】

1.辨证要点　本方为治疗燥痰证的常用方。临床应用以咳嗽呛急，咯痰难出，咽喉干燥，苔白而干为辨证要点。

2.加减变化　如兼感风邪，咽痒而咳，微恶风者，可加桑叶、杏仁、蝉蜕、牛蒡子等宣肺散邪；燥热较甚，咽喉干涩哽痛明显者，可加麦冬、玄参、生石膏等清燥润肺；声音嘶哑、痰中带血者，可去橘红，加南沙参、阿胶、白及等养阴清肺，化痰止血。

3.使用注意　对于肺肾阴虚，虚火上炎之咳嗽，则非所宜。

知识链接

观察贝母瓜蒌散（贝母 9g，瓜蒌 10g，天花粉 6g，茯苓 15g，橘红 12g，桔梗 9g）治疗咳嗽变异型哮喘的临床疗效。方法：40 例符合诊断标准的咳嗽变异型哮喘患者，服用贝母瓜蒌散加减治疗。结果：痊愈 30 例，好转 8 例，无效 2 例，总有效率为 95%。结论：贝母瓜蒌散治疗咳嗽变异型哮喘有效。诸药合用，能减轻气道高反应性，解除支气管平滑肌痉挛，缓解气道狭窄程度，改善微循环，提高肺通气功能，从而达到止咳目的。

第四节　温化寒痰剂

温化寒痰剂，用治寒痰证。常用温肺化痰和温阳化饮药如干姜、北细辛、桂枝等为主，配伍利水渗湿药如茯苓、泽泻等。

苓甘五味姜辛汤
《金匮要略》

【方歌】苓甘五味姜辛汤，痰饮咳嗽常用方，
　　　　气降仍咳胸犹满，速化寒饮保安康。

【组成】茯苓四两（12g）　甘草三两（9g）　干姜三两（9g）　细辛三两（3g）　五味子半升（5g）

【用法】上五味，以水八升，煮取三升，去滓，温服半升，日三服（现代用法：水煎温服）。

【功用】温肺化饮。

【主治】寒饮咳嗽。咳痰量多，清稀色白，或喜唾涎沫，胸满不舒，舌苔白滑，脉弦滑。

【方解】本方证因脾阳虚衰，寒饮上犯于肺所致。寒饮停肺，故咳嗽痰多；痰饮阻遏气机，故胸闷不舒。治宜温肺化饮。

方中干姜为君，取其辛热之性，既能温肺散寒，又可温补脾阳，化饮除湿。细辛温肺化饮；茯苓健脾渗湿，二者共为臣药。五味子敛肺止咳为佐。甘草为使，调和诸药。全方温化寒饮，标本兼顾，实属良方。

【运用】

1. 辨证要点　本方为治寒饮咳嗽的常用方。临床应用以咳嗽痰多稀白，舌苔白滑，脉象弦滑为辨证要点。

2. 加减变化 若痰多欲呕者，加半夏以温化寒痰，降逆止呕；咳甚喘急者，加杏仁、厚朴以降气止咳；脾虚食少者，可加人参、白术、陈皮等以益气健脾。

知识拓展

观察苓甘五味姜辛汤对寒饮伏肺型哮喘大鼠环腺苷酸（cAMP）、环腺苷酸依赖性蛋白激酶A（PKA）及水通道蛋白5（AQP5）含量的影响，探讨其对寒饮伏肺型哮喘的作用机制。方法采用卵清蛋白腹腔注射和雾化激发＋寒冷刺激建立哮喘模型。将90只大鼠随机分为空白组、模型组、地塞米松组及苓甘五味姜辛汤低、中、高剂量组，各治疗组给予相应药物干预，ELISA检测大鼠cAMP、PKA、AQP5含量。结果与空白组比较，模型组大鼠cAMP、PKA、AQP5含量降低（$P < 0.05$）；与模型组比较，各治疗组大鼠cAMP、PKA、AQP5含量升高（$P < 0.05$），其中苓甘五味姜辛汤高剂量组作用显著（$P < 0.05$）。结论：苓甘五味姜辛汤可调节寒饮伏肺型哮喘大鼠cAMP、PKA、AQP5正常分泌，增加气道液体分泌，降低黏蛋白浓度，从而起到治疗哮喘的作用。［李岩，李荣科，王燕，等.苓甘五味姜辛汤对哮喘大鼠环腺苷酸、环腺苷酸依赖性蛋白激酶A及水通道蛋白5的影响.中国中医药信息杂志，2015，22（10）：67-69］

第五节 息风化痰剂

息风化痰剂，用治风痰证。常用祛风化痰药与平肝息风药配伍，如天南星、僵蚕、白附子、天竺黄，配伍天麻、钩藤、羚羊角等。

半夏白术天麻汤
《医学心悟》

【方歌】半夏白术天麻汤，苓草橘红枣生姜，
　　　　眩晕头痛风痰证，热盛阴亏切莫尝。

【组成】半夏一钱五分（9g）　天麻　茯苓　橘红各一钱（各6g）　白术三钱（18g）　甘草五分（3g）

【用法】生姜一片，大枣二枚，水煎服（现代用法：加生姜1片，大枣2枚，水煎服）。

【功用】化痰息风，健脾祛湿。

【主治】风痰上扰证。眩晕，头痛，胸膈痞闷，恶心呕吐，舌苔白腻，脉弦滑。

【方解】本方证因脾虚生痰，肝风内动所致。脾失健运，聚湿生痰，痰阻清阳，加之肝风内动，风痰上扰，故见头痛眩晕；痰阻气滞，致升降失司，故见胸闷呕恶；舌苔白腻，脉弦滑，均为风痰之征象。治宜燥湿化痰，平肝息风。

方中半夏为治痰要药，降逆止呕，燥湿化痰；天麻为治风要药，平肝息风止眩，二者共为君药。白术、茯苓健脾除湿，杜绝生痰之源，为臣药。橘红理气化痰，为佐药。甘草为使，调和诸药。诸药合用，共奏燥湿化痰，平肝息风之效。

【运用】

1. 辨证要点 本方为治风痰眩晕、头痛的常用方。临床应用以眩晕头痛，舌苔白腻，脉弦滑为辨证要点。

2. 加减变化 若眩晕较甚者，可加僵蚕、胆南星等以加强化痰息风之力；头痛甚者，加蔓荆子、白蒺藜等以祛风止痛；呕吐甚者，可加代赭石、旋覆花以镇逆止呕；兼气虚者，可加党参、生黄芪以益气；湿痰偏盛，舌苔白滑者，可加泽泻、桂枝以渗湿化饮。

【附方】

定痫丸（《医学心悟》） 明天麻、川贝母各一两（30g），胆南星五钱（15g），陈皮洗，去白，七钱（20g），半夏姜汁炒、茯苓蒸、茯神去木，蒸，各一两（30g），远志去心，甘草水洗，七钱（20g），九节石菖蒲五钱（15g），丹参酒蒸、麦冬去心，各二两（60g），辰砂细研，水飞，三钱（9g），琥珀腐煮、灯草研、僵蚕甘草水洗，去咀，炒、全蝎去尾，甘草水洗各五钱（15g），丸剂，共为细末，用甘草120g煮膏，加竹沥100mL，生姜汁50mL，和匀调药为丸，每次6g，早晚各1次，温开水送下。

功用：豁痰开窍，息风止痉。主治：风痰蕴热之痫症。症见忽然发作，眩扑倒地，目斜口歪，口吐白沫，口发怪叫声，甚至手足抽搐，舌苔白腻或者黄腻，脉弦滑数。本方也可用于痰热扰心之癫狂证。

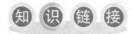

知 识 链 接

研究半夏白术天麻汤治疗偏头痛痰浊型的医疗效果。选取90例偏头痛痰浊型患者，采用随机数字表法分为两组，其中实验组45例，对照组45例。对照组采用盐酸氟桂利嗪胶囊医治，实验组采用半夏白术天麻汤治疗，均接受治疗15天（1个疗程）后，观察比较两组的临床效果及药品安全性。结果：实验组的偏头痛治疗总有效率为93.3%，明显高于对照组的75.6%，两组比较差异有统计学意义（χ^2=5.4135，P=0.0200）；实验组的偏头痛脑电图异常率（17.8%）明显低于对照组（40.0%），两组比较差异有统计学意义（χ^2=5.4087，P=0.0200）；实验组不良反应发生率为 4.4%（2/45），明显低于对照组的 17.8%（8/45），差异有统计学意义（χ^2=4.0500，P=0.0442）。结论：半夏白术天麻汤治疗痰浊型偏头痛医疗效果显著，可降低脑血管阻力及毛细血管畅通性，多种途径、多靶点改善、减轻偏头痛的临床症状，值得临床应用。[官国东，宁为民，谭静，等.半夏白术天麻汤治疗痰浊型偏头痛的临床效果.中国当代医药，2016，23（1）：179-181]

✎ 同步训练

1. 温化寒痰的方剂是（　　　　）

　　A. 苓甘五味姜辛汤　　　　　　　　B. 半夏白术天麻汤

　　C. 二陈汤　　　　　　　　　　　　D. 贝母瓜蒌散　　　　　　　　E. 茯苓丸

2. 二陈汤为治什么证的基础方（　　　　）

　　A. 风痰　　　　　B. 热痰　　　　　C. 燥痰　　　　D. 湿痰　　　　E. 寒饮

3. 治疗痰热咳嗽之代表方（　　　　）

　　A. 清气化痰丸　　B. 贝母瓜蒌散　　C. 苓甘五味姜辛汤

　　D. 二陈汤　　　　E. 温胆汤

4. 贝母瓜蒌散主治证是（　　　　）

　　A. 湿痰咳嗽　　B. 热痰咳嗽　　　C. 燥痰咳嗽　　　D. 寒痰咳嗽　　　E. 风痰眩晕

5. 半夏白术天麻汤主治证的病机是（　　　　）

　　A. 脾湿生痰，风痰上扰　　　　B. 胆胃不和，痰热内扰

　　C. 实热老痰，上蒙清窍　　　　D. 阳虚阴盛，水饮内停

　　E. 火热犯肺，灼津为痰

6. 胆怯易惊，虚烦不宁，失眠易梦，呕吐呃逆等，宜选用（　　　　）

　　A. 定痫丸　　　　B. 滚痰丸　　　C. 清气化痰丸　　D. 酸枣仁汤　　E. 温胆汤

7. 治痰剂中常配伍的药物是（　　　　）

　　A. 理气药　　　　B. 清热药　　　C. 补气药　　　　D. 收涩药　　　E. 温里药

8. 二陈汤里边的"二陈"指的是（　　　　）

　　A. 陈皮、半夏　B. 半夏、茯苓　C. 陈皮、炙甘草

　　D. 半夏、炙甘草　E. 陈皮、乌梅

9. 以胸脘痞闷，按之则痛，舌苔黄腻，脉滑数为证治要点的方剂是（　　　　）

　　A. 半夏泻心汤　　B. 小陷胸汤　　　C. 温胆汤

　　D. 清气化痰汤　　E 苓甘五味姜辛汤

10. 贝母瓜蒌散的组成没有（　　　　）

　　A. 瓜蒌　　　　B. 贝母　　　　C. 天花粉　　　D. 杏仁　　　E. 桔梗

11. 患者咳嗽，咯痰黄稠，胸膈痞闷，舌红苔黄腻，脉滑数用什么方治疗（　　）

    A. 定痫丸　　　　B. 瓜蒌贝母散　　C. 清气化痰丸　　D. 二陈汤　　　　E. 温胆汤

12. 苓甘五味姜辛汤的组成没有（　　）

    A. 干姜　　　　　B. 生姜　　　　　C. 细辛　　　　　D. 五味子　　　　E. 茯苓

13. 半夏白术天麻汤的君药是（　　）

    A. 半夏　　　　　B. 天麻　　　　　C. 白术

    D. 白术、天麻　　E. 半夏、天麻

14. 咳嗽呛急，咯痰不爽，涩而难出，咽喉干燥哽痛，苔白而干，治用（　　）

    A. 定痫丸　　　　B. 贝母瓜蒌散　　C. 清气化痰丸　　D. 二陈汤　　　　E. 温胆汤

15. 温胆汤的功效是（　　）

    A. 理气化痰、和胃利胆　　　　　　B. 清热化痰、和胃利胆

    C. 清热除湿、行气和胃　　　　　　D. 养心安神、和胃化湿

    E. 温胆和胃、化湿和中

第十七章

消食剂

【学习目标】

1. 消食剂的概念、适用范围及应用注意事项。

2. 保和丸的组成药物、功用、主治证候及配伍意义。

3. 枳实导滞丸的组成药物、功用及主治证候。

4. 健脾丸的组成药物、功用、主治证候、配伍意义、全方配伍特点及运用。

案例导入

周某，21岁，学生，2008年7月18日初诊，昨日同学聚会因肉味香美，故多食之，半夜突发泄泻，至今早已有八九次，奇臭难闻，且腹胀腹痛剧烈，嗳腐吞酸，恶食呕逆。服用蒙脱石散后，病情未见缓解，遂来就医。刻诊：脘腹胀满疼痛，嗳腐厌食，舌苔厚腻，脉滑数。

请思考：

1. 保和丸的适应证适应证是什么？

2. 保和丸的配伍特点是什么？

3. 消食剂使用过程中应注意些什么？

凡以消食药为主组成，具有消食健脾或化积导滞作用，治疗食积停滞的方剂，统称消食剂。属于"八法"中的"消法"。

消法的应用范围比较广泛。程钟龄在《医学心悟》中说："消法，去其壅也，脏腑、经络、肌肉之间，本无此物，而忽有之，必为消散，乃得其平。"因此，凡由气、血、痰、湿、食、虫等壅滞而成的积滞痞块，均可用之。本章主要论述食积内停的治法与方剂，其他可分别参阅理气、理血、祛湿、化痰、驱虫等章节内容。

食积之病多因饮食不节，暴饮暴食，或脾虚饮食难消所致。因此，本章方剂分为消食化滞剂与健脾消食剂两类。

食积内停，易使气机阻滞，气机阻滞又可导致积滞不化。故消食剂中又常配伍理气药，使气行而积消。其他尚有兼寒或化热之异，用药亦应有温清之别。此外，消食剂虽较缓和，但毕竟属于攻伐之剂，故不宜长期服用，纯虚无实者禁用。

第一节　消食化滞剂

消食化滞剂，适用于食积内停之证。症见胸脘痞闷，嗳腐吞酸，恶食呕逆，腹痛泄泻等。常选用消食药如山楂、神曲、莱菔子、麦芽等为主组成方剂。由于饮食积滞易阻碍气机，并容易生湿化热，故常配伍理气、祛湿、清热之品。代表方剂如保和丸、枳实导滞丸。

保和丸
《丹溪心法》

【方歌】保和神曲与山楂，苓夏陈翘菔子加，
　　　　炊饼为丸白汤下，消食和胃效堪夸。

【组成】山楂六两（18g）　神曲二两（6g）　半夏　茯苓各三两（各9g）　陈皮　连翘　莱菔子各一两（各3g）

【用法】上为末，炊饼为丸，如梧桐子大，每服七八十丸（9g），食远白汤下（现代用法：共为末，水泛为丸，每服6～9g，温开水送下。亦可水煎服，用量按原方比例酌减）。

【功效】消食和胃。

【主治】食滞胃脘证。脘腹痞满胀痛，嗳腐吞酸，恶食呕逆，或大便泄泻，舌苔厚腻，脉滑。

【方解】本方为治饮食积滞常用方。方中重用山楂，取其酸甘性温，善消食积，为君药。神曲性温，消食和胃；莱菔子消食下气，二者共为臣药。君臣相须为用，使消食之力倍增。饮食积滞于中焦，易阻遏气机，生湿化热，故佐以陈皮、半夏，取其理气化湿，和胃止呕之功；茯苓健脾利湿，和中止泻；取连翘之苦寒，散结解热。全方共奏消食和胃，清热祛湿之功。

本方配伍特点：以消食药为主，着重于祛除食积内停之本，配合行气、化湿、清热之品，以兼顾气滞、湿阻、化热之标。总之，本方功能消食和胃，使胃气和顺，全身安适，得以保和，故方名"保和丸"。

【运用】

1. 辨证要点　本方为治疗一切食积之常用方。临床应用以脘腹胀满，嗳腐厌食，苔厚

腻，脉滑为辨证要点。

2. 加减变化　本方药力较缓，若食积较重者，可加枳实、槟榔；苔黄脉数者，可加黄连、黄芩；大便秘结者，可加大黄；兼脾虚者，可加白术。

3. 使用注意　本方属攻伐之剂，故不宜久服。

知识拓展

　　观察保和丸改汤剂随症加减治疗功能性消化不良的疗效。方法：选择临床确诊的功能性消化不良病例 121 例，其中以保和丸加减治疗（治疗组）62 例，莫沙必利治疗（对照组）59 例。结果：治疗组对功能性消化不良明显改善临床症状，有效率为 87.10%，对照组有效率为 72.88%，两组比较差异有统计学意义（$P < 0.01$）。结论：保和丸改汤剂加减对功能性消化不良有明显的临床疗效。[李新生 . 保和丸加减治疗功能性消化不良临床研究 . 中医学报，2010，5（25）：965]

枳实导滞丸
《内外伤辨惑论》

【方歌】枳实导滞首大黄，芩连曲术茯苓襄，

　　　　泽泻蒸饼糊丸服，湿热积滞力能攘。

【组成】大黄一两（30g）　枳实麸炒　神曲炒，各五钱（各15g）　茯苓去皮　黄芩去腐　黄连拣净　白术各三钱（各9g）　泽泻二钱（6g）

【用法】上为细末，汤浸蒸饼为丸，如梧桐子大，每服五十丸至七十丸，温开水送下，食远，量虚实加减服之（现代用法：共为细末，水泛小丸，每服 6～9g，温开水送下，每日 2 次）。

【功用】消导化积，清热利湿。

【主治】湿热食积证。脘腹胀痛，下痢泄泻，或大便秘结，小便短赤，舌苔黄腻，脉沉有力。

【方解】本方为治疗湿热食积证的常用方。方中重用大黄，取其苦寒泻下之性，攻积泻热，为君药。枳实苦辛且寒，行气消积，既可加强大黄攻积之力，又能消除气滞所致的脘腹胀痛，为臣药。黄连、黄芩清热燥湿，厚肠止痢；茯苓、泽泻渗湿止泻；白术健脾燥湿，攻积而不伤正气；神曲甘辛性温，能防其他辛凉之品苦寒伤胃，以上共为佐药。诸药合用，食消积除，热清湿化，诸症自解。消法与下法并用，属"通因通用"之法。

　　本方配伍特点：方中消下与清利并用，以攻下湿热积滞为主，体现"以泻助消"法。

【运用】

1. 辨证要点　本方为治疗湿热食积，内阻胃肠证的常用方。临床应用以脘腹胀满，大便失常，苔黄腻，脉沉有力为辨证要点。

2. 加减变化　腹胀满较甚，里急后重者，可加木香、槟榔等以助理气导滞之功；热毒较重者可加银花、白头翁以清热解毒；兼呕吐者，加竹茹以止呕。

3. 现代运用　本方常用于胃肠功能紊乱、慢性痢疾等属湿热积滞者。

4. 使用注意　泄泻无积滞及孕妇均不宜使用。

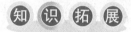

　　枳实导滞丸能增加胃排空及小肠推进，且枳实导滞丸高剂量组与小剂量组及中剂量组比较，表明枳实导滞丸不同剂量组对抗阿托品所致胃肠运动抑制有明显差异。因此，枳实导滞丸对胃排空影响的试验也为临床遣方提供依据。

第二节　健脾消食剂

　　健脾消食剂，适用于脾胃虚弱，食积内停之证。症见脘腹痞满，不思饮食，面黄体瘦，倦怠乏力，大便溏薄等。常选用消食药如山楂、神曲、麦芽等配伍益气健脾药，如人参、白术、山药等为主组成方剂。代表方剂如健脾丸。

健脾丸
《证治准绳》

【方歌】健脾参术苓草陈，肉蔻香连合砂仁，

　　　　　楂肉山药曲麦炒，消补兼施此方寻。

【组成】白术炒，二两半（15g）　木香另研　黄连酒炒　甘草各七钱半（各6g）　白茯苓去皮，二两（10g）　人参一两五钱（9g）　神曲炒　陈皮　砂仁　麦芽炒取面　山楂取肉　山药　肉豆蔻面裹煨熟，纸包槌去油，各一两（各6g）

【用法】上为细末，蒸饼为丸，如绿豆大，每服五十丸，空心服，一日二次，陈米汤下（现代用法：共为细末，糊丸或水泛小丸，每服6～9g，温开水送下，每日2次）。

【功效】健脾和胃，消食止泻。

【主治】脾虚食积证。食少难消，脘腹痞闷，大便溏薄，倦怠乏力，苔腻微黄，脉虚弱。

226

【方解】本方证为脾胃虚弱，运化无力，饮食积滞，生湿化热所致。脾胃为气机之枢纽，化生气血。脾胃运化失常，则食少难消，大便溏薄；食积阻遏气机，蕴生湿热，则脘腹胀满，舌苔腻且微黄。故本证先有脾虚，为致病之本；脾虚以致食积，为病之标。治当健脾与消食并举，标本同治。

方中白术、茯苓为君药，健脾渗湿以止泻。山楂、神曲、麦芽消食和胃；人参、山药补脾益气，助术、苓健脾，共为臣药。木香、陈皮、砂仁化湿行气；肉豆蔻涩肠止泻；黄连清热燥湿，皆为佐药。使之甘草，调和诸药，益气和胃。诸药合用，消补兼施，补而不滞，标本同治，诸症自愈。因方中健脾益气之品居多，故方名"健脾"。

本方的配伍特点：补气健脾药与消食行气药同用，为消补兼施之剂，补而不滞，消不伤正。因方中含四君子汤及山药等益气健脾之品居多，故补重于消，且食消脾自健，故方名"健脾"。

【运用】

1.辨证要点　本方为治疗脾虚食滞之常用方。临床应用以脘腹痞闷，食少难消，大便溏薄，苔腻微黄，脉虚弱为辨证要点。

2.加减变化　湿甚者，加车前子、泽泻以利水渗湿；兼寒者，去黄连，加干姜以温中祛寒。本方为消补兼施之剂，但补益之药多壅滞，消克之品易伤脾，临床应用时应权衡轻重，配伍适宜。

3.现代运用　本方常用于慢性胃肠炎、消化不良属脾虚食滞者。

知 识 拓 展

观察健脾丸治疗小儿厌食症的临床疗效。方法：将108例患儿随机分两组。治疗组66例以中药健脾丸（由人参、茯苓、山药、木香、肉豆蔻、黄连、麦芽、神曲、陈皮、白术、山楂、甘草组成）治疗；对照组42例以西药多酶片、复合维生素等常规治疗。两组均以14天为一疗程，连续治疗2～3疗程。结果总有效率：治疗组为91.2%，对照组为78.6%。两组比较，差异有显著性意义（$P < 0.05$）。结论：健脾丸具有扶正健脾作用，能促进胃酸及蛋白酶分泌，增加胃液分泌，所含维生素B能促进消化，增进食欲。用于治疗小儿厌食症，疗效优于常规西药治疗。[邝玉子.健脾丸治疗小儿厌食症66例疗效观察.新中医，2004，36（4）：26-27]

✏ 同步训练

1.保和丸的君药是（　　　）

　　A.神曲　　　　　　B.山楂　　　　　　C.陈皮　　　　　　D.半夏　　　　　　E.莱菔子

2.保和丸中清热散结的药物是（　　　）

　　A.神曲　　　　　　B.莱菔子　　　　　C.栀子　　　　　　D.连翘　　　　　　E.连翘、栀子

3.健脾丸的功用是（　　　）

　　A.行气导滞，消食和胃　　　　　　B.补脾益气，消食止泻

　　C.健脾和胃，消食止泻　　　　　　D.健脾消积，行气和胃

　　E.消食和胃，健脾渗湿

4.保和丸和健脾丸中相同的药是（　　　）

　　A.陈皮、肉豆蔻　　　　　　　　　B.连翘、黄连

　　C.木香、砂仁　　　　　　　　　　D.山楂、麦芽

　　E.神曲、山楂

启发思考题

1.保和丸的组成、功用、主治证是什么？

2.健脾丸与参苓白术散均有补脾止泻之功，临床上应如何区别运用？

第十八章

驱虫剂

【学习目标】

1. 驱虫剂的适用范围及应用注意事项。

2. 乌梅丸的功用、主治证候。

案例导入

患者刘某，女，19岁，2015年6月12日来诊。诉上腹部阵发性疼痛三日余，自服止痛药未见效，今晨吃过早餐后上腹部疼痛剧烈，如刀绞样，并伴有呕吐虫体，每一个小时左右发作一次，持续约十几分钟。查体：面色萎黄，右侧脸颊见一圆形白斑，剑突下及脐周压痛，舌红苔厚，脉弦。

请思考：

1. 该患者治法如何，选择什么方剂为主方？

2. 乌梅丸的适应证是什么？

3. 单独使用乌梅丸的杀虫效果如何？

凡以驱虫药为主组成，治疗人体寄生虫病的方剂，统称为驱虫剂。

本类方剂适用于治疗蛔虫、蛲虫、钩虫、绦虫等消化道寄生虫。消化道寄生虫的成因多由湿热内蕴或是食入蛔虫、蛲虫、钩虫等虫卵所致。其共同的临床表现多为：脐腹作痛，时发时止，痛而能食，面色萎黄，或青或白，或生虫斑，或嘈杂呕吐清水，舌苔剥落，脉象乍大乍小等。若治不及时或治不得法，迁延日久，可呈现肌肉消瘦、精神萎靡、肚大青筋，成为疳积之证。

应用驱虫剂应注意以下事项：一是注意饮食和服药方法，服用驱虫剂要空腹服，忌油腻。二是驱虫剂多含有毒之品，故运用时要注意剂量及服药时间。一般而言，剂量过大则伤正，剂量不足则达不到驱虫之目的，连续服用则易蓄积中毒。三是注意治疗禁忌，有些驱虫药具有攻伐之力，对脾胃素亏、年老体弱以及孕妇宜慎用或禁用。四是服驱虫剂后，要注意调理脾胃，使虫去而正不伤。尤其是脾虚者，纵有虫病，还当以健脾为主，若专事驱虫，恐虫去正伤，招致他变。五是要讲究卫生，注意饮食，避免重复感染，一定时间后，复查大便，必要时可反复使用。

乌梅丸
《伤寒论》

【方歌】乌梅丸用细辛桂，黄连黄柏及当归，

人参椒姜加附子，清上温下又安蛔。

【组成】乌梅三百枚（30g） 细辛六两（3g） 干姜十两（9g） 黄连十六两（9g） 当归四两（6g） 附子炮去皮，六两（6g） 蜀椒出汗，四两（5g） 桂枝去皮，六两（6g） 人参六两（6g） 黄柏六两（6g）

【用法】以苦酒浸乌梅一宿，去核，蒸之五斗米下，饭熟，捣成泥，和药令相得，纳臼中，与蜜杵两千下，丸如梧桐子大，每服十丸，食前以饮送下，日三服，稍加至二十丸。禁生冷、滑物、臭食等（现代用法：乌梅用50%醋浸一宿，去核捣烂，和入余药捣匀，烘干或晒干，研末，加蜜制丸，每服9g，日服2～3次，空腹温开水送下；亦可作汤剂，水煎服，用量按原方比例酌减）。

【功效】温脏安蛔。

【主治】脏寒蛔厥证。脘腹阵痛，烦闷呕吐，时发时止，得食则吐，甚则吐蛔，手足厥冷；或久泻久痢。

【方解】本方是治疗胃热肠寒蛔厥证的主方。蛔虫喜温恶寒，喜钻窜上扰，以致腹痛，烦闷，呕吐，甚则吐蛔；由于蛔虫起伏不定，蛔动则发，蛔伏则止，故其证时发时止；疼痛剧烈时，气机逆乱，乃致手足厥冷，发为蛔厥。本证的主要病机为寒热错杂，蛔虫上扰。故治当调和寒热，温脏安蛔。

根据柯琴"蛔得酸则静，得辛则伏，得苦则下"的治则，方中重用乌梅，取其味酸能安蛔，为君药。蜀椒、细辛为臣药，取其辛温之性，辛可伏蛔，温能暖肠。黄连黄柏味苦性寒，苦能下蛔，寒可清热；附子、桂枝、干姜皆属辛热，温脏制蛔；人参、当归补气养血，以上均为佐药。以蜜为丸，甘缓和中。诸药合用，共奏温脏安蛔之功。

【应用】

1.辨证要点 本方为治疗脏寒蛔厥证的常用方。临床应用以腹痛时作，烦闷呕吐，常

自吐蛔，手足厥冷为辨证要点。

2.加减变化　本方以安蛔为主，杀虫之力较弱，临床运用时可酌加使君子、苦楝根皮、榧子、槟榔等以增强驱虫作用。若热重者，可去附子、干姜；寒重者，可减黄连、黄柏；口苦，心下疼热甚者，重用乌梅、黄连，并加川楝子、白芍；无虚者，可去人参、当归；呕吐者，可加吴茱萸、半夏；大便不通者，可加大黄、槟榔。

3.现代运用　本方常用于治疗胆道蛔虫症、慢性菌痢、慢性胃肠炎、结肠炎等证属寒热错杂，气血虚弱者。

临床应用：本方对寒热错杂、正虚邪实之蛔厥类，疗效较佳。临床以腹痛时作、呕吐、厥逆、时发时止为应用要点。若无上热，可去黄连、黄柏；若寒证不著，可去干姜、附子；体不虚者，可去人参、当归。

本方以安蛔为主，临证若酌配使君子、苦楝根皮、榧子等，则驱蛔之力更强。

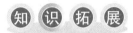

实验证实，乌梅丸有麻醉蛔虫的作用，可使其活动迟钝、静止，呈濒死状态。人们用正常健康的蛔虫放在生理溶液中，发现它很活跃；但放在一定浓度的乌梅液当中，很快就静止下来了，而且过几个小时，它还可以飘起来，看起来像没多少生机一样，蛔虫得酸则静。这时候把蛔虫夹出来放到生理溶液里，要不了两个小时，它又活跃起来了。这说明，乌梅液杀虫力量弱而以安蛔为主。同时使胆道括约肌暂时松弛扩张，胆汁分泌增多，冲力加大，从而将胆道内的蛔虫推入十二指肠。

📝 **同步训练**

1.乌梅丸适用于（　　　）

　A.寒热错杂，痰热互结。症见心下疼痛、按之石硬者

　B.胃虚痰阻，气机阻滞。症见心下痞硬、噫气不除者

　C.寒热错杂，虚实夹杂，肠道失固。症见久泻久痢者

　D.寒热错杂，痰湿交阻。症见心下痞满、恶食懒倦者

　E.寒热错杂，气机阻滞。症见心下痞满、呕吐下利者

2.乌梅丸主治（　　　）

　A.蛔厥　　　　　B.痰厥　　　　　C.气厥　　　　　D.寒厥　　　　　E.热厥

3. 乌梅丸具有的功用是（　　　）

    A. 敛肺止咳　　　B. 敛阴止汗　　　C. 涩精止遗　　　D. 固脬缩尿　　　E. 涩肠止泻

4. 乌梅丸具有的功用是（　　　）

    A. 生津止渴　　　B. 温脏安蛔　　　C. 杀虫消痔　　　D. 收涩止带　　　E. 涩肠固脱

5. 乌梅丸的组成药物中不含（　　　）

    A. 黄连　　　　　B. 当归　　　　　C. 白术　　　　　D. 桂枝　　　　　E. 附子

参考文献

［1］谢鸣. 方剂学. 第 2 版. 北京：人民卫生出版社，2015.

［2］李飞. 方剂学. 第 2 版. 北京：人民卫生出版社，2011.

［3］王义祁. 方剂学. 北京：人民卫生出版社，2013.

［4］王义祁. 方剂学. 第 3 版. 北京：人民卫生出版社，2014.

［5］杨勇. 方剂学笔记. 第 2 版. 北京：科学出版社，2009.